Merton M. Gill

Die Übertragungsanalyse

Der amerikanische Psychiater und Psychoanalytiker Merton M. Gill hat die allgemein geteilte Auffassung, daß die Übertragung im Mittelpunkt der psychoanalytischen Behandlung steht, detailliert ausgearbeitet. Der Bezugspunkt seiner Darstellung ist das Verhältnis von Übertragung und Widerstand. Damit schließt er zum einen an Freuds Auffassung an, nach der Übertragung immer auch Widerstand ist, und geht zum anderen über Freuds Widerstand gegen das Erinnern hinaus. Gill unterscheidet den Widerstand gegen die Wahrnehmung der Übertragung von einem Widerstand gegen die Auflösung der Übertragung. Dadurch gewinnt das vielzitierte »Durcharbeiten« einen präzisen Sinn. Die Übertragung entfaltet sich nicht »naturwüchsig«, sondern in »Kooperation« mit dem Analytiker. Dieser Standpunkt ist auch für die Auflösung der Übertragung von großer Hilfe. »Die Charakterisierung des Buches als ›moderner Klassiker‹ ist zutreffend« (Dr. Heinrich Deserno, Psychoanalytiker und Buchautor).

Merton M. Gill, 1994 gestorben, war Professor für Psychiatrie und Psychoanalytiker. Er hat zahlreiche Aufsätze und Bücher zu psychoanalytischen Themen publiziert. Das Buch zur Übertragungsanalyse gilt als ein »moderner Klassiker«.

Merton M. Gill

Die Übertragungsanalyse

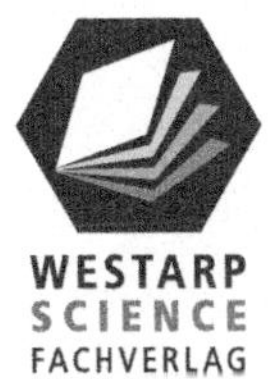

Impressum:

Merton M. Gill
Die Übertragungsanalyse

Die amerikanische Originalausgabe mit dem Titel
"Analysis of Transference; Theory and Technique" erschien 1982 im Verlag International Universities Press, Inc., Madison, Connecticut.

Aus dem Amerikanischen von Elisabeth Vorspohl

Umschlaggestaltung: Stefanie Oeft

3., unveränderte Auflage 2018

in der Mediengruppe Westarp
Kirchstr. 5 - 39326 Hohenwarsleben
www.westarp.de, www.westarp-bs.de, www.book-on-demand.de
produkthaftung@westarp.de

ISBN: 978-3-86617-172-5

Printed in Germany.

Editorische Vorbemerkung

Die sogenannte Übertragung dürfte eine der wichtigsten Entdeckungen Sigmund Freuds im bis dahin unbekannten Reich des Unbewußten gewesen sein. Übertragung heißt, daß der Mensch, gleich ob psychisch gestört oder gesund, frühere Erfahrungen, zumeist aus der Kindheit, auf Menschen, Beziehungen und Ereignisse seines aktuellen Lebens überträgt, das heißt sie mit Bedeutungen ausstattet, die er in früheren Zeiten mit Menschen und Dingen verbunden hat. Diese früheren Bedeutungen können verzerrt sein, und folglich auch die aktuellen in der Übertragung. Um die Motive hinter den verzerrten Bedeutungen aufzudecken, kann also die Übertragung auf den behandelnden Psychoanalytiker eingesetzt werden.

Die Übertragung gilt als wichtigstes Instrument jeder klassischen Psychoanalyse, ja, sie ist geradezu die *Conditio sine qua non*. Wie so häufig in den Wissenschaften, vor allem in denen vom Menschen, wagen sich an Schlüsselbegriffe nur wenige Autoren heran, so auch in der Psychoanalyse. So gibt es beispielsweise über die Couch, das wichtige Behandlungsgerät der Psychoanalyse, nur wenig Literatur, desgleichen über die Übertragung, wenn man von den allfälligen Erörterungen in Überblickswerken absieht. Mit dem vorliegenden Buch – einer deutschen Erstausgabe – ist dem Autor ein Werk gelungen, das noch zu seinen Lebzeiten als »klassisch« und »unverzichtbar« bezeichnet wurde. In den Vereinigten Staaten hat die Monographie mehrere Auflagen erreicht, kein Wunder, denn sie gilt als *die* Studie zum Thema.

wk

Inhalt

Vorbemerkung zur deutschen Ausgabe

1982 erschienen »Analysis of Transference. Volume 1. Theory and Technique« von Merton M. Gill und »Analysis of Transference. Volume 2. Studies of Nine Audio-Recorded Psychoanalytic Sessions« von Merton M. Gill und Irwin Z. Hoffman als Monographien der renommierten Reihe »Psychological Issues«. Dieses Werk hat wie kein zweites die Debatte zur Übertragung belebt. Für die Übersetzung »in die Sprache Freuds« verfaßte Gill ein zusätzliches Kapitel, das seine Theoriebildung abschließt.

Gill vertritt die Überzeugung, daß die psychoanalytische Technik sowohl der Psychoanalyse als auch der analytischen Psychotherapie verbessert werden kann, wenn die Analyse der Übertragung im Mittelpunkt der analytischen Arbeit steht und Vorrang vor der genetischen Konstruktion hat. Denn die aktuelle Interaktion im Hier und Jetzt ist der *beste* Ort, um die fixierte und rigide Art und Weise zu erforschen, in welcher der Patient unbewußt seine interpersonale Erfahrung, d. h. seinen unbewußten Konflikt, organisiert hat. Demgegenüber fußt die traditionelle Definition von Übertragung als einer Entstellung der Gegenwart im Lichte der Vergangenheit auf der Ein-Person-Psychologie der Triebtheorie und des Spiegelgleichnisses, Freuds Metapher, der Analytiker möge für den Analysierten undurchsichtig wie eine Spiegelplatte sein.

Gill kommt im Laufe seines Buches, konsequent ab dem 7. Kapitel, zur Formulierung eines neuen Paradigmas für die Theorie der psychoanalytischen Technik. Michael Balint verstand die analytische Situation und die Übertragung als eine Zwei-Personen-Beziegung, und Heinrich Racker war der Überzeugung, daß das Verhältnis des Analytikers zu seinem Patienten ein libidinöses ist und jener sich mit diesem in einer beständigen emotionalen Erfahrung befindet. Auf dem Hintergrund dieser Einsichten in die unvermeidbar bipersonale und unbewußt interaktionelle Struktur der analytischen Situation untersucht Gill sorgfältig die frühe Übertragungsdeutung, den Beitrag des Analytikers zur und die ubiquitären Anspielungen des Patienten auf die Übertragung, die Deutung des Widerstandes gegen die Wahrnehmung der Übertragung und schließlich deren Auflösung. In jeder Phase dieses Ablaufes sind Erinnerungen des Analysanden und (Re)Konstruktionen des Analytikers zu erwarten.

Die Konsequenzen dieses Paradigmenwechsels sind beträchtlich und aufregend für die Anwendung von psychoanalytischer Technik. Das veränderte Übertragungsverständnis befreit einerseits von dem traditionellen Zwang, das aktuelle Erleben des Analysanden vorschnell und unter Vermeidung der Übertragungshitze mit seinem Leben außerhalb der Analyse und mit seiner Vergangenheit in Verbindung zu bringen. Andererseits wird eine Theorie der Technik vorgelegt, die nicht nur die Anspielungen auf die Übertragung durch den Patienten, sondern auch die absichtlichen und unvermeidbar unabsichtlichen Beiträge des Analytikers zur Übertragung therapeutisch nutzbar macht. Ein weiteres Mal in der Geschichte der Psychoanalyse wird aus einem Hindernis und Übel ein Vorteil.

Dieses Buch ist auch für Kleinianer von Interesse, da sich Gill mit einem ungewohnten Aspekt der *indirekten Kommunikation* beschäftigt, nämlich der Identifizierung mit dem Analytiker.

Johann Michael Rotmann

Einleitung

Ich habe dieses Buch verfaßt, um für eine neue Akzentsetzung in der Konzeptualisierung und Analyse der Übertragung zu plädieren. Mein Hauptaugenmerk gilt der zentralen Bedeutung der Übertragungsanalyse, die nicht nur mit Hilfe klassischer genetischer Deutungen durchgeführt werden sollte, sondern – und dies erachte ich für noch wichtiger – auch das Verständnis der häufig weitgehend indirekten Übertragungsmanifestationen in der gegenwärtigen analytischen Situation voraussetzt.

Meine Ausführungen sind in folgendem Kontext zu verstehen: Ich halte die technische Qualität der heutigen psychoanalytischen Praxis für unzulänglich und bin insbesondere der Meinung, daß die Analyse der Übertragung – angeblich doch Dreh- und Angelpunkt der psychoanalytischen Technik – in der Praxis nicht konsequent durchgeführt wird.

Der besondere Charakter psychoanalytischer Behandlungen macht es sehr schwierig, eine solche Meinung zu rechtfertigen. Ich stimme Birds (1972) Auffassung zu, daß »nichts, was mit der Analyse zusammenhängt, weniger bekannt ist als die Art und Weise, wie einzelne Analytiker die Übertragung in ihrer täglichen Arbeit mit den Patienten handhaben« (S. 271). Ich stütze mein Urteil auf Falldiskussionen, an denen ich teilnahm, auf die Supervision von Ausbildungskandidaten, auf veröffentlichtes Fallmaterial sowie auf den allgemeinen Tenor der von mir gesammelten transkribierten Tonbandaufzeichnungen psychoanalytischer Sitzungen. Aber natürlich muß ich zugeben, daß es sich im letztgenannten Fall um ausgewählte und möglicherweise durchaus untypische Beispiele handelt. Man könnte einwenden, daß jene Analytiker, die bereit sind, psychoanalytische Sitzungen auf Tonband aufzeichnen zu lassen, gerade dadurch beweisen, daß sie die Zentralität der Übertragung nicht verstanden haben – andernfalls nämlich wäre ihnen klar, daß die mit der Aufzeichnungssituation verbundene Belastung die Übertragung in solchem Maße beeinflußt oder verzerrt, daß von einer echten Analyse nicht mehr die Rede sein kann. Diesem Argument stimme ich nicht zu, auch wenn mir natürlich bewußt ist, daß Psychoanalytiker, die gegen Tonbandaufzeichnungen ihrer Analysen nichts einzuwenden haben, für unseren Berufsstand nicht unbedingt repräsentativ sind.

Damit dem Leser meine Perspektive einsichtig wird, muß ich auch erläutern, wie ich Freuds Praxis der Übertragungsanalyse beurteile. Meiner Ansicht nach waren die Grundregeln der analytischen Technik bereits sehr früh, vermutlich um das Jahr 1898 herum, festgelegt. Zweifellos entwickelte Freud eine zunehmende Geschicklichkeit in der Handhabung der Übertragung, und ebenso wuchs auch seine theoretische Überzeugung von ihrem zentralen Stellenwert (eine Überzeugung, der er in seinen zwischen 1911 und 1915 entstandenen behandlungstechnischen Beiträgen besonderen Nachdruck verleiht). Er hat jedoch nie entscheidende Veränderungen an seiner Theorie der Rolle, welche die Übertragung im analytischen Prozeß spielt, vorgenommen. Darüber hinaus bin ich der Ansicht, daß Freud der Übertragungsdeutung in der Praxis nicht den zentralen Stellenwert beimaß, der ihr zukommen sollte. Wenngleich die Übertragung im Mittelpunkt seiner Theorie steht, scheint die Übertragungsanalyse in der Praxis gegenüber der außerhalb der Übertragung durchgeführten Arbeit an der Neurose nur zweitrangig gewesen zu sein. Ich verwende die Formulierung »außerhalb der Übertragung« in ihrem herkömmlichen Sinn – außerhalb der Behandlungssituation. Damit bestreite ich nicht, daß Übertragungen auch außerhalb der Behandlungssituation eine Rolle im Leben des Patienten spielen.

Ein weiterer, für meinen Ansatz relevanter Aspekt ist eine unübersehbare Tendenz der zeitgenössischen Behandlungspraxis, die Freuds Praxis nicht nur zuwiderläuft, sondern ihr darüber hinaus auch unterlegen ist. Diese Tendenz hat wichtige Auswirkungen auf die Art und Weise, wie die Übertragung analysiert wird. Freud pflegte einen wesentlich freieren Umgang mit seinen Patienten als heutige Analytiker, die derartige Interaktionen in Grenzen zu halten versuchen, damit sich die Übertragung möglichst prägnant von der realen Situation, in die sie verflochten ist, abhebt; diese Absicht geht häufig mit der Vorstellung einher, daß Nichtresponsivität keinen Einfluß auf die reale Situation ausübe – dies aber ist ein gravierender Irrtum. Da die analytische Situation eine interpersonale Situation darstellt, ist auch die Nichtresponsivität Bestandteil der Interaktion. Sie kann zu einer ebenso plausiblen Basis für Übertragungsausgestaltungen werden wie jede andere, offener zutage tretende Interaktion. Zwar erscheint es mir empfehlenswert, die Interaktion in Umfang und Intensität so zu gestalten, daß ein äußerer Beobachter sie als eingeschränkt charakterisieren würde, gleichwohl aber sind in der Übertragung die Beiträge des Patienten und die reale Situation immer und zwangsläufig miteinander verflochten. Alles, was der Analytiker *nicht* tut, wird ebenso wie das, was er tut, die Wirklichkeit konstituieren, um die herum sich die Übertragung entfaltet.

Lipton (1977 a) vermutet, daß eine Überreaktion auf die Tendenz mancher Analytiker, die Beziehung zur Manipulation der Übertragung zu benutzen, viele andere dazu veranlaßt haben könnte, ihre Interaktionen mit den Patienten einzuschränken – zum Teil derart weitgehend, daß sie jede persönliche Beziehung auszuschalten versuchen. Lipton zufolge wird der Begriff »Technik« dabei überdehnt. Gleichzeitig betont er, daß jede Interaktion, selbst wenn sie nicht aus technischen Gründen erfolgt, gleichwohl auf die Übertragung zurückwirke. Sowohl das technische als auch das nichttechnische Verhalten des Analytikers sind Aspekte der realen Situation. Der Patient kann sie zur Rechtfertigung seiner Übertragung und zu deren Rationalisierung benutzen. Ich folgere daraus, daß wir einen ebenso unbefangenen Umgang mit unseren Patienten pflegen sollten, wie Freud es tat; der gründlichen Übertragungsanalyse tut dies keinen Abbruch, solange gewährleistet ist, daß der Analytiker die Rückwirkungen seines – technischen wie auch nichttechnischen – Verhaltens auf die Übertragung berücksichtigt.

Man könnte meine Betonung der Übertragungsanalyse möglicherweise mißverstehen, und deshalb möchte ich folgendes klarstellen: Ich plädiere nicht dafür, die Übertragung hartnäckig und aggressiv zu analysieren und dabei womöglich zu ignorieren, daß der Analytiker sie auch durch dieses Verhalten beeinflußt. Die Gefahr eines solchen Mißverständnisses ist in der Tat gegeben. So zog zum Beispiel Fenichel (1935) die technischen Regeln, die Wilhelm Reich formuliert hatte, gar nicht in Zweifel, kritisierte aber, daß Reich sie auf geradezu militante Weise in die Praxis umsetze. Wenn die Analyse der Übertragung allzu aggressiv durchgeführt wird und die Rückwirkungen eines solchen Vorgehens auf die Übertragung unbeachtet bleiben, ist dies an sich bereits eine Verletzung des Grundsatzes, für den ich eintrete. Meiner Ansicht nach sollte man immer darauf achten, in welcher Weise der Patient das Verhalten des Analytikers in der Übertragung ausgestaltet.

Meine Konzentration auf die Analyse der Übertragung im Hier und Jetzt bedeutet nicht, daß ich die Wichtigkeit genetischer Übertragungsdeutungen bagatellisiere. Ich messe der Übertragungsanalyse jedoch Priorität zu.

Auch wenn ich gesagt habe, daß die Übertragungsanalyse in der heutigen Praxis meiner Ansicht nach nur unzulänglich durchgeführt wird, bin ich mir darüber im klaren, daß die Berücksichtigung der realen Situation in der Analyse der Übertragung keine neuartige Technik darstellt. Alle Analytiker tragen der realen Situation sporadisch – und einige vielleicht auch systematisch – Rechnung. Ich stütze diese Meinung teilweise auf die Tatsache, daß alles, was ich zu sagen habe, in der einen oder anderen Form in unserer Literatur bereits beschrieben wurde. Ein Grund, weshalb ich so ausführlich aus der Literatur zitiere, besteht gerade darin, dies zu demonstrieren.

Wenn es sich so verhält – welchen Beitrag soll dieses Buch dann leisten? Zunächst glaube ich, das vorhandene Material systematisch organisiert und eine Betonung erarbeitet zu haben, die tatsächlich neu ist. Ich hoffe, daß meine Leser zu einer ähnlichen Überzeugung gelangen werden, wie sie Fenichel gegenüber Reichs Empfehlungen vertrat: »Insofern diese Prinzipien nur der Ausbau der Freudschen Ansichten sind, sind sie ›nichts Neues‹; insofern sie der konsequente Ausbau sind, sind sie etwas Neues« ([1935] 1985, S. 331). Deshalb hoffe ich, einen gewissen Einfluß auf jene Leser ausüben zu können, deren Vorbehalte gegen eine gründliche Übertragungsanalyse intellektuell begründet und nicht in erster Linie emotionaler Natur sind.

Zweitens finden sich in der einschlägigen Literatur weit voneinander abweichende Meinungen. Ich hoffe, den Leser mit meiner Darstellung an meine Sichtweise heranführen zu können.

Drittens räume ich ein, daß die Lektüre technischer Schriften als Methode zum Erlernen der Technik hinter der eigenen Analyse und der Erfahrung mit Analysen, die man zunächst unter Supervision und dann eigenverantwortlich durchführt, nur den dritten Platz einnimmt. Dennoch sollte man den Nutzen eines kohärenten, systematischen intellektuellen Bezugsrahmens nicht geringschätzen.

Während sich der 1. Band dieses Werkes auf Theorie und Technik konzentriert, enthält der 2. Band, den ich gemeinsam mit Irwin Z. Hoffman verfaßt habe, eine detaillierte Diskussion transkribierter Tonbandaufzeichnungen aus analytischen und psychotherapeutischen Sitzungen. Diese Transkripte wurden aus einer Reihe von Analysen und Psychotherapien ausgewählt und illustrieren typische Probleme und Aspekte der Übertragungsanalyse. Dr. Hoffman und ich sind der Meinung, daß nur derart detailliertes Material zu illustrieren vermag, was wir unter Priorität und Primat der Übertragungsanalyse im analytischen Prozeß verstehen. Es ist leicht, dem Prinzip Lippenbekenntnisse zu leisten und es dann nicht wirklich in die Praxis umzusetzen. So präsentieren wir u.a. Beispiele für übereifrige Übertragungsdeutungen, die den Folgen eines solchen Übereifers für die Übertragung keinerlei Beachtung schenken. Therapeuten, denen die Wichtigkeit der Übertragungsdeutung erst allmählich klargeworden ist, sind in ihrem ersten Enthusiasmus für diesen Fehler besonders anfällig.

Das Fallmaterial der psychoanalytischen Literatur besteht zum größten Teil aus zusammenfassenden Vignetten. Glover (1955) weist darauf hin, daß eine angemessene Falldarstellung übermäßig viel Raum einnehmen würde. Er schreibt:

»Viele Analytiker versuchen, diese Schwierigkeit zu bewältigen, indem sie ihr Material den Prozessen der Verdichtung, der Auswahl und sekundären Bearbeitung unterziehen, so daß der Leser schließlich einen kompakten, griffigen und scheinbar überzeugenden Ausschnitt vor sich hat. Es erübrigt sich zu sagen, daß dies, unter wissenschaftlichem Blickwinkel betrachtet, ein ganz und gar unbefriedigendes Vorgehen darstellt, das jeder Art von Tendenziösität Tür und Tor öffnet. Dem Ansehen und der Glaubwürdigkeit analytischer Deutungsarbeit hat es in der Tat bereits erheblich geschadet« (S. VII f.).

Glover kommt zu dem Schluß, daß das Originalmaterial analytischer Sitzungen nicht darstellbar sei, und beschränkt sich selbst auf »kurze Skizzen«. Er hält Tonbandaufzeichnungen für nicht zulässig, und zwar u. a. deshalb, weil sie seiner Meinung nach die Spontaneität der »Gegenübertragung« beeinträchtigen. Darüber hinaus behauptet er, daß Tonbandaufnahmen »vieles, was im psychoanalytischen Prozeß von Bedeutung ist«, nicht vermitteln könnten. Glover übersieht jedoch einen wichtigen Aspekt, nämlich die Tatsache, daß die Zusammenfassung von umfangreichem Material und die wörtliche Wiedergabe eines begrenzten Ausschnitts jeweils unterschiedliche Funktionen erfüllen. Meiner Ansicht nach muß die Technik sowohl anhand wörtlich transkribierten Materials (oder durch das Mithören von Sitzungen) als auch durch zusammenfassende Darstellungen einzelner oder mehrerer Sitzungen demonstriert und erlernt werden. Die Untersuchung mikroskopischer Details des Prozesses fördert vieles zutage, was in einer Zusammenfassung nicht untergebracht werden kann.

Eine dritte Form der Darstellung setzt die systematische Untersuchung der psychoanalytischen Situation voraus. Ich habe die Prinzipien der Übertragungsanalyse, die in Band 1 dargestellt werden, zur Entwicklung eines Schemas benutzt, mit dessen Hilfe transkribierte psychoanalytische und psychotherapeutische Sitzungen unter dem Aspekt der Handhabung der Übertragung (einschließlich ihrer schlechten Handhabung oder Nichtbeachtung) codiert werden können. Dieses Schema, das in Zusammenarbeit mit Dr. Hoffman entwickelt wurde, schafft eine Grundlage für systematische und sinnvolle Forschung (siehe Gill und Hoffman 1982).

Meiner Meinung nach ist gerade der Mangel an systematischer Forschung ein wichtiger Grund dafür, daß die von mir befürworteten Prinzipien häufig nicht in die Praxis integriert werden, obwohl sie sich aus der Literatur herleiten lassen. Nur eine systematische Forschung kann empirische Daten validieren und die Theorie – ungeachtet des Ansehens und Prestiges ihres Urhebers – zum abgesicherten Bestandteil des allgemeinen Wissens machen. Diese Situation ist mit dem Vorgang vergleichbar, durch den eine Identifizierung, die ja zunächst ein Introjekt ist, des Stempels ihrer Herkunft entkleidet werden muß, damit sie genuin ins Ich integriert werden kann. Mir kommt dabei eine Stelle aus Goethes *Faust* in den Sinn, die auch Freud (1940a, S. 138) zustimmend zitiert: »Was du ererbt von deinen Vätern hast, erwirb es, um es zu besitzen.«

Mit diesem Ziel vor Augen, werde ich folgendermaßen vorgehen: Ich werde zunächst drei Unterscheidungen herausarbeiten, die häufig nicht berücksichtigt werden:

1. den Unterschied zwischen der behandlungsfördernden Übertragung, von Freud als »unanstößige positive Übertragung« bezeichnet, und der störenden Übertragung, die er als Übertragungswiderstand bezeichnete;
2. den Unterschied zwischen der Deutung des Widerstandes gegen das Bewußtwerden der Übertragung und der Deutung des Widerstandes gegen die Auflösung der Übertragung; und
3. die Unterschiede zwischen einer Reihe von Begriffen, die einander überschneiden und zur Charakterisierung verschiedenartiger Beziehungen zwischen Übertragung und Widerstand benutzt werden. Dabei vertrete ich folgende These: Die gängige Verwechslung von Widerstand und Abwehr verstellt den Blick für die Tatsache, daß sich jeder Widerstand in der Übertragung manifestiert.

Zu Beginn meines Plädoyers für die Zentralität der Übertragung in der analytischen Arbeit stelle ich die beiden von Freud konzipierten Modelle dar – erstens das Modell, in dem die Übertragung nur eine untergeordnete Rolle spielt, und zweitens dasjenige, das sie in den Mittelpunkt der analytischen Arbeit rückt. Freud war, wie sich zeigen wird, der Ansicht, daß die Wiederholung der Vergangenheit möglichst in der Übertragung innerhalb der analytischen Situation gefördert werden sollte, weil sie dort am besten bearbeitet werden kann. Er hat aber nicht ausgeführt, welche Möglichkeiten der Analytiker hat, um diesen Prozeß zu unterstützen. In diesem Zusammenhang ist nicht nur zu berücksichtigen, daß bereits der analytische Rahmen an sich die Wiederholung begünstigt; der Analytiker kann sie darüber hinaus fördern, indem er in den Assoziationen, die sich nicht manifest auf die Übertragung beziehen, nach Übertragungsanspielungen forscht. Im Anschluß daran werde ich den ubiquitären Charakter der Übertragung erörtern und in diesem Zusammenhang den Unterschied zwischen Übertragungen und Übertragungsneurose im eigentlichen Sinn untersuchen. Ich werde mich auch mit der frühen Deutung der Übertragung auseinandersetzen.

Im nächsten Kapitel wende ich mich der Frage zu, in welcher Form die Deutung des Widerstandes gegen das Bewußtwerden der Übertragung der realen analytischen Situation Rechnung tragen sollte. Ich werde zunächst zeigen, daß jede Übertragung aufgrund des interpersonalen Charakters der analytischen Situation in irgendeiner Beziehung zur realen Situation stehen muß. Daran anschließend führe ich aus, wie sowohl der Widerstand gegen das Bewußtwerden der Übertragung als auch der Widerstand gegen ihre Auflösung gedeutet werden können. Die Arbeit an der Auflösung der Übertragung bedeutet, daß man die Haltungen des Patienten mit möglichen anderen Wahrnehmungsweisen der realen Situation, in die sie verflochten sind, vergleicht und die neue Erfahrung untersucht, die aus der Analyse der Interaktion zwischen Patient und Analytiker hervorgeht. Ich stelle die Wichtigkeit genetischer Übertragungsdeutungen oder die Bedeutung des Durcharbeitens nicht in Abrede. Ich meine nur, daß Übertragungsdeutungen im Hier und Jetzt häufig zugunsten genetischer Übertragungsdeutungen vernachlässigt werden und das Durcharbeiten der Übertragung in der Gegenwart Vorrang haben sollte.

Daran anschließend wende ich mich der kleinianischen Theorie der Übertragungsdeutung zu, die für mein Thema insofern relevant ist, als Kleinianer die Übertragungsanalyse stärker betonen als andere Analytiker. Da sie der realen analytischen Situation jedoch zu wenig Gewicht beimessen, tendieren sie zu »tiefen« Deutungen und einer allzu ausschließlichen Konzentration auf die Genese der Übertragung (was andere Analytiker möglicherweise zu Überreaktionen und zur Bagatellisierung der Übertragung veranlaßt hat).

In einem abschließenden Kapitel unterziehe ich Freuds Übertragungsverständnis einer nochmaligen Prüfung. Ich beginne mit einem historischen Rückblick, der vor dem Hintergrund meiner Ausführungen besser zu verstehen ist, als wenn ich ihn an den Anfang gestellt hätte. Ich zeige anhand von Textstellen, daß Freud die Übertragungsanalyse in der Praxis tatsächlich vernachlässigte. Obwohl er die Übertragung entdeckt hat, müssen wir sein Erbe überwinden, wenn die Übertragungsanalyse zu ihrem Recht kommen soll.

Ich setze mich in diesem Buch mit der Bedeutung der Übertragungsanalyse in der psychoanalytischen Therapie auseinander. Gleichwohl ergibt sich die Frage, ob die von mir dargestellten Prinzipien auch in Behandlungen mit niedrigerer Stundenfrequenz oder zeitlicher Begrenzung sowie im Falle von Patienten Anwendung finden können, die so krank sind, daß man sie für nicht analysierbar hält. Meiner Ansicht nach können und sollten diese Prinzipien auch unter derartigen Bedingungen angewandt werden. Ich habe mich mit diesem Problem an anderer Stelle beschäftigt (Gill 1979; 1982) und werde es hier nicht noch einmal aufgreifen. Es wäre ein Irrtum, eine solche Arbeit als »Psychotherapie« zu bezeichnen, weil dieser Begriff impliziert, daß psychoanalytische Techniken entweder gar nicht oder nur in modifizierter Form praktiziert werden. Abgesehen von der ausgesprochen »stützenden« Behandlung sollte man die Übertragung meiner Ansicht nach in jeder psychologischen Therapie in der hier von mir beschriebenen Weise zu analysieren versuchen.

1 Was verstehen wir unter »Deutung der Übertragung«?

In gewisser Weise ist die Übertragung selbst nach wie vor nicht eindeutig definiert. Zunächst einmal fällt auf, daß Freud zwar zwischen behandlungsfördernden und störenden Übertragungen unterschied, zahlreiche Autoren aber nur letztere als Übertragung anerkennen. Andere sind sich der Unterscheidung bewußt, halten es aber für verhängnisvoll und irreführend, von behandlungsfördernden Übertragungen zu sprechen. Sieht man von dieser terminologischen Konfusion einmal ab, so verdichten sich in der Formulierung »Deutung der Übertragung« zwei Konzepte, nämlich die Deutung des Widerstandes gegen das *Bewußtwerden* der Übertragung sowie die Deutung des Widerstandes gegen die *Auflösung* der Übertragung. Die Deutung des Widerstandes gegen das Bewußtwerden der Übertragung wird in der Praxis zumeist vernachlässigt und in unserer Literatur explizit so gut wie nie thematisiert. Aus diesem Grund werde ich sie an einer Reihe von Beispielen erläutern.

Behandlungsfördernde und störende Übertragungen

Freud beschreibt und klassifiziert die Übertragung unter dem Blickwinkel des Analytikers, der sich als Beobachter versteht. Ausgehend von dieser Perspektive hält er fest, daß Übertragungen der realen analytischen Situation entweder angemessen oder aber nicht angemessen sein können. Er bezeichnet die erste Form als »unanstößige« positive Übertragung und die zweite als Übertragungswiderstand.

Wir müssen uns klarmachen, daß Freud unter Übertragung die Art und Weise verstand, wie jemand eine Beziehung zu einer anderen Person aufnimmt; nur die verdrängte Grundlage dieser Art der Beziehungsaufnahme als Übertragung zu definieren wäre eine inkorrekte und allzu eng gefaßte Konzeptualisierung. Freud (1912b) stellt ausdrücklich fest, daß das »Klischee« der Beziehungsform des Individuums einen Anteil enthält, der »die volle psychische Entwicklung durchgemacht hat«, »der Realität zugewendet« ist und »der bewußten Persönlichkeit zur Verfügung« steht (S. 365). Dieser Anteil stellt die unanstößige positive Übertragung her. Man muß sich vor Augen führen, daß sich Freud nicht auf die gegenwärtigen Gefühle bezieht, sondern auf die in der Vergangenheit wurzelnde Grundlage dieser Gefühle. Wie bewußt, unanstößig und realitätszugewandt solche Gefühle auch sein mögen – dieser Aspekt der Übertragung beruht nach wie vor in entscheidendem Maße auf vergangenen Erfahrungen.

In seinen technischen Beiträgen unterscheidet Freud nicht nur zwischen positiver und negativer Übertragung, sondern unterteilt die positive Übertragung darüber hinaus in freundliche oder zärtliche Gefühle einerseits und deren unbewußte erotische Quellen andererseits. Freud zufolge können wir die Übertragung nicht ganz und gar »aufheben«, indem wir sie bewußt machen. Vielmehr werden wir nur ihre negativen und erotischen Komponenten von der Wahrnehmung des Analytikers ablösen. Die »andere, bewußtseinsfähige und unanstößige Komponente bleibt bestehen und ist in der Psychoanalyse genau ebenso die Trägerin des Erfolges wie bei anderen Behandlungsmethoden« (1912b, S. 371).

Somit umfaßt Freuds Verständnis der Übertragung nicht nur die Wiederholung verdrängter Anteile des Beziehungs-»Klischees« der Person, die der Gegenwart nicht angemessen sind, sondern auch die bewußten und angemessenen Elemente. In aller Deutlichkeit kommt dies in folgender Bemerkung zum Ausdruck: »Die Besonderheiten der Übertragung auf den Arzt ... werden durch die Erwägung verständlich, daß eben nicht nur die bewußten Erwartungsvorstellungen, sondern auch die zurückgehaltenen oder unbewußten diese Übertragung hergestellt haben« (1912b, S. 371).

Freuds Vorgehensweise, auch die bewußten, angemessenen Elemente der Beziehungsaufnahme in sein Konzept der Übertragung zu integrieren, ist häufig kritisiert worden. So vertritt Loewenstein (1969) die Ansicht, daß Freud fälschlicherweise auch solche Haltungen des Patienten als Übertragung bezeichnet, die in Wirklichkeit das Ergebnis »eines Bündnisses zwischen dem Analytiker und dem gesunden Teil des Ichs des Patienten« darstellten (S. 586). Die »positive Übertragung«, zu der Freud auch die vertrauens- und hoffnungsvollen Gefühle zählt, die der Patient dem Analytiker entgegenbringt, ist nach Ansicht Loewensteins von der eigentlichen Übertragung zu unterscheiden. Unter Berufung auf Sterba (1934), Zetzel (1958) und Greenson (1965) versucht er zu zeigen, daß die Bereitschaft des Patienten, in der Analyse mitzuarbeiten, »keine Übertragung im strengen Sinn des Wortes« sei (S. 586). Wesentlich früher bereits hatte Hendrick (1939) ein vergleichbares Argument ins Feld geführt: »Die Gewohnheit, den Begriff ›Übertragung‹ gewissermaßen als Synonym für ›Rapport‹ oder ›freundliche Gefühle‹ zu benutzen, ist ganz und gar ungerechtfertigt und verwirrend« (S. 194, Anm.). Diese Ansicht vertritt auch Silverberg (1948).

Mir erscheint es mitnichten »ungerechtfertigt und verwirrend«, sowohl die bewußten als auch die verdrängten Grundlagen der Beziehungsform des Patienten als »Übertragung« zu bezeichnen; vielmehr tut man Freuds Übertragungskonzept meiner Ansicht nach geradezu Gewalt an, wenn man die bewußten, »unanstößigen« Quellen ausschließt – und man verkennt die entscheidende Rolle, die der Übertragung im analytischen Prozeß zukommt. Tatsächlich räumt Freud unumwunden ein, daß sich die Psychoanalyse der Suggestion (oder Übertragung) als Behandlungsinstrument bedient (1912b, S. 372); allerdings hält er fest, daß zwischen der psychoanalytischen Nutzung und anderen therapeutischen Techniken ein Unterschied besteht: Die Suggestion »wird... dazu verwendet, den Kranken zur Leistung einer psychischen Arbeit zu bewegen – zur Überwindung seiner Übertragungswiderstände –, die eine dauernde Veränderung seiner seelischen Ökonomie bedeutet... Durch solche Wendung wird die Übertragung aus der stärksten Waffe des Widerstandes zum besten Instrument der analytischen Kur« (1925d, S. 49). Hier unterscheidet Freud nicht nur zwischen Übertragung und Übertragungswiderstand, sondern erklärt auch, daß die Übertragung selbst die Überwindung des Übertragungswiderstandes erleichtern kann.

»Wann sollen wir mit den Mitteilungen an den Analysierten beginnen?« fragt er (1913c, S. 473) und antwortet: »Nicht eher, als bis sich eine leistungsfähige Übertragung, ein ordentlicher *Rapport*, bei dem Patienten hergestellt hat« [Hervorhebung M. M. Gill]. Die Entwicklung einer solchen Bindung an die Person des Analytikers ist das erste Ziel – mehr hat der Patient in dieser Phase nicht zu tun. Allerdings schließt Freud damit nicht jede Aktivität seitens des Analytikers aus: »Wenn man ihm ernstes Interesse bezeugt, die anfangs auftauchenden Widerstände sorgfältig beseitigt und gewisse Mißgriffe vermeidet, stellt der Patient ein solches Attachement von selbst her und reiht den Arzt an eine der Imagines jener Personen an, von denen er Liebes zu empfangen gewohnt war« (S. 473 f.). Diesen »ersten Erfolg« allerdings kann sich der Analytiker verscherzen, wenn er »von Anfang an einen anderen Standpunkt einnimmt als den der Einfühlung, etwa einen moralisierenden, oder ... sich als Vertreter oder Mandatar einer Partei gebärdet« (S. 474).

Auf die Bedeutung, die dem Verhalten des Analytikers in der analytischen Situation zukommt, werde ich später ausführlich eingehen. Zunächst möchte ich nur festhalten, daß Freud den Einfluß, den das Verhalten des Analytikers auf den Übertragungscharakter ausübt, unterschätzt. So schreibt er beispielsweise:

»In jeder analytischen Behandlung stellt sich ohne Dazutun des Arztes eine intensive Gefühlsbeziehung des Patienten zur Person des Analytikers her, die in den realen Verhältnissen keine Erklärung finden kann ... Diese abkürzend sogenannte *Übertragung* setzt sich beim Patienten bald an die Stelle des Wunsches nach Genesung ... Unschwer erkennt man in ihr denselben dynamischen Faktor, den die Hypnotiker Suggerierbarkeit genannt haben, der der Träger des hypnotischen Rapports ist ...« (1925 d, S. 48).

Unter »Suggerierbarkeit« versteht Freud eine »Überzeugung, die nicht auf Wahrnehmung und Denkarbeit, sondern auf erotische Bindung gegründet ist« (1921 c, S. 143). Er spricht von »Beeinflußbarkeit«. Wie Loewald ([1960] 1986, S. 235) meint: »Übertragung in diesem Sinne ist buchstäblich gleichbedeutend mit Objektbesetzungen.« So wird mit dem Begriff »Übertragungsneurose« nichts anderes als eine Neurose beschrieben, die den Patienten beeinflußbar macht, gerade *weil* er die Fähigkeit besitzt, eine positive Beziehung aufzunehmen. Mit anderen Worten: Freud legt dem Begriff der Übertragungsneurose die bewußte, »unanstößige« positive Übertragung zugrunde – nicht die verdrängte, unangemessene Übertragung. Die unanstößige positive Übertragung wird von Freud deshalb als Übertragung betrachtet, weil sie in entscheidendem Maß durch die Vergangenheit determiniert ist. Indem er diese Determinierung betont, mißt Freud dem prägenden Einfluß, den das Verhalten des Analytikers in der Gegenwart auf den Charakter der Übertragung ausübt, sogar zu wenig Gewicht bei.

Wenn man die Übertragung, wie es häufig geschieht, als »Entstellung« einer realitätsgemäßen Beziehung definiert, wird man Freuds Übertragungskonzept nicht gerecht, denn die bewußte, unanstößige positive Übertragung bildet einen integralen Bestandteil dieses Konzepts. In diesem Punkt unterliegen sowohl Anna Freud als auch Greenson einem Irrtum. Anna Freud definiert die Übertragung (und Gegenübertragung) als »die Entstellung einer realitätsgerechten Beziehung zwischen Patient und Analytiker durch Zuschüsse aus verdrängten und unbewußten Objektbeziehungen der Vergangenheit« ([1968] 1987, S. 2452). Und Greenson ([1967] 1973, S. 167) erklärt: *»Übertragung ist das Erleben von Gefühlen, Trieben, Einstellungen, Phantasien und Abwehr gegenüber einer Person in der Gegenwart, die zu dieser Person nicht passen, sondern die eine Wiederholung von Reaktionen sind, welche ihren Ursprung in der Beziehung zu wichtigen Figuren der frühen Kindheit haben und unbewußt auf Figuren der Gegenwart verschoben werden«* (Hervorhebung M.M. G.).

Derselbe Irrtum unterläuft auch Fenichel (1941). Er beschreibt eine »rationale« Übertragung, die mit Freuds unanstößiger positiver Übertragung identisch ist. Aber er mißversteht Freuds Konzept, indem er davon ausgeht, daß Freuds unanstößige positive Übertragung unweigerlich irrational sein müsse, weil sie durch wichtige Faktoren der Vergangenheit determiniert sei. Dementsprechend deutet Fenichel an, daß sein eigener Begriff der »rationalen Übertragung« einen Widerspruch in sich konstituiere, weil die Übertragung zwangsläufig eine unrealistische Umdeutung der aktuellen Situation im Lichte der Vergangenheit beinhalte. Infolgedessen gelangt er zu dem Schluß, daß die positive Übertragung zwar zuweilen »über lange Phasen der Analyse als Motiv zur Überwindung von Widerständen durchaus begrüßenswert« sein mag, aber »*insofern sie Übertragung* ist, sind die Triebstrebungen an infantile Objekte gebunden, und deshalb muß der Zeitpunkt kommen, an dem ebendiese Übertragungsstrebungen zu Widerständen werden und man dem Patienten ihre wahre Beziehung aufzeigen muß« (S. 27f.). Im Gegensatz dazu weist Freud (1925d), wie wir gesehen haben, ausdrücklich darauf hin, daß die unanstößige positive Übertragung nicht analysiert werden müsse.

Stone ([1961] 1973) definiert eine »reife Übertragung«, die ebenfalls mit Freuds unanstößiger positiver Übertragung vergleichbar ist. Im Unterschied zu Fenichel aber hält er es nicht für unbedingt notwendig, sie letztendlich zu analysieren. Er vertritt die Auffassung, daß die reife Übertragung in gewissem Rahmen gratifiziert werden müsse, damit die Analyse einen zufriedenstellenden Verlauf nehmen kann. Stone zufolge konstituieren das Verständnis des Analytikers und die »dazu gehörende emotionale Haltung zentrale und wesentliche ›Befriedigungen‹ für die im Verhältnis zu primitiven Übertragungsforderungen ›reifen Übertragungstendenzen‹ des Patienten; sie befähigen ihn zur Toleranz, wenn nicht zu positiver Anwendung der Abstinenzregel« (S. 96). Die reife Übertragung, so Stone, schafft »die Grundlage für die Einsicht als einer autonomen Ichfunktion – im Gegensatz zu ihren von Ernst Kris [1956 b] beschriebenen primitiven symptomatischen oder Übertragungsfunktionen« (S. 112). Man beachte, daß Stone die reife Übertragung nicht mit der autonomen Funktion *gleichsetzt*, sondern sie als ihre *Grundlage* betrachtet.

Unter »reifer Übertragung« versteht Stone ohne Frage eine Haltung, die entscheidend durch die *Vergangenheit* determiniert ist. Unmißverständlich definiert er die reife Übertragung als eine »nicht rationale Bestrebung, die nicht unmittelbar auf der Wahrnehmung der aktuellen klinischen Zielsetzung beruht, eine echte ›Übertragung‹ in dem Sinn, daß sie (in einer für die Gegenwart bedeutsamen Form) von der elterlichen Bezugsperson der frühen Kindheit auf den Analytiker verschoben wird« (1967, S. 24).

Stones Auffassung, daß die reife Übertragung in gewissem Rahmen gratifiziert werden müsse, geht über Freuds persönliche Beziehungen zu seinen Patienten, in deren Kontext er seine technischen Interventionen anstellte, nicht hinaus. Weder Stone noch Freud sind der Ansicht, daß eine solche »Befriedigung« der reifen Übertragung als technischer Kunstgriff instrumentalisiert werden sollte.

Der Unterschied zwischen der unanstößigen positiven Übertragung und anderen Übertragungen ist genaugenommen ein Unterschied zwischen Übertragungen, die den analytischen Prozeß fördern, und Übertragungen, die sich ihm widersetzen. Weil aber Freud so häufig erklärt, daß die positive Übertragung zur Überwindung des Widerstandes benutzt werde, läßt man sich leicht in die Irre führen und übersieht dann, daß sie nur die Voraussetzung der analytischen Arbeit darstellt. Die Übertragung wird, wie bereits erwähnt, laut Freud »dazu verwendet, den Kranken zur Leistung einer psychischen Arbeit zu bewegen« (1925d, S. 68) – wohlgemerkt: Die Übertragung vermag den Patienten zwar zu motivieren, die Arbeit selbst aber ist damit noch nicht getan. Diese Differenzierung ist nicht unwesentlich. Sie findet sich auch in Freuds Beitrag »Zur Dynamik der Übertragung« (1912b): »Für die endliche Selbständigkeit des Kranken sorgen wir, indem wir die Suggestion dazu benützen, ihn eine psychische Arbeit vollziehen zu lassen, die eine dauernde Verbesserung seiner psychischen Situation zur notwendigen Folge hat« (S. 372). Und in den *Vorlesungen zur Einführung in die Psychoanalyse* betont Freud in bezug auf den Widerstand: »Diese Überwindungsarbeit ist die wesentliche Leistung der analytischen Kur, der Kranke hat sie zu vollziehen, und der Arzt ermöglicht sie ihm durch die Beihilfe der im Sinne einer *Erziehung* wirkenden Suggestion« (1916–17a, S. 469).

Und noch eine weitere Textstelle, diesmal aus Freuds Essay »Zur Einleitung der Behandlung« (1913c), grenzt die Übertragung als fördernden Faktor, hier als Übertragung bezeichnet, gegen die Übertragung als Widerstand ab, die in diesem Beitrag mit dem Begriff Übertragungswiderstand gekennzeichnet wird. Die (positive) Übertragung ermöglicht es dem Patienten, die Mitteilungen seines Analytikers aufzunehmen: »Der Unterweisung bedient er sich aber nur, insofern er durch die Übertragung dazu bewogen wird, und darum soll die erste Mitteilung abwarten, bis sich eine starke Übertragung hergestellt hat, und fügen wir hinzu, jede spätere, bis die

Störung der Übertragung durch die der Reihe nach auftauchenden Übertragungswiderstände beseitigt ist« (S. 478).

Fenichel ([1935] 1985) trifft dieselbe Unterscheidung zwischen behandlungsfördernder und störender Übertragung wie ich selbst. Er führt aus: »In der analytischen Kur wird ... die Übertragung (abgesehen von jener positiven zärtlichen Form, die zunächst das Überwinden anderer Widerstände erleichtert) prinzipiell zum Widerstand und muß als solche erkannt und durchgearbeitet werden« (S. 343). Gleichwohl gibt Fenichel zu verstehen, daß der behandlungsfördernde Aspekt seine Wirkung nur zu Beginn, als auslösende Motivation, entfalte.

In der Literatur nach Freud spielt der Begriff »unanstößige positive Übertragung« als solcher kaum eine Rolle, und zwar vermutlich deshalb, weil Freud selbst ihn nur beiläufig erwähnt. Ich habe mich dafür entschieden, diese Übertragungsform als behandlungsfördernde Übertragung zu bezeichnen, weil diese Formulierung auch die von Freud getroffene Abgrenzung zum Übertragungswiderstand mitberücksichtigt. Es wäre irreführend, unter der unanstößigen positiven Übertragung einfach nur die realitätsgerechte Haltung gegenüber dem Analytiker zu verstehen, denn die positive Übertragung beruht – auch wenn sie der Realität angemessen ist – dennoch in entscheidendem Maß auf der Vergangenheit, und ebendiesem Aspekt hat Freud besonderes Gewicht beigemessen.

Widerstand gegen das Bewußtwerden der Übertragung und Widerstand gegen die Auflösung der Übertragung

Man kann wahlweise von der »Analyse der Übertragung« oder von der »Deutung der Übertragung« sprechen. Gemeint ist in beiden Fällen, daß etwas bewußtgemacht und verbalisiert wird, was zuvor aufgrund des Widerstandes nicht bewußtseinsfähig war. Beide Formulierungen sind eigentlich Abkürzungen; strenggenommen bezeichnen sie die Analyse von Übertragungswiderständen, denn die behandlungsfördernde Übertragung ist bewußt, unanstößig und weckt keinen Widerstand. Darüber hinaus aber verdichten sich in diesen Formulierungen auch zwei Bedeutungen, zwischen denen der Genauigkeit wegen zu unterscheiden ist. Sie bezeichnen nämlich erstens die Deutung, daß ein manifester Inhalt, der nicht die Übertragung, sondern etwas anderes betrifft, gleichwohl einen verborgenen, indirekten Hinweis auf die Übertragung enthält, und zweitens die Deutung, daß ein manifester Inhalt, der sich auf die Beziehung bezieht, in dem Sinne tatsächlich eine Übertragung darstellt, als er durch wichtige Faktoren außerhalb wie auch innerhalb der gegenwärtigen analytischen Situation determiniert ist oder, um es mit Freuds Worten zu sagen, durch Aspekte, »die in den realen Verhältnissen keine Erklärung finden« können (1925d, S. 68).

Auf deskriptiver Ebene können wir von der Deutung indirekter oder versteckter Hinweise auf die Beziehung im Gegensatz zur Deutung direkter oder ausdrücklicher Hinweise auf die Beziehung sprechen. Hinter direkten Bezugnahmen auf den Analytiker aber verbergen sich unter Umständen auch indirekte Hinweise auf die Übertragung; zum Beispiel können positive Äußerungen die Verleugnung einer negativen Übertragung darstellen und umgekehrt. Darüber hinaus sind direkte Bezugnahmen auf den Analytiker nicht zwangsläufig als Äußerung eines Übertragungswiderstandes zu betrachten, weil sie der gegebenen Situation in durchaus realistischer Weise angemessen sein mögen; gleichzeitig wurzeln sie, ebenso wie unser Verhalten generell, in der Vergangenheit. Hingegen steht außer Frage, daß indirekte Bezugnahmen auf den Analytiker einen Übertragungswiderstand zum Ausdruck bringen, wenn sich ihr indirekter Charakter aus einer Unfähigkeit des Patienten herleitet, einen bestimmten, den Analytiker betreffenden Gedanken direkt auszusprechen.

Natürlich enthalten Freuds Schriften Beispiele für beide Formen der Übertragungsdeutung; sie gehören zum Repertoire eines jeden Analytikers, werden aber nicht deutlich genug gegeneinander abgegrenzt. Wenn Freud die erotische Übertragung einer Frau erläutert, die nur durch »Suppenlogik mit Knödelargumenten« zufriedenzustellen ist (1915a, S. 315), sind zweifellos Haltungen gemeint, die unmittelbar gegenüber dem Analytiker zum Ausdruck kommen, jedoch anderen Ursprungs sind und deshalb eine Verschiebung darstellen. Wenn er jedoch in seiner Nachschrift zum »Fall Dora« (1905e) erklärt, daß man die Übertragung aus winzigen Hinweisen erschließen müsse und er in Doras Erzählungen über Herrn K. die auf ihn selbst verschobenen Gefühle – die Dora schließlich zur Flucht aus der Behandlung veranlaßten – verkannt habe, beschreibt er indirekte Hinweise auf die Übertragung. Ebendiese Art indirekter Bezugnahmen auf den Analytiker wurde von Freud, wie Muslin und ich (1978) betont haben, in Doras Fall nicht systematisch gedeutet.

In der Literatur wird der Unterschied zwischen diesen beiden Formen der Übertragungsdeutung zwar häufig erwähnt, aber nur selten klar herausgearbeitet. Zudem fehlt es an allgemein verbindlichen Termini. So beschreibt Wisdom (1956) drei verschiedenartige Situationen, die in der Vergangenheit allesamt als »Deutung der Übertragung« charakterisiert wurden. Die erste Deutungsvariante beinhaltet die Klärung einer bestimmten Beziehung zwischen dem Patienten und dem Analytiker, beispielsweise die Angst des Patienten, daß der Analytiker über ihn wütend ist und nach Vergeltung trachtet. Wisdom bezeichnet dies als »Deutung der analytischen Situation« oder »Patient-Analytiker-Deutung«. Die zweite Variante bringt verschiedene Assoziationen in einen Zusammenhang, um aufzuzeigen, daß eine ähnliche Beziehung zwischen dem Patienten und den Menschen seiner aktuellen Lebenssituation besteht. Diese Deutungsform bezeichnet Wisdom als »Umwelt-Deutung«. Die dritte Variante schließlich unterstreicht eine Ähnlichkeit zu einer Beziehung aus der Kindheit des Patienten und stellt somit eine, wie Wisdom es nennt, »Kindheitdeutung« dar. Wie Wisdom zeigt, charakterisiert die klassische Definition der »Übertragungsdeutung« eine Deutung, in welcher der Analytiker »die erste und dritte Ebene miteinander verbindet beziehungsweise aufzeigt, in welcher Form die dritte auf die erste Ebene übergreift«. Er weist darauf hin, daß zahlreiche Analytiker, »wenngleich sie grundsätzlich an die Kindheitssituation denken«, auch solche Deutungen als Übertragungsdeutung oder Deutung des Hier und Jetzt bezeichnen, die »aufzeigen, in welcher Weise die Beziehung der zweiten Ebene auf die Beziehung der ersten Ebene übergreift« (S. 148f.).

Der erste der drei Deutungstypen, die Wisdom beschreibt, entspricht dem, was ich als Deutung einer indirekten Bezugnahme auf die Übertragung definiert habe, während der zweite und dritte Typ darauf abheben, daß eine dem Analytiker gegenüber eingenommene Haltung tatsächlich eine Übertragung zum Ausdruck bringt – man zeigt entweder auf, daß sich der Patient in der Analyse genauso verhält wie gegenüber »all den Personen in seiner Umgebung« oder aber genauso wie in seiner Kindheit. Wisdom spricht (im Falle des zweiten Typs) von einer Parallele zwischen der äußeren Gegenwart und der analytischen Beziehung bzw. (im Fall des dritten Typs) von einem »Übergreifen« (carryover) der äußeren Vergangenheit auf die analytische Beziehung.

Die von ihm vorgeschlagenen Termini aber haben sich in unserer Literatur nicht durchgesetzt. Gelegentlich findet sich zwar ein Hinweis auf eine Deutung der Beziehung im Hier und Jetzt der Behandlung, gemeint aber ist zumeist weniger die von Wisdom beschriebene Parallele zwischen äußerer Gegenwart und Behandlungsbeziehung als vielmehr die Deutung einer – wie ich es nenne – indirekten Bezugnahme auf die Übertragung. Der dritte Deutungstyp, den Wisdom beschreibt, wird oft als genetische Übertragungsdeutung bezeichnet.

Freud selbst benutzt den Begriff »Übertragung« häufig, wenn er sich auf das Übergreifen der Vergangenheit auf die Gegenwart bezieht. Gleichwohl verwendet er ihn einzig im Hinblick auf die gegenwärtige analytische Situation. Wenn »die Kur sich erst des Kranken bemächtigt hat«, erklärt er, »dann ergibt es sich, daß die gesamte Neuproduktion der Krankheit sich auf eine einzige Stelle wirft, nämlich auf das Verhältnis zum Arzt... Hat sich die Übertragung erst zu dieser Bedeutung aufgeschwungen, so tritt die Arbeit an den Erinnerungen des Kranken weit zurück« (1916–17a, S. 462).

Stone (1967) zufolge bezieht sich der Begriff »Übertragungsdeutung« zumeist »weniger auf die genetische Deutung der gegenwärtigen Übertragungshaltung als vielmehr auf eine präzise, direkte Beschreibung einer Haltung, die der Patient gegenüber dem Analytiker einnimmt« – einer Haltung also, »die im Augenblick aktiv, aber unbewußt oder – vielleicht noch häufiger – vorbewußt ist« (S. 48). Diese Unterscheidung entspricht dem dritten bzw. ersten von Wisdom beschriebenen Deutungstyp. Der zweite Typ – die Deutung einer Parallele zwischen der Haltung in der analytischen Situation und der gegenwärtigen äußeren Situation – wird häufig nicht näher spezifiziert. Deshalb habe ich sie in meiner Klassifizierung der verschiedenartigen Übertragungsdeutungen nicht berücksichtigt.

Die analytische Arbeit würde von einer terminologischen Unterscheidung zwischen den zwei verschieden Formen der Übertragungsdeutung profitieren. Beide sind sie notwendig, und gemeinsam konstituieren sie eine Sequenz. Häufig ist einiges an Arbeit erforderlich, um dem Patienten seine Haltungen in der Beziehung bewußtzumachen, bevor man über die Daten verfügt, die es ermöglichen, diese Haltungen tatsächlich als Übertragung zu deuten. Zudem muß sich der Patient seiner Übertragung erst bewußt werden, bevor man damit beginnen kann, an ihrer Auflösung zu arbeiten.

Infolgedessen bin ich der Meinung, daß man die zwei wichtigsten Formen der Übertragungsdeutung am zutreffendsten als Deutung von zwei unterschiedlichen Manifestationen des Widerstandes charakterisiert. Die Deutung einer indirekten Bezugnahme auf die Übertragung ist eine Deutung des Widerstandes gegen das Bewußtwerden der Übertragung, während die Deutung, daß die Haltung tatsächlich eine Übertragung ausdrückt, eine Deutung des Widerstandes gegen die Auflösung oder, wie Stone (1973) es formuliert, gegen die »Rückführung« der Übertragung darstellt.

Hier muß ich noch eine weitere Unterscheidung treffen. Ich werde später näher erläutern, daß sich manche Deutungen des Widerstandes gegen die Auflösung der Übertragung ausschließlich auf das Material der gegenwärtigen analytischen Situation stützen, indem sie aufzeigen, daß die Haltung des Patienten nicht eindeutig durch die Merkmale der aktuellen analytischen Situation determiniert ist, auf die er selbst sie zurückführt. Somit gibt es zwei Möglichkeiten, den Widerstand gegen die Auflösung der Übertragung zu deuten – jene, die ich soeben beschrieben habe, sowie jene, die eine Parallele zwischen der Haltung des Patienten und einer frühen »genetischen« Haltung oder Erfahrung herausarbeitet.

Im folgenden möchte ich die Unterschiede, mit denen ich in diesem Buch arbeiten werde, skizzieren. Unter *Übertragungsdeutung* finden wir:

1. Deutungen des Widerstandes gegen das Bewußtwerden der Übertragung. Beispiel: »Mit der Episode, die Sie mir über Ihre Frau erzählt haben, bringen Sie indirekt auch Ihr Gefühl zum

Ausdruck, daß sich etwas Ähnliches zwischen uns beiden abspielt, worüber Sie aber nicht gerne sprechen möchten.«

2. Deutungen des Widerstandes gegen die Auflösung der Übertragung:
   a) Deutungen, die mit der Übertragung im Hier und Jetzt arbeiten, indem sie beispielsweise aufzeigen, daß eine bestimmte Haltung gar nicht so eindeutig durch Aspekte der analytischen Situation determiniert ist, wie der Patient behauptet. Beispiel: »Sie glauben, daß ich mich wegen Ihrer homosexuellen Wünsche mir gegenüber, von denen Sie gestern gesprochen haben, unbehaglich fühle, und überlegen, ob ich dieses Unbehagen vielleicht durch die Fragen zum Ausdruck bringe, die ich Ihnen über Ihre sexuelle Beziehung zu Ihrer Frau gestellt habe. Dennoch räumen Sie ein, daß Sie etwas ausgelassen haben, als Sie mir diese Episode über Ihre Frau schilderten, und offenbar sollten mich diese Auslassungen zu weiteren Nachfragen veranlassen.«
   b) »Genetische Übertragungsdeutungen« oder Deutungen einer Ähnlichkeit zwischen der Übertragungshaltung und der Vergangenheit. Beispiel: »Wenn ich tatsächlich alles an Ihnen kritisiere, wie Sie meinen, dann verhalte ich mich fast genauso, wie Sie mir Ihren Vater geschildert haben.« (Mit dieser Definition der »genetischen Übertragungsdeutung« arbeiten auch Wisdom [1956] und Stone [1967].)

Jede dieser drei Deutungsformen thematisiert – entweder ausschließlich oder in Verbindung mit anderen Elementen – die Übertragung. Darüber hinaus gibt es zwei Formen der *Deutung außerhalb der Übertragung*, Deutungen also, die auf die Übertragung (im Sinne der Beziehung zwischen Patient und Analytiker) nicht Bezug nehmen:

1. »Deutungen der Gegenwart« oder Deutungen, die sich ausschließlich auf eine gegenwärtige Situation außerhalb der Übertragung beziehen. Beispiel: »Sie müssen eifersüchtig gewesen sein, als Ihre Frau Ihnen das sagte, auch wenn Ihnen diese Eifersucht offensichtlich nicht bewußt war.«
2. »Genetische Deutungen« oder Deutungen, die sich ausschließlich auf eine frühe Situation außerhalb der Übertragung bezie-

hen. Beispiel: »Sie müssen das Gefühl gehabt haben, daß Ihre Mutter Sie wegen des neuen Babys nicht mehr liebte.« (Diese Art der Deutung bezeichnet Freud als »Rekonstruktion«, wobei er allerdings präzisiert, daß eine Rekonstruktion weniger einen relativ isolierten Aspekt als vielmehr einen komplexen Sachverhalt nachvollzieht.)

Fallbeispiele

Um meine bislang getroffenen Unterscheidungen näher zu veranschaulichen, werde ich die Deutung des Widerstandes gegen das Bewußtwerden der Übertragung nun an einigen Beispielen demonstrieren. Ich habe beschlossen, mich dabei nicht auf die »genetische« Deutung zu konzentrieren, welche die Übertragung erklärt, indem sie ihre Wurzeln in der Vergangenheit aufdeckt, sondern auf jene Form der Übertragungsdeutung, die eine indirekte Bezugnahme auf die Übertragung herauszuarbeiten versucht. Den beiden ersten Beispielen liegen Tonbandaufzeichnungen zugrunde. Es handelt sich um Patienten mit jeweils einer Behandlungsstunde pro Woche.

Im ersten Beispiel berichtet die Patientin – selber Psychotherapeutin – über einen ihrer Patienten, der sich in einen lethargischen Zustand zurückgezogen hatte. Sie hatte ihn mit Hilfe energischer Deutungen aufzumuntern versucht. Danach wechselt sie das Thema und spricht – zögernd und umständlich – über ihre Unfähigkeit, beim Geschlechtsverkehr zum Orgasmus zu kommen. Der Therapeut deutet, daß sie ihn zu ebenso energischen Deutungen veranlassen will, wie sie selbst sie ihrem Patienten gegeben hat. Diese Deutung des Widerstandes gegen das Bewußtwerden der Übertragung hilft ihr zu verstehen, daß sie Deutungen mit sexueller Aktivität gleichsetzt.

Im zweiten Fall ließ der Patient eine Sitzung ausfallen, die er zuvor telephonisch mit seinem Therapeuten vereinbart hatte. In der folgenden, regulären Sitzung beschreibt er eine Interaktion mit seiner Frau: Sie hatte ihn mit einem seiner Meinung nach unsinnigen Anliegen konfrontiert und war ausgesprochen fordernd aufgetreten. Der Therapeut deutet, daß der Patient den Eindruck habe, ihm sei vom Analytiker ein Termin aufgezwungen worden, der ihm eigentlich ungelegen kam. Der Patient weist die Deutung zurück: Er habe ja selbst um den außerplanmäßigen Termin gebeten. Nun deutet der Therapeut, daß der Patient glaube, er habe den Analytiker so unter Druck gesetzt, daß dieser auf seine Bitte eingehen mußte. Die erste Deutung repräsentiert den Therapeuten in der Rolle der Ehefrau. Die Rolle des Patienten bleibt unverändert. Die zweite Deutung versetzt den Patienten in die Rolle der Ehefrau und den Therapeuten in die des Patienten. Die erste Deutung thematisiert eine Verschiebung in der Übertragung, während die zweite eine Identifizierung in der Übertragung anspricht (vgl. Lipton 1977b). Auch darauf werde ich später ausführlicher eingehen. In der ersten Deutung bleibt der Patient außerhalb und innerhalb der Übertragung. In der zweiten Deutung werden die Assoziationen zu der Interaktion mit seiner Frau auf der Übertragungsebene verstanden – als indirekte Hinweise auf den Patienten in der Rolle seiner Frau und auf den Therapeuten in der Rolle des Patienten. Mit anderen Worten: In der Geschichte außerhalb der Übertragung ist der Patient mit den Gefühlen identifiziert, die er dem Therapeuten in der Übertragung unterstellt. Weder durch die erste noch durch die zweite Deutung soll die Erlebensweise des Patienten außerhalb der Übertragung in Frage gestellt werden. Beide implizieren nicht mehr, als daß die Assoziationen indirekt auf die Übertragung verweisen.

Bei meinem dritten Beispiel handelt es sich um einen Ausschnitt aus dem wörtlichen Transkript einer Analysestunde, den Ishak Ramzy (1974) in einer Falldarstellung veröffentlicht hat. Trotz meiner Kritik an Ramzys Vorgehen bin ich der Ansicht, daß seine Deutungen in der Praxis ganz und gar nicht ungewöhnlich sind, und ich möchte betonen, daß Ramzy sich nur deshalb angreifbar gemacht hat, weil er den Mut besaß, sein Material wörtlich zu präsentieren.

Wie Ramzy erläutert, legt sich der Patient nach seiner Ankunft sofort auf die Couch und beginnt zu sprechen:

»Also, bevor ich herkam, fuhr ich noch einmal zurück nach Hause, weil ich vergessen hatte, meiner Putzfrau einen Scheck hinzulegen. Sie war aber gar nicht da, und ich habe mir dann auf der Fahrt hierher Sorgen gemacht. Sie ist schon recht alt, vielleicht Ende Fünfzig oder Anfang Sechzig. Vielleicht ist sie krank, oder es ist sonst etwas. Deshalb sagte ich mir auf der Fahrt, daß es vielleicht besser wäre, einen Freund von mir anzurufen, um zu hören, was mit ihr los ist. Und augenblicklich kam mir auch der Gedanke in den Sinn: ›Was passiert, wenn sie wirklich krank ist und nicht arbeiten kann?‹ Es wäre entsetzlich. Eine Putzfrau ist in Kansas nicht leicht zu finden, schon gar nicht eine, die nicht nur das tut, was man ihr ausdrücklich gesagt hat. Dann begann ich zu überlegen: ›Wie bin ich zurechtgekommen, bevor ich sie gefunden habe?‹ Ich weiß noch, daß ich vor ihr eine andere Putzfrau hatte, die dann nach Kalifornien zog. Ja ja, wenn ich daran denke, es war schon sehr komisch. Jetzt fällt mir nämlich ein, wie es anfangs in Kansas war, bevor ich all diese Putzfrauen hatte; ich bin alle paar Monate regelrecht depressiv geworden, weil sich überall, wo ich wohne, soviel Schmutz und Unordnung ansammelt, und irgendwann muß ich dann meine ganze Energie zusammenraffen und praktisch eine Woche lang gründlich putzen und aufräumen. Damit hatte ich jetzt ein paar Jahre lang nichts zu tun, und ich hatte ganz vergessen, wie es früher war. Es war wirklich schrecklich. Jedenfalls hoffe ich, daß nichts passiert ist, denn sonst geht die Sucherei von neuem los« (S. 546).

Danach, so Ramzy, wechselt der Patient das Thema und spricht ausführlich über die Schwierigkeiten, die seine Studenten haben, wenn sie »für sein Seminar lernen sollen, über ihre Fähigkeiten und ihre Ziele, akademische und nichtakademische Abschlüsse usw.« Nach einer Viertelstunde interveniert der Analytiker:

»Ihre früheren Überlegungen in bezug auf die Putzfrau, die Ihnen auf der Fahrt hierher durch den Kopf gingen, und Ihre Befürchtung, sie womöglich zu verlieren, haben mich auf einen Gedanken gebracht: Könnte diese Sorge vielleicht damit zusammenhängen, daß ich vom kommenden Montag an zwei Wochen lang nicht da sein werde?« (S. 546).

Dem schließt sich eine Auseinandersetzung an, in welcher der Analytiker versucht, seine Deutung trotz des Widerstandes, den der Patient aufbietet, zu rechtfertigen. Diese Deutung ist ein hervorragendes Beispiel für eine Übertragungsdeutung, die sich auf Assoziationen stützt, in denen die Übertragung nicht explizit zur Sprache kommt. Ich habe dieses Beispiel jedoch auch wegen Ramzys Hinweis ausgewählt, daß der Patient das Thema gewechselt und über die Schwierigkeiten seiner Studenten gesprochen habe. Dieser Schilderung läßt Ramzy fünfzehn Minuten lang freien Lauf, bevor er die Aufmerksamkeit des Patienten wieder auf die Putzfrau lenkt, ohne die Implikationen, welche die Äußerungen über die Studenten möglicherweise für die Übertragung beinhalten, anzusprechen. Meiner Ansicht nach hat Ramzy nicht erkannt, daß auch das scheinbar neue Thema mit der Übertragung zusammenhing. Hätte er die möglichen Übertragungsimplikationen der Erzählung über die Studenten aufgegriffen und diese Schlußfolgerungen mit jenen über die Putzfrau verbunden, dann wäre seine Deutung für den Patienten wahrscheinlich bedeutungsvoller gewesen. Zumindest hätte er auf diese Weise eine Übertragungsdeutung geben können, die dem Material, mit dem sich der Patient im Augenblick bewußt beschäftigte, näher gewesen wäre als jene über die Putzfrau. Da Ramzy die Assoziationen über die Studenten nicht wörtlich wiedergibt, kann ich unmöglich sagen, welche Implikationen sie für die Übertragung enthielten. Es erscheint mir jedoch nicht unwahrscheinlich, daß der Patient, indem er über die Schwierigkeiten seiner Studenten sprach, entweder auf eigene Schwierigkeiten mit dem Analytiker oder auf mutmaßliche Schwierigkeiten des Analytikers im Umgang mit ihm anspielte.

Dieser Auszug illustriert eine meiner Ansicht nach verbreitete Praxis. Wenngleich Analytiker Widerstände gegen das Bewußtwerden der Übertragung zweifellos häufig auf der Grundlage von Assoziationen deuten, die nicht ausdrücklich auf die Übertragung Bezug nehmen, werden sie solche Deutungen wahrscheinlich nur sporadisch geben – entweder, weil sie sich der breitgefächerten Anwendbarkeit des Prinzips nicht bewußt sind oder weil sie es technisch für ungünstig halten, der Übertragungsdeutung Priorität zu geben, wann immer dies möglich erscheint.

Die Untersuchung von wörtlich festgehaltenem Material wird es dem aufmerksamen Beobachter immer erlauben, zahlreiche Gelegenheiten für Deutungen eines Widerstandes gegen das Bewußtwerden der Übertragung zu entdecken, die in der Sitzung nicht genutzt wurden. Wenn man die Möglichkeit hat, das Material in aller Ruhe immer wieder zu studieren, eröffnen sich im nachhinein viele

Einsichten, die dem Analytiker, der die Sitzung durchführte, entgangen sind.

Nebenbei bemerkt: Die Arbeit mit dem wörtlichen Transkript einer einzelnen Behandlungsstunde stößt auch an Grenzen, denn bestimmte Übertragungsdeutungen setzen ein Wissen voraus, über das nur der Analytiker, der sämtliche Sitzungen genau kennt, verfügt. Wie hätten wir, um noch einmal auf Ramzys Fall zurückzukommen, zum Beispiel wissen sollen, daß eine zweiwöchige Abwesenheit des Analytikers bevorstand, wenn er dies nicht selbst in einer Deutung zur Sprache gebracht hätte?

Meinem vierten Beispiel liegt die Tonbandaufzeichnung einer Sitzung zugrunde. Es illustriert eine plausible Deutung des Widerstandes gegen das Bewußtwerden der Übertragung, die möglich gewesen wäre, aber nicht gegeben wurde.

Dieser Ausschnitt enthält eine durchaus übliche Assoziationssequenz. Zu Beginn der Stunde läßt die Patientin einige bruchstückhafte, kurze Bemerkungen über die analytische Beziehung fallen und bringt dann Material, dessen manifester Inhalt die Beziehung nicht betrifft. Der aufmerksame Analytiker wird erkennen, daß sich das Thema, das in den ersten, direkten Bemerkungen über die Beziehung angeschnitten wurde, in den nicht übertragungsbezogenen Assoziationen fortsetzt, so daß er eine indirekte Bezugnahme auf die Übertragung deuten kann.

In der betreffenden Sitzung berichtet die Patientin zunächst, daß sie voller Ungeduld auf die Stunde gewartet habe, um ein bestimmtes Thema besprechen zu können; nun aber widerstrebe es ihr, darüber zu reden. Daran anschließend beschreibt sie eine sexuelle Episode mit ihrem Ehemann: Anfangs habe sie große Lust gehabt, aber dann gemerkt, daß sie eigentlich nicht weitermachen wollte. Die abstrakte Isolierung des Materials von den zahlreichen Assoziationen, in die es eingebettet war, läßt deutlich werden, daß zwischen dem Material, das explizit auf die Beziehung Bezug nimmt, und den nachfolgenden Assoziationen über die sexuelle Episode mit ihrem Mann irgendein Zusammenhang besteht. Denkbar wäre etwa die Deutung, daß die Beziehung zwischen Patientin und Analytiker als sexuelle Begegnung betrachtet wird. In der Sitzung selbst ist die Sequenz nicht so offensichtlich, wie sie in dieser Beschreibung erscheint. Weil mir daran gelegen ist, ein möglichst genaues Beispiel zu liefern, gebe ich das wörtliche Transkript der ersten Minuten wieder:

»[Schweigen] Also, mir gehen lauter Dinge auf einmal durch den Kopf, und, hm, das erste war, daß ich, hm, als ich das Kissen anders hinlegte, an das vorige Mal dachte, als ich mein Haar fast genauso hatte wie jetzt, und [räuspert sich] einmal hatte ich das Kissen so weit nach oben geschoben, daß es beinahe herunterfiel, und mir fiel auf, daß Sie heute dagegen gestoßen sind [als der Analytiker Platz nahm]. Also dachte ich: ›Womöglich wird es gleich herunterfallen.‹ Und, hm, ja, ich, ich wußte es nicht; zuerst habe ich wahrscheinlich nur überlegt: ›Ist meine Haltung dieselbe wie damals, als ich das machte?‹ Aber dann fiel mir sofort mein Babysitter ein, und, hm, ich weiß nicht, ob ich nur deshalb an sie gedacht habe, weil ich mich heute mit ihr im Park getroffen habe und das Gefühl hatte, heute pünktlich sein zu wollen. Und, hm, deshalb bin ich viel früher losgegangen. Also, ich mußte früher aus dem Park weggehen als von zu Hause, weil der Weg weiter ist, aber ich bin noch früher losgegangen, als es eigentlich nötig war, noch vor dem Zeitpunkt, zu dem ich meiner Ansicht nach hätte gehen müssen. Und, hm, aber dann begann ich über eine Art Zusammenhang nachzudenken, daß sie immer irgendwie sonderbar gewesen ist, wenn wir uns getroffen haben; sie kam in den Park, wo wir uns verabredet hatten, damit sie mein Baby hütet, und, hm, ich weiß nicht, sie ist einfach sehr kalt und irgendwie unfreundlich gewesen. Und so war sie auch heute. Aber dann habe ich überlegt: ›Sonst war sie doch viel freundlicher und fröhlicher‹, deshalb – ich glaube, das habe ich schon gesagt – wurde mir klar, wie unglücklich sie in diesem Frühjahr gewesen ist. Und dann dachte ich, also ich frage mich, wie sicher es ist, daß sie zurückkommt, weil sie für den Sommer definitiv eine Stelle im Pflegeheim bekommen hat, allerdings keine feste Stelle, hm, das würde bedeuten, wenn sich nichts daran ändert, daß sie zu uns zurückkommt. Und, also ich weiß nicht, mir fiel jetzt auf, daß ich an das Kindermädchen denke, wo ich doch eigentlich versuchen wollte, Ihnen näherzukommen. Und es scheint genauso zu sein wie vorher, bevor ich an sie dachte, hm, und ich war mir nie sicher, ob ich an sie denke, weil [räuspert sich], ich weiß nicht, weil ich dann darüber nachdenken kann und mich nicht mit dem anderen Gedanken beschäftigen muß, von dem ich wegkommen will, oder ob es daran liegt, daß sie wirklich irgendwie hineinpaßt, weil sie eine Frau ist und, und ich mit ihr zurechtkommen muß. Und dann noch ihr Name – ich weiß, daß ich mir darüber schon früher Gedanken gemacht habe. Und etwas anderes, das mir durch den Kopf geht, das, hm, ich weiß nicht, ich glaube – also, noch mal, ich habe dieses Gefühl, ich hatte es früher schon manchmal, daß ich gespannt bin, hierherzukommen und über etwas zu sprechen, das mit dem Tag vorher zusammenhängt, aber dann, sobald ich hier bin, widerstrebt es mir. Und es ist, ich, ich weiß nicht, ich glaube, es ist jetzt so, daß ich eigentlich das Gefühl hatte, aber jetzt habe ich es plötzlich nicht mehr, daß ich darüber, hm, darüber sprechen wollte, daß gestern abend, nachdem unsere Gäste gegangen waren – sie verabschiedeten sich zu einer ganz vernünftigen Zeit, so daß wir nicht sehr spät ins Bett kamen, und dann wollte mein Mann mit mir schlafen. Und zuerst war es so ähnlich wie die Situation in der Nacht zuvor, die ich Ihnen beschrieben habe. Aber, hm, ich konnte mir deutlicher eingestehen, daß ich wußte, was er tat, und vielleicht war er entschlossener, wirklich mit mir schlafen zu wollen, ich weiß nicht, was stimmt. Aber jedenfalls war ich eher bereit wahrzunehmen, was er mir zu sagen versuchte.«

Im folgenden beschreibt sie, daß sie durch Cunnilingus zum Orgasmus kam und er anschließend einen Orgasmus in ihrer Vagina hatte. Danach sei ihr übel geworden. Sie versucht, die Übelkeit damit zu erklären, daß sie bereits einen Orgasmus gehabt hatte, und fährt fort:

»Ich hatte einfach das überwältigende Gefühl, von dem ich gestern schon gesprochen habe, daß, hm, daß ich es unerträglich finde, wenn er anfängt, mich zu erregen, oder wenn ich merke, daß ich erregt worden bin und, hm, daß ich aufhören möchte und gleichzeitig, andererseits, eigentlich nicht wirklich aufhören will.«

Die weiteren Details des wörtlichen Materials können problemlos in die Deutung integriert werden, daß die Beschreibung der sexuellen Episode mit ihrem Mann eine indirekte Fortsetzung des früheren, expliziten Übertragungsmaterials darstellt. Ihre Beschäftigung mit dem Kissen, das so weit nach oben verrutschte, daß der Analytiker mit dem Knie dagegenstieß, als er Platz nahm, deutet sie selbst: Möglicherweise habe sie versucht, ihm näher zu kommen (dies steht auch mit der Überlegung in Einklang, daß der Wunsch, pünktlich zu sein, eine sexuelle Implikation hat). Die Begegnung mit dem Kindermädchen, das einen kühlen und unfreundlichen Eindruck machte, ließe sich ähnlich verstehen: als indirekter Hinweis darauf, daß entweder sie selbst oder aber der Analytiker kühl und unfreundlich ist. Auch ein Bedürfnis nach sexuellem Kontakt und anschließender Hemmung dieses Wunsches erscheint naheliegend.

Der Analytiker gibt in dieser Sitzung keine Übertragungsdeutung. Auch in dem weiteren Material der Stunde, das ich hier nicht wiedergeben werde, geht es um Situationen, in denen die Patientin gleichzeitig sexuelles Verlangen und eine Hemmung dieses Verlangens empfand. Meiner Ansicht nach wäre eine Deutung wünschenswert gewesen, die den in dem Material über die Patientin und ihren Ehemann enthaltenen indirekten Zusammenhang mit den früheren, direkt auf die analytische Situation bezogenen Bemerkungen herausgearbeitet hätte.[1]

Es ließen sich zahllose Illustrationen dieser Art anführen. Im folgenden ein Beispiel aus Glovers (1955) Buch über die Behandlungstechnik. Die Patientin war zuvor bereits in Analyse gewesen. Glover berichtet, daß sie zu Beginn der Sitzung zwei Hausangestellte miteinander vergleicht. Die eine ist »munter und unverschämt, aber zuweilen hilfreich«, die andere »phlegmatisch, träge, antriebslos, aber sehr höflich« (S. 116). Glover versteht dies wie folgt:

1 Um beim Leser nicht den Eindruck zu erwecken, daß Deutungen, die sich eigentlich anboten, in dieser Analyse regelmäßig ausgeblieben seien, möchte ich hinzufügen, daß ähnliche Deutungen, wie ich sie vorgeschlagen habe, auf der Grundlage vergleichbarer Assoziationen mehrmals gegeben wurden. Es geht mir hier nicht um eine Bewertung dieser Analyse; vielmehr möchte ich illustrieren, was ich unter der Deutung des Widerstandes gegen das Bewußtwerden der Übertragung verstehe.

»...das unverschämte Hausmädchen ist der frühere Analytiker, das schwerfällige bin ich selbst. Sie wies die Erklärungen, die sie von ihrem ersten Analytiker erhielt, zurück, weil sie sie als sexuelle Annäherungsversuche empfand; aber obwohl sie sich vor ihnen fürchtete, gefielen sie ihr auch. Deshalb wirft sie mir meine Impotenz oder Unfähigkeit vor. Es geht um Dienstboten, und vermutlich ist mit dem Wort ›Dienst‹ ein Wortspiel und eine verschleierte Tendenz verbunden, mich zu entwerten« (S. 116f.).

An einer früheren Stelle seines Buches formuliert Glover dieses Deutungsprinzip genereller:

»Wenn der Patient nach zögerlichen Bemerkungen über, sagen wir, das Thema Masturbation auf die unangenehmen Eigenschaften von Autoritätspersonen in seiner Umgebung zu sprechen kommt, auf ihre Neigung zu ungerechtfertigten Einmischungen oder unangemessener Kritik, können wir diese Reaktionen zu dem augenblicklichen Stimulus in Beziehung setzen, die defensive Seite feindseliger Reaktionen auf uns selbst ansprechen und eine Verbindung zwischen Feindseligkeit und Angst aufzeigen« (S. 34).

Daß Assoziationen, die sich nicht manifest auf die Übertragung beziehen, in vielen Fällen eine versteckte Übertragungsbedeutung enthalten, würde kein Analytiker bestreiten. In jedem Fallbericht wird sich, ungeachtet seiner Ausführlichkeit, wahrscheinlich ein Beispiel für eine Situation finden, in welcher der Patient seine Beziehung zu einer dritten Person beschreibt und diese Darstellung dann der Deutung zugrunde gelegt wird, daß seine Schilderung indirekt auf einen Aspekt seiner Beziehung zum Analytiker verweise. Ein zentrales Anliegen dieses Buches besteht darin aufzuzeigen, daß es sich um ein ubiquitäres Phänomen handelt, das der Analytiker konsequent beachten und deuten sollte.

2 Übertragung und Widerstand

Freud hat auf den zentralen Stellenwert, der Übertragung und Widerstand in der Analyse zukommen sollte, häufig hingewiesen. Obwohl ich mich in erster Linie mit der Übertragung beschäftige, muß ich auch das Verhältnis zwischen Übertragung und Widerstand näher erläutern. Aus diesem Grund werde ich zunächst die Beziehungen untersuchen, die in unserer Literatur oft durch eine Begriffstrias bezeichnet werden – »Übertragung«, »Widerstand« und »Abwehr«. Wenn man, so meine These, die ungerechtfertigte Gleichsetzung von Abwehr und Widerstand fallenläßt, wird erkennbar, daß sich jeder Widerstand in der Übertragung manifestiert.

Was das Verhältnis zwischen Übertragung und Widerstand betrifft, so weist unsere Literatur gravierende konzeptuelle wie auch terminologische Unstimmigkeiten auf. Die Formulierungen »Widerstand gegen das Bewußtwerden der Übertragung« und »Widerstand gegen die Auflösung der Übertragung«, die ich im vorangegangenen Kapitel benutzt habe, sind nicht allgemein gebräuchlich. Statt dessen finden sich in unserer Literatur am häufigsten die Begriffe »Übertragungswiderstand«, »Abwehrübertragung«, »Übertragung der Abwehr« und »Abwehr der Übertragung«.

Eine Untersuchung der Literatur im Hinblick auf die Frage, wie diese unterschiedlichen Termini von verschiedenen Autoren benutzt werden, ist eher verwirrend als erhellend. Zu diesem Resultat kommt auch Tartakoff (1956): Der »Mangel an präziser Differenzierung zwischen der Abwehr gegen die Übertragungsneurose und dem Widerstand, der durch die Wiederholung in der Übertragung mobilisiert wird, hat zu grenzenloser Verwirrung der Ausbildungskandidaten und überflüssigen Auseinandersetzungen der Autoren unterschiedlicher Schulen geführt« (S. 322).

Angesichts dieser Unklarheit werde ich vor allem herauszuarbeiten versuchen, in welcher Beziehung die verschiedenen Termini zu meiner Unterscheidung zwischen dem Widerstand gegen das Bewußtwerden der Übertragung und dem Widerstand gegen die Auflösung der Übertragung stehen. Ich bin der Ansicht, daß man die drei Begriffe, die sich auf die Abwehr beziehen – »Abwehrübertragung«, »Übertragung der Abwehr« sowie »Abwehr der Übertragung« – dem Widerstand gegen das Bewußtwerden der Übertragung zuordnen kann, während »Übertragungswiderstand« eher einen Widerstand gegen die Auflösung der Übertragung bezeichnet. In Freuds Schriften findet sich einzig der Begriff »Übertragungswiderstand«. Diese Tatsache hängt meiner Ansicht nach mit der zentralen These dieses Buches zusammen, der These nämlich, daß der Widerstand gegen das Bewußtwerden der Übertragung sowohl in den Schriften und in der klinischen Arbeit Freuds *als auch* in der zeitgenössischen Psychoanalyse zu wenig Beachtung findet.

Übertragung des Wunsches und Übertragung der Abwehr

Obwohl jede Übertragungsmanifestation eine Kombination von Triebregung und Abwehr darstellt, werden spontan geäußerte Übertragungsmanifestationen doch eher als triebgeleitet betrachtet, während man indirekte Manifestationen in der Regel als Abwehr versteht. Natürlich ist diese Unterscheidung zwischen der Übertragung eines Wunsches und der Übertragung einer Abwehr in erster Linie konzeptueller Art. Jede Haltung des Patienten läßt sich irgendwo innerhalb eines Kontinuums einordnen, dessen Pole durch die Abwehr einerseits und den Wunsch andererseits bestimmt sind. Im großen und ganzen aber können wir sagen, daß dem Abwehrpol das Übergewicht zukommt, wenn der Patient nicht ausdrücklich über die Beziehung spricht; in diesem Fall werden wir vermutlich auch einem Widerstand gegen eine Verstrickung in die Übertragung oder einem Widerstand gegen das Bewußtwerden der Übertragung begegnen. Wenn der Patient hingegen explizit über die Beziehung spricht, steht die Übertragung eines Wunsches im Vordergrund, so daß wir die Situation vermutlich als Widerstand gegen die Auflösung der Übertragung charakterisieren werden.

Der Gegensatz zwischen Übertragung der Abwehr und Übertragung des Wunsches wurde in unserer Literatur immer wieder thematisiert. In Freuds Beitrag »Zur Dynamik der Übertragung« (1912b) wird die Übertragung der Abwehr indirekt erwähnt, jedoch nicht als solche bezeichnet. Aber bereits seine Unterteilung der Übertragung in erotische und feindselige Manifestationen zeugt von einer Betonung des Wunsches. Racker ([1959] 1978, S. 24) klärt diesen Punkt, indem er Freuds Schwergewicht, das in diesem Beitrag auf dem Widerstand gegen die Auflösung der Übertragung liegt, mit seiner besonderen Gewichtung des Widerstands gegen die Übertragung selbst vergleicht, die sich in *Jenseits des Lustprinzips* (1920g) findet.

Eine klare Unterscheidung zwischen der Übertragung der Abwehr und der Übertragung der Triebregung aber wurde erst von Anna Freud in *Das Ich und die Abwehrmechanismen* (1936) formuliert. Auch Glover (1955) differenziert zwischen der Übertragung eines Wunsches und der Übertragung der Abwehr. Er ist der Ansicht, daß man Übertragungsmanifestationen unter zwei Blickwinkeln betrachten müsse: Wir müssen uns einerseits fragen, inwieweit »sie es uns ermöglichen, die infantile Triebentwicklung zu erkennen oder zu rekonstruieren«, und andererseits untersuchen, ob »die Übertragungswiderstände es uns ermöglichen, die gegen diese Strebungen gerichteten Abwehrreaktionen des infantilen Ichs zu erkennen oder zu rekonstruieren« (S. 154). Hier liegt ein Vergleich mit einer Bemerkung Fenichels nahe: »Die Remobilisierung alter Ängste angesichts dieses drohenden Durchbruchs [des Es] führt in der Übertragung nicht nur zu einem Wiederaufleben des Triebes, sondern auch zur Wiederholung der gegen ihn aktivierten Abwehr« (1941, S. 71).

Die drei Begriffe »Abwehrübertragung«, »Übertragung der Abwehr« und »Abwehr der Übertragung« scheinen auf verschiedene Grade der Abwehr zu verweisen. Wenn die Übertragung einem massiven Widerstand begegnet, wird die Situation in der Regel als Abwehr der Übertragung bezeichnet. Wenn hingegen die Übertragung in erster Linie defensiv ist, wird die Situation eher als Abwehrübertragung charakterisiert. Im Falle einer stärker isolierten Manifestation der Abwehr in der Übertragung wird man vermutlich von einer Übertragung der Abwehr sprechen.

Daniels (1969) unterscheidet eine »Abwehrübertragung« von einer »Abwehr der Übertragung« im Kontext früher Übertragungsmanifestationen. Seine Definition der »Abwehrübertragung« folgt einer meiner Ansicht nach recht geläufigen Praxis; er betrachtet sie als »habituelle Formen der Charakteranpassung... die in der Analyse zur Abwehr gegen die komplexere und bedrohlichere Übertragungsneurose eingesetzt werden« (S. 1000). Die Abwehr der Übertragung resultiert eher aus »Streß... vor allem äußerlich bedingtem, betrifft ein im Augenblick dringliches Bedürfnis und stellt eine einfache Reaktionseinheit dar« (S. 1000). Die Abwehr der Übertragung ist somit eine Verleugnung jeglicher Verstrickung mit dem Analytiker, während die Abwehrübertragung den Einsatz habitueller Beziehungsformen umfaßt, mit deren Hilfe eine bestimmte neuartige Begegnung vermieden werden soll. Auf diesen letztgenannten Punkt werde ich in Kapitel 5 im Zusammenhang mit der Unterscheidung von Übertragung und Übertragungsneurose noch einmal zurückkommen.

Wenn Tartakoff (1956) beschreibt, welche Bedeutung der Abwehr dabei zukommt, »die Entwicklung von Übertragungsmanifestationen zu verhindern« (S. 329), denkt sie vermutlich an dasselbe Phänomen, das Daniels als Abwehrübertragung bezeichnet. Der von mir beschriebene Widerstand gegen das Bewußtwerden der Übertragung ist ein umfassenderes Konzept, das sowohl den Widerstand gegen das Bewußtwerden von Übertragungsmanifestationen erklärt, die habituelle Beziehungsformen, d. h. eine Abwehrübertragung darstellen, als auch den Widerstand gegen das Bewußtwerden von Übertragungsmanifestationen der Übertragungsneurose, die ich als nichthabituelle, durch die vorangegangene analytische Arbeit aktivierte und für die Beziehung zum Analytiker spezifische Reaktionen definiere. (Diese Unterscheidung ist in unserer Literatur möglicherweise deshalb nicht eindeutig, weil die habituellen Beziehungsformen dem Bewußtsein in der Regel näher stehen als die Manifestationen der Übertragungsneurose.)

Tartakoffs Verwendung des Begriffs »Übertragungswiderstand« bzw. seiner Entsprechung »Widerstand, der infolge der Wiederholung in der Übertragung auftaucht«, deckt sich mit meiner Bezeichnung »Widerstand gegen die Auflösung der Übertragung«. Wiederum allerdings ist meine Formulierung insofern genereller, als sie den Widerstand gegen die Auflösung der Übertragung der Abwehr und den Widerstand gegen die Auflösung der Übertragung des Wunsches erfaßt. Die Übertragung der Abwehr entspricht Tartakoffs »Widerstand, der infolge der Wiederholung in der Übertragung auftaucht«. Unter diesem Blickwinkel betrachtet, stellt die Abwehrübertragung strenggenommen aber ebenfalls einen Widerstand gegen die Auflösung der Übertragung dar. Somit gelangt man zu der scheinbar paradoxen Aussage, daß die Übertragung der Abwehr eine Abwehr der Übertragung ist. Anders formuliert: Die Übertragung der Abwehr ist eine Abwehr der Übertragung des Wunsches.

Ich schlage vor, Daniels »Abwehr der Übertragung« durch die Formulierung »Widerstand gegen eine Verstrickung in die Übertragung« zu ersetzen, die das Phänomen, um das es geht, meiner Ansicht nach präziser zum Ausdruck bringt. Somit unterscheide ich drei verschiedenartige Beziehungen zwischen Übertragung und Widerstand: Widerstand gegen das Bewußtwerden der Übertragung, Widerstand gegen die Auflösung der Übertragung und Widerstand gegen ein Verstricktwerden in die Übertragung.

Widerstand und Abwehr

Bislang habe ich das Verhältnis zwischen Übertragung und Widerstand sowie zwischen der Übertragung des Wunsches und der Übertragung der Abwehr erläutert. Eine Ursache für die erwähnte terminologische und konzeptuelle Konfusion ist das grundsätzlich ungeklärte Verhältnis zwischen Widerstand und Abwehr. Man hält es gewöhnlich für selbstverständlich, daß ein Widerstand entweder als Abwehr oder als Übertragung zum Ausdruck kommt. Ich widerspreche dieser Annahme und werde zu zeigen versuchen, daß der Widerstand sich nur in der Übertragung manifestieren kann. Dieser These kommt Strachey ([1934] 1935) sehr nahe, wenn er sagt: »Aber es ist natürlich eines der charakteristischen Merkmale des Widerstandes, daß er in Beziehung zum Analytiker auftritt; und deshalb wird die Deutung eines Widerstandes fast unvermeidlich eine Übertragungsdeutung« (S. 513).

Freud allerdings vertrat einen anderen Standpunkt. Er mißt der Deutung des Widerstandes (ohne diesen näher zu spezifizieren) Priorität zu und meint, daß man sich mit der Übertragung nur dann beschäftigen müsse, wenn der Widerstand sich an ihr festmacht. In *Jenseits des Lustprinzips* (1920g) zum Beispiel erklärt er, daß das Hauptgewicht der analytischen Arbeit in den Anfangsjahren auf den Widerständen gelegen habe, die der Patient mobilisierte. Der Analytiker bemühte sich, sie aufzudecken, indem er sie dem Patienten vor Augen führte und ihn zu »bewegen« versuchte, sie aufzugeben. (Hier weist Freud besonders auf die Rolle der »als ›Übertragung‹ wirkende[n] Suggestion« hin.) Daran anschließend aber erklärt er, daß diese Methode nicht wirklich effektiv gewesen sei, weil ein Teil des verdrängten Materials nicht erinnert werden konnte und statt dessen in der Übertragung agiert wurde. Indirekt bedeutet dies zweifellos, daß die Widerstände, die man aufzudekken versuchte, in der Übertragung nicht zum Ausdruck kamen.

Weitere Belege für Freuds Auffassung, daß der Widerstand sich nicht ausschließlich in der Übertragung manifestiere, lassen sich leicht finden. In *Hemmung, Symptom und Angst* (1926d) erscheint der Übertragungswiderstand nur als eine unter fünf verschiedenen Arten des Widerstandes – neben dem Widerstand des Es, dem Ichwiderstand (mit dem Übertragungswiderstand als Unterkategorie), dem Widerstand des Über-Ichs und dem Widerstand, der vom »Krankheitsgewinn« ausgeht (S. 191 f.).

An einer anderen Stelle aber kommt Freud der Überlegung, daß der Widerstand nur in der Übertragung Ausdruck findet, sehr nahe:

»Wenn irgend etwas aus dem Komplexstoff... sich dazu eignet, auf die Person des Arztes übertragen zu werden, so stellt sich diese Übertragung her, ergibt den nächsten Einfall und kündigt sich durch die Anzeichen eines Widerstandes, etwa durch eine Stockung, an. Wir schließen aus dieser Erfahrung, daß diese Übertragungsidee darum vor allen anderen Einfallsmöglichkeiten zum Bewußtsein durchgedrungen ist, *weil* sie auch dem Widerstande Genüge tut... Immer wieder wird, wenn man sich einem pathogenen Komplex annähert, zuerst der zur Übertragung befähigte Anteil des Komplexes ins Bewußtsein vorgeschoben und mit der größten Hartnäckigkeit verteidigt« (1912b, S. 369f.).

Um zu der Aussage zu gelangen, daß der Widerstand immer via Übertragung zum Ausdruck kommt, muß ich zwei Korrekturen im Text vornehmen. Erstens sind – wie ich im folgenden Kapitel zeigen werde – *sämtliche* Aspekte des »Komplexstoffes« zur Übertragung geeignet; sie können sich in der Übertragung manifestieren, weil sie verhüllt in unendlich vielen Formen zum Ausdruck kommen können. Zweitens muß der Übertragungseinfall nicht bereits *bewußt* sein. Auch an dieser Stelle mißt Freud der Möglichkeit, daß der Einfall nur indirekt in den nicht auf die Übertragung bezogenen Assoziationen auftauchen kann, die bereits ins Bewußtsein gelangt sind, nicht genügend Gewicht bei. In seiner *Selbstdarstellung* aus dem Jahr 1925 schreibt er, die Übertragung werde »zum Hauptwerkzeug des Widerstandes«, sobald sie »leidenschaftlich geworden ist oder ins Feindselige umgeschlagen hat« (S. 68). Auch hier nimmt Freud offenbar an, daß zumindest in bestimmten Phasen einer Analyse ausschließlich die behandlungsfördernde Übertragung wirksam sei und der Widerstand sich nicht in der Übertragung, sondern auf andere Weise bekunde. Wie ich im anschließenden Kapitel näher erläutern werde, impliziert diese Vorstellung das Modell eines therapeutischen Prozesses, in dem die Analyse der Übertragung nicht der Analyse der Neurose entspricht, sondern ihr untergeordnet ist.

Bevor ich meine Neuformulierung des Widerstandskonzepts erläutere, scheint es mir sinnvoll, einige der wegweisenden behandlungstechnischen Schriften im Hinblick auf die Frage zu untersuchen, wo sie den Widerstand in erster Linie verorten. Wie man sehen wird, kommen die Autoren der Überlegung, daß sich der Widerstand immer in der Übertragung äußere, zwar nahe, mit Ausnahme von Strachey (1934) aber hat sie niemand explizit formuliert.

Wilhelm Reich (1933) schlug ein wichtiges Kapitel in der Geschichte der psychoanalytischen Technik auf, indem er behauptete, daß der Widerstand in erster Linie im Charakter gründe und die Deutungen des Therapeuten zunächst auf diesen Widerstand zielen sollten. Wenngleich eine Reihe berechtigter Einwände gegen Reichs Empfehlung erhoben wurde, würde ich meine Kritik dennoch anders formulieren: Indem Reich nämlich den Charakter als Abwehr unter *intrapsychischem* Blickwinkel beschreibt, übersieht er, daß diese Abwehr *nur* insofern gedeutet werden kann, als sie *interpersonal*, in der Übertragung, zum Ausdruck kommt. Ich schlage vor, hier zwischen »Abwehr« im Sinne von intrapsychischem Geschehen und »Widerstand« im Sinne von interpersonalem Geschehen zu differenzieren. Anders formuliert: Die Charakterabwehr geht mit entsprechenden Äußerungsweisen in der Übertragung einher, nämlich mit *Widerständen*, denen die Deutungsarbeit meiner Meinung nach Priorität zumessen sollte.

Die Frage, welchen Aspekt die Deutung vorrangig zu berücksichtigen habe, ist auch Gegenstand einer Reihe »technischer Formeln«, die Fenichel ([1935] 1985) in seinem Beitrag »Zur Theorie der psychoanalytischen Technik« diskutiert. Dabei übt er gelegentlich auch an Reichs technischen Empfehlungen Kritik, indem er zu verstehen gibt, daß all diese »Formeln« im Grunde dasselbe besagen: daß nämlich der Affekt, der an die Oberfläche gelangt ist, gemeinsam mit dem Widerstand auftritt. Zustimmend zitiert Fenichel Reichs Empfehlung, daß der Analytiker den Affekt im »charakterlichen Verhalten« suchen solle (S. 329f.). Er stellt weder Reichs Auffassung, daß die Charaktermanifestationen Widerstände darstellen, in Frage, noch bestreitet er, daß diese »eingefrorenen Widerstände« des Charakters vorrangig zu bearbeiten sind. Dennoch aber ist er der Ansicht, daß man zunächst möglichst zahlreiche Informationen über den Patienten zusammentragen sollte, denn je »mehr Kenntnisse man hat, desto gewappneter geht man dann in den eigentlichen Kampf mit den Widerständen« (S. 332).

Anna Freud hingegen stützt ihre Kritik an Reichs Empfehlungen auf das Argument, daß der Affekt in den eingefrorenen Charakterwiderständen gerade *nicht* greifbar sei. Sie behauptet, daß Reichs Abwehranalyse an der falschen Stelle ansetze, da nämlich, wo »Rückstände ehemals sehr aktiver Abwehrvorgänge... sich von ihren Ursprungssituationen... gelöst haben und zum ständigen Charakterzug« geworden sind. Statt dessen sollte die Analyse da ansetzen, wo ein »lebendiger Kampf zwischen Ich, Trieb und Affekt« stattfindet (S. 225f.). Allerdings geht Anna Freud nicht näher darauf ein, ob der »lebendige Kampf« innerhalb oder außerhalb der Übertragung bearbeitet werden sollte, so daß sich ihr die Frage, ob diese Charaktermanifestationen tatsächlich als Widerstände zu begreifen sind, nicht stellt (sie selbst spricht von »Abwehrformen«).

Kaiser (1934) vertritt einen ähnlichen Standpunkt wie Anna Freud. Er unterscheidet den Charakterwiderstand phänomenologisch vom Übertragungswiderstand, indem er seine »Unpersönlichkeit« und mangelnde »affektive Lebendigkeit« (S. 505) betont. Doch zieht auch er die Bezeichnung »Widerstand« nicht in Zweifel.

Sterba (1953) betrachtet Reichs implizite Gleichsetzung von Übertragung und Widerstand mit entschiedener Skepsis – aber er zweifelt nicht etwa an der Berechtigung, Charaktermanifestationen als »Widerstand« zu bezeichnen, sondern wendet sich vielmehr gegen Reichs Auffassung, daß den positiven Übertragungsmanifestationen von Beginn der Behandlung an mißtrauisch zu begegnen sei (S. 5).

In seiner Kritik an Reich sagt Fenichel an einer Stelle, daß der Übertragungsdeutung Priorität zukomme. Zu dieser Schlußfolgerung gelangt er aufgrund seiner Einwände gegen Reichs aggressives Vorgehen, die »Zertrümmerung des Panzers«, an der auch Sterba Anstoß nimmt. Fenichel betont: »Die Überzeugung, mit der konsequenten Bearbeitung des Charakterwiderstandes, und nur damit, auf dem richtigen Wege zu sein, kann dazu verführen, zu übersehen, daß auch das Erleben gerade dieser Art von Analysen für den Patienten selbst zu einem Übertragungswiderstand werden kann, der dann natürlich noch ›oberflächlicher‹ ist als der ›Charakterwiderstand‹, und zuerst behandelt werden muß« ([1935] 1985, S. 333 f.). Hier kommt Fenichel der Einsicht, daß sich der Widerstand in der augenblicklichen Interaktion, d. h. in der Übertragung, manifestiert, recht nahe. Der Leser wird sich an eine Bemerkung aus meiner »Einleitung« erinnern: Wenn man feststellt, daß der Patient die Übertragungsdeutung als Aggression erlebt, sollte sich die Deutung zunächst mit dieser Erlebensweise beschäftigen.

Glover (1955) geht noch etwas weiter als Fenichel. Er empfiehlt die Deutung einer Charakter*reaktion* in der *Übertragung* – zumindest im Fall der paranoischen Persönlichkeit. Er definiert drei wesentliche Charakterreaktionen des paranoischen Individuums – »Mißtrauen, Empfindlichkeit gegenüber Kontakt und eine defensive Aggressivität« – und argumentiert, daß die Aufmerksamkeit sich zunächst auf das Mißtrauen konzentrieren müsse. An dieser Stelle fügt Glover hinzu, daß »auch in der *ersten* Sitzung bereits Übertragungsaspekte thematisiert werden sollten, indem die Reaktionen des Patienten auf die Behandlung behutsam zur Sprache gebracht werden« (S. 252). Glover scheint sich hier auf die sogenannte Abwehrübertragung zu beziehen. Man könnte die Beobachtungen, die er in diesem Kontext formuliert, zu dem Prinzip verallgemeinern, daß die habituellen Beziehungsformen des Patienten selbst dann Deutungspriorität haben sollten, wenn sie nicht direkt in der Übertragung, sondern eher in Form indirekter Bezugnahmen zum Ausdruck kommen – wobei natürlich die Fähigkeit des Patienten, die Deutung zu tolerieren, angemessen zu berücksichtigen ist.

Ich fasse meine Kritik an Reich noch einmal zusammen: Reich erkennt nicht, daß der Charakter als die an die Oberfläche tretende Schicht und lebendiger Affekt nur in dem Maße bearbeitet werden kann, in dem er in der Übertragung wahrnehmbar ist. Er übersieht zudem, daß die Deutungen des Analytikers auf die Übertragung zurückwirken. Auch der Unterschied zwischen der behandlungsfördernden Übertragung und der als Widerstand dienenden Übertragung wird von ihm nicht berücksichtigt; statt dessen betrachtet er jede Übertragung pauschal als Widerstand.

Erwähnenswert scheint mir in diesem Zusammenhang Kaisers (1934) Forderung, grundsätzlich *keine* Inhalts-, sondern *nur* Widerstandsdeutungen zu geben. Eine wirksame Widerstandsdeutung hat nach Kaiser zur Folge, daß der Patient den Impuls, gegen den der Widerstand gerichtet war und der nun durchzubrechen droht, kaum mehr beherrschen kann. In seiner Kritik an Kaiser kommt Fenichel ([1935] 1985) der Erkenntnis, daß Widerstände sich nur in der Übertragung äußern, erneut sehr nahe. Er behauptet, daß die »verdrängt gewesenen Impulse als tatsächlich vorhanden (und als im Augenblick unzweckmäßig, als ›übertragen‹) erlebt werden« müssen: »dazu brauchen sie aber nicht ausgelebt zu werden« (S. 340).

Den zitierten Autoren zufolge sollte die Deutung dem jeweils lebendigen Affekt, dem augenblicklichen Konflikt, dem Charakter bzw. dem Widerstand Priorität geben. Die Übertragung hat nur dann Priorität, wenn sich der vorliegende Widerstand an ihr festmacht. Dies würde, wie bereits gesagt, bedeuten, daß es Widerstände gibt, die keine Übertragungswiderstände darstellen. Ebendiese Schlußfolgerung ziehe ich in Zweifel. Sie beruht meiner Ansicht nach auf einer unzulänglichen Differenzierung zwischen Widerstands- und Abwehrkonzept. Ich möchte behaupten, daß die Abwehr ein intrapsychisches Konzept darstellt, der Widerstand hingegen ein interpersonales. Somit scheint es folgerichtig zu sagen, daß der Widerstand nur in der Übertragung zum Ausdruck kommen kann, d.h. in der Art und Weise, wie die intrapsychischen Formationen in der analytischen Situation tatsächlich zutage treten.

Die Konfusion zwischen Abwehr als intrapsychischem Konzept und Widerstand als interpersonaler Manifestation in der analytischen Situation geht bereits auf Freud zurück. Dies zeigt seine Formulierung des Verhältnisses zwischen dem Ich als einer Quelle des Widerstandes und den verschiedenen Formen, in denen sich diese Widerstände mit jeweils spezifischer Dynamik manifestieren. Freud (1926d) bezeichnet den ersten Ichwiderstand als »*Verdrängungs*widerstand« (S. 193).[1] Daran anschließend erläutert er den »*Übertragungs*widerstand«, der seiner Ansicht nach »von der gleichen Natur ist, aber in der Analyse andere und weit deutlichere Erscheinungen macht, da es ihm gelungen ist, eine Beziehung zur analytischen Situation oder zur Person des Analytikers herzustellen und somit eine Verdrängung, die bloß erinnert werden sollte, wieder wie frisch zu beleben« (S. 193). Dies besagt, daß der Übertragungswiderstand zwar in Relation zur analytischen Situation zum Ausdruck kommt, der Verdrängungswiderstand aber nur in Relation zu einer Erinnerung. Ihm gelingt es nicht, eine Beziehung zur analytischen Situation oder zum Analytiker selbst herzustellen, und ebensowenig wird er zur Wiederbelebung einer Verdrängung – d.h. er kommt in der Übertragungsgegenwart weder als Vorstellung noch als Aktion zum Ausdruck. Ich behaupte folgen-

1 An späterer Stelle zieht Freud in Erwägung, daß es vorteilhaft wäre, anstelle des Begriffs »Verdrängung« wieder »auf den alten Begriff der Abwehr zurückzugreifen« (S. 195). Hätte er an dieser Klassifizierung festgehalten, so hätte er den ersten Ichwiderstand nicht als Verdrängungswiderstand, sondern als Abwehrwiderstand bezeichnet.

des: Die Aussage, daß ein Widerstand vorhanden ist, ist gleichbedeutend mit der Aussage, daß er auf eine solche Weise zum Ausdruck kommt.

Daß Freuds Konzeptualisierung des Widerstandes zwischen intrapsychischen und interpersonalen Konzepten nicht hinlänglich unterscheidet, wird noch deutlicher, wenn man die übrigen Widerstandsformen betrachtet, die seine Aufzählung vervollständigen – den Ichwiderstand in Gestalt des Krankheitsgewinns sowie die Es- und Über-Ich-Widerstände. Meiner Ansicht nach beschreibt Freud hier im Grunde die verschiedenen *Quellen* des Widerstandes, nicht aber seine realen Manifestationen in der analytischen Situation. Deshalb ist es irreführend, wenn er den Übertragungswiderstand den anderen Widerstandsformen zuordnet, denn die Übertragung ist keine Quelle des Widerstandes, sondern das Medium, in dem er Ausdruck findet.

Fenichel (1941) gelangt in seiner Betrachtung der Freudschen Klassifizierung des Widerstandes zu dem Schluß, daß mit Ausnahme des Eswiderstandes sämtliche Widerstände letztendlich Ichwiderstände darstellen. Und selbst das Es, so behauptet er, kann nur durch Vermittlung des Ichs beeinflußt werden (S. 33f., 82f.).

Ich trete jedoch für eine noch radikalere Revision des Widerstandskonzeptes ein. Ich plädiere dafür, es ausschließlich jenem Geschehen vorzubehalten, das in Relation zur interpersonalen analytischen Interaktion stattfindet. Stones (1973) Formulierung zielt in die gleiche Richtung. Seiner Ansicht nach ist es von vorrangiger Bedeutung, ein »in der Praxis anwendbares wissenschaftliches Konzept des Widerstandes gegen den therapeutischen Prozeß als Manifestation eines reaktivierten intrapsychischen Konflikts in neuem interpersonalen Kontext zu entwickeln« (S. 43).

Gleichwohl aber folgt Stone der groben Definition, die Freud (1900a) in der *Traumdeutung* formuliert: *»Was immer die Fortsetzung der Arbeit stört, ist ein Widerstand«* (S. 522).[2] In einer später ergänzten Fußnote erklärt Freud, daß diese Aussage sogar für

2 Diese Überlegung findet sich auch in einer anderen Definition Freuds: »Wir heißen alle die Kräfte, die sich der Genesungsarbeit widersetzen, die ›Widerstände‹ des Kranken« (1926e, S. 254).

äußere Störungen gelte, weil nämlich der Widerstand bestimme, wie sich der Patient einem solchen störenden Ereignis gegenüber verhält. In ähnlicher Weise pflichtet Stone (1973, S. 46) Glovers These bei, daß jede psychische Funktion zu Abwehrzwecken eingesetzt werden und deshalb *»während der Analyse die Phänomene des Widerstandes zutage fördern«* könne (1955, S. 57). Mir geht es darum, in aller Deutlichkeit klarzustellen, daß sich diese Aussagen auf die Quellen des Widerstandes, nicht aber auf seine Äußerungsform beziehen.

Freud hat seine Auffassung, daß der Widerstand auch auf anderem Wege als in der Übertragung zum Ausdruck kommen könne, in einer seiner letzten Schriften, »Die endliche und die unendliche Analyse« (1937c), unmißverständlich dargelegt. Er erklärt, weshalb sich aus dem Peniswunsch der Frau keine Übertragung herstellen könne, die der männlichen, trotzigen Überkompensation der Homosexualität analog wäre, und fügt hinzu: »Man lernt aber auch daraus, daß es nicht wichtig ist, in welcher Form der Widerstand auftritt, ob als Übertragung oder nicht.« Entscheidend für Freud ist die Tatsache, »daß der Widerstand keine Änderung zustande kommen läßt« (S. 99).

In seinen frühesten Beiträgen jedoch sieht Freud den Widerstand fest in der interpersonalen Behandlungssituation verankert. So beschreibt er in den *Studien über Hysterie* die Entdeckung, daß sein »Drängen« neue Erinnerungen des Patienten zutage zu fördern vermochte. Die Anstrengung, die ihn dieses Drängen kostete, veranlaßte ihn zu der Vermutung, es mit einem Widerstand zu tun zu haben, und »so setzte sich mir der Sachverhalt ohneweiters in die Theorie um, daß *ich durch meine psychische Arbeit eine psychische Kraft bei dem Patienten zu überwinden habe, die sich dem Bewußtwerden (Erinnern) der pathogenen Vorstellungen widersetze«* (S. 268). Sobald er versuchte, die Aufmerksamkeit des Patienten auf eine Vorstellung zu lenken, die sich als »unverträglich« mit dessen Ich erwies, bekam Freud »dieselbe Kraft als *Widerstand* zu spüren, die sich bei der Genese des Symptoms als *Abstoßung* [wenige Zeilen zuvor als »Abwehr« bezeichnet] gezeigt hatte« (S. 269). Der Widerstand ist die interpersonale Manifestation der Abwehr.

»Woher kommt es, daß sich die Übertragung so vorzüglich zum

Mittel des Widerstandes eignet?« fragt Freud (1912b, S. 370). *So* vorzüglich, würde ich hinzufügen, daß die Analyse des Widerstandes mit der Analyse der Übertragung zusammenfällt. Freuds eigentliche Antwort auf diese Frage wird jedoch oft nicht genügend beachtet, weil er das zentrale Problem zunächst einmal beiseite läßt, um den Unterschied zwischen behandlungsfördernder und störender Übertragung herauszuarbeiten. Er behauptet, daß sich die Übertragung »nur insofern zum Widerstande in der Kur eignet, als sie negative Übertragung oder positive von verdrängten erotischen Regungen ist« (1912b, S. 371). Und an ebendieser Stelle charakterisiert er die »unanstößige« positive Übertragung als bewußte Bindung an den Arzt, die in der analytischen Behandlung zur »Trägerin des Erfolges« wird (vgl. S. 22).

Erst am Ende des Beitrags setzt Freud zur Beantwortung seiner Frage an, wie ein etwas ausführlicheres Zitat deutlich macht. Freud beginnt: »Mit all diesen Erörterungen haben wir aber bisher nur eine Seite des Übertragungsphänomens gewürdigt; es wird erfordert, unsere Aufmerksamkeit einem anderen Aspekt derselben Sache zuzuwenden« (S. 373). Daran anschließend beschreibt er, daß der Patient unter der »Herrschaft eines ausgiebigen Übertragungswiderstandes« die reale Situation zu ignorieren scheine.[3] Diesen Eindruck versucht Freud mit Faktoren zu erklären, die sich »wiederum aus der psychologischen Situation« ergeben, »in welche die Kur den Analysierten versetzt hat« (S. 374).

»Die unbewußten Regungen wollen nicht erinnert werden, wie die Kur es wünscht, sondern sie streben danach, sich zu reproduzieren, entsprechend der Zeitlosigkeit und der Halluzinationsfähigkeit des Unbewußten. Der Kranke spricht ähnlich wie im Traume den Ergebnissen der Erweckung seiner unbewußten Regungen Gegenwärtigkeit und Realität zu; er will seine Leidenschaft agieren, ohne auf die reale Situation Rücksicht zu nehmen [zu meiner abweichenden Meinung siehe auch hier Anm. 3]. Der Arzt will ihn dazu nötigen,

3 Ich werde an späterer Stelle meine Auffassung erläutern, daß der Patient die reale Situation *nicht* ignoriert, sondern sie sich so plausibel wie möglich zu erklären versucht – und dem sollte die Deutung des Analytikers Rechnung tragen.

diese Gefühlsregungen in den Zusammenhang der Behandlung und in den seiner Lebensgeschichte einzureihen, sie der denkenden Betrachtung unterzuordnen und nach ihrem psychischen Werte zu erkennen« (S. 374).

Der Patient versucht also, seine Regungen in der interpersonalen Interaktion mit dem Analytiker zu agieren; folglich kommt der Widerstand auf interpersonaler Ebene, d. h. *in* der Übertragung, zum Ausdruck.

Dieselbe Ansicht vertritt Bordin (1974). Er erklärt, daß *»die kritischen Deutungen des Widerstands zumeist auch Deutungen der Übertragung«* seien, da sich die konflikthaften Wünsche auf frühe Elternobjekte konzentrieren. *»Darüber hinaus«*, so fährt er fort, *»haben die Abwehrformen interpersonalen Charakter, da sie in diesem interpersonalen Kontext gründen, was zur Folge hat, daß die meisten Widerstände sich als Übertragung äußern werden«* (S. 11).

Ich möchte noch weitergehen und behaupten, daß Deutungen des Widerstandes nicht nur zumeist, sondern *immer* Übertragungsdeutungen sind. Ein Großteil der Deutungen, die wir als Widerstandsdeutungen bezeichnen, stellen genaugenommen Deutungen der Abwehr dar, d. h., es sind keine interpersonalen, sondern intrapsychische Deutungen. Möglicherweise läßt sich die Tatsache, daß man dem interpersonalen Charakter einer jeden Widerstandsdeutung nicht wirklich Rechnung getragen hat, auf die Befürchtung zurückführen, die intrapsychische Perspektive der menschlichen Psychologie auf diese Weise zu vernachlässigen und durch eine interpersonale zu ersetzen. Eine solche Dichotomie ergibt sich aber nicht zwangsläufig. Intrapsychische Konflikte können sich in der analytischen Situation auf der interpersonalen Ebene äußern. Ebensowenig impliziert mein Ansatz, daß die Entwicklung ausschließlich durch interpersonale Faktoren determiniert wäre. Biologische Gegebenheiten werden in ihrer psychischen Repräsentation als unabhängige Faktoren in die Entwicklung integriert – das Resultat der Interaktion von biologischen Gegebenheiten und Umweltfaktoren ist die intrapsychische Formation, die in der menschlichen Interaktion ihren interpersonalen Ausdruck findet.

3 Die zentrale Rolle der Übertragungsanalyse

Freuds Theorien

Die Analyse der Übertragung ist sowohl Dreh- und Angelpunkt der analytischen Technik als auch ihr schwierigster Teil. Diese Aussage ist für Psychoanalytiker nachgerade eine Binsenwahrheit, so daß es beinahe überflüssig erscheint, sie anhand der Literatur zu belegen. Freud selbst stellte unmißverständlich fest, daß die »Handhabung« der Übertragung »das schwierigste wie das wichtigste Stück der analytischen Technik« (1925d, S. 69) bleibe. An einer anderen Stelle erklärt er, daß »die Anforderungen an die analytische Technik ... die höchste Steigerung erfahren«, wenn der Analytiker den Patienten davon überzeugen muß, »daß er nicht verliebt, sondern nur gezwungen ist, ein altes Stück wieder aufzuführen« (1926e, S. 259). In dieser Situation, so Freud, passieren »die schwersten Fehler«, sie ermöglicht aber auch die »größten Erfolge«. »Der Versuch, sich den Schwierigkeiten zu entziehen, indem man die Übertragung unterdrückt oder vernachlässigt, wäre unsinnig; was immer man sonst getan hat, es verdiente nicht den Namen einer Analyse« (S. 259).

Wie Bergmann und Hartmann (1976) in ihrer Sammlung von Beiträgen zur analytischen Technik betonen, »vertreten manche Analytiker ein Modell des Analytikers als Beobachter und Produzent von Deutungen, während andere sich eher auf das, was sie aus der Interaktion selbst erfahren, verlassen« (S. 5). Zwar weisen diese Autoren darauf hin, daß es laut Freud (1914g) darum ginge, »die gemeine Neurose durch eine Übertragungsneurose zu ersetzen« (S. 135), gleichwohl aber betrachten sie ihn als Repräsentanten des Beobachtermodells. Ich würde dem in bezug auf Freuds *klinische Arbeit* zustimmen und werde dies in Kapitel 10 eingehender begründen. Zunächst aber möchte ich zeigen, daß Freuds Schriften zur

Theorie der Technik je nach Entstehungszeit des Beitrags dieses oder jenes Modell befürworten.

Um diese Modelle unter etwas anderem Blickwinkel zu definieren: Das erste betrachtet die Übertragung vor allem als Widerstand gegen die Aktivierung von Erinnerungen; der therapeutische Erfolg resultiert in erster Linie aus der Rückgewinnung dieser Erinnerungen. Das zweite Modell begreift die Übertragung in erster Linie als Ergebnis der Anstrengung des Patienten, seine Wünsche zu realisieren; der therapeutische Erfolg resultiert vor allem aus dem Wiedererleben dieser Wünsche in der Übertragung, aus der Einsicht, daß sie in signifikantem Maße durch Faktoren determiniert sind, die bereits zuvor bestanden haben, sowie aus der neuen Erfahrung, die der Patient macht, indem er sie gemeinsam mit dem Analytiker – als demjenigen, auf den die Wünsche gerichtet sind – untersucht.

Ich wende mich zunächst Texten zu, in denen Freud das erste Modell formuliert – Übertragung als Widerstand gegen die Erinnerungsarbeit und Rückgewinnung der Erinnerung als Ziel der Analyse. Dieses Modell legt das Schwergewicht auf die Suche nach genetischem Material als solchem und auf genetische Übertragungsdeutungen. In seinem Beitrag »Erinnern, Wiederholen und Durcharbeiten« (1914g) schreibt Freud, nachdem er einen Überblick über frühere analytische Techniken gegeben hat und zu dem Schluß gelangt ist, daß die Deutungskunst vor allem in der Erkenntnis der Widerstände bestehe, die an der psychischen Oberfläche des Patienten hervortreten: »Das Ziel dieser Techniken ist natürlich unverändert geblieben. Deskriptiv: die Ausfüllung der Lücken der Erinnerung, dynamisch: die Überwindung der Verdrängungswiderstände« (S. 126). An einer späteren Stelle derselben Arbeit heißt es dann noch einmal: »Stück für Stück dieses Krankseins wird nun in den Horizont und in den Wirkungsbereich der Kur gerückt, und während der Kranke es als etwas Reales und Aktuelles erlebt, haben wir daran die therapeutische Arbeit zu leisten, die zum guten Teile in der Zurückführung auf die Vergangenheit besteht« (S. 131).

Daß Freud das Ausfüllen von Erinnerungslücken weiterhin als entscheidenden Faktor der analytischen Arbeit betrachtete, zeigt sein Beitrag über »Konstruktionen in der Analyse« (1937d), eine der wenigen späten Arbeiten, die vorrangig Fragen der Technik gewidmet sind. Aber selbst dieser Beitrag bezeugt seine gewissenhafte Orientierung an der klinischen Erfahrung, wenn er einräumt, daß es »oft genug« nicht gelänge, »den Patienten zur Erinnerung des Verdrängten zu bringen«, auch wenn dieser »von der Wahrheit der Konstruktion«, die der Analytiker hergestellt hat, überzeugt sei (S. 53).

Es erscheint mir höchst unwahrscheinlich, daß Freud hier allein der Wiederbelebung der Vergangenheit bereits therapeutische Wirkung beimißt. Dies liefe auf eine bloße Neuformulierung der Katharsis-Theorie hinaus, derzufolge die therapeutische Wirkung auf der Abfuhr des mit der verdrängten Erinnerung assoziierten »eingeklemmten Affekts« beruht. Deshalb ist diese Passage meiner Ansicht nach dahingehend zu interpretieren, daß die Wiedergewinnung der Erinnerung insofern eine wichtige Rolle für die Auflösung der Übertragung spielt, als sie zu erklären vermag, wie die Übertragung zustande kommt. Mit anderen Worten: Die Wiederbelebung der Vergangenheit ist ein Kürzel für die genetische Übertragungsdeutung und aller Wahrscheinlichkeit nach ein Anzeichen dafür, daß die Übertragung erfolgreich aufgelöst wurde; das heißt aber nicht, daß sie an sich bereits als das eigentliche therapeutische Agens zu betrachten ist.

Ich wende mich nun einer Reihe von Aussagen zu, in denen Freud der Erinnerungsarbeit ebensogroße Bedeutung beimißt wie jenem Teil der Arbeit, der in der analytischen Situation selbst stattfindet. So sagt er zum Beispiel, daß sich die Erinnerungen an die Vergangenheit verhältnismäßig leicht einstellen, wenn die Widerstände angemessen bearbeitet worden sind. Auf diesen Zusammenhang weist er in dem Beitrag über »Erinnern, Wiederholen und Durcharbeiten« (1914 g) an zwei Stellen hin. Zunächst erklärt er, daß »der Kranke oft ohne alle Mühe die vergessenen Situationen und Zusammenhänge« erzähle, sobald die Widerstände »erst bewältigt« seien (S. 126). An einer späteren Stelle führt er aus: »Von den Wiederholungsreaktionen, die sich in der Übertragung zeigen, führen dann die bekannten Wege zur Erweckung der Erinnerungen, die sich nach Überwindung der Widerstände mühelos einstellen« (S. 135). Eine analoge Aussage findet sich in seinen »Bemerkungen über die Übertragungsliebe« (1915 a), wo es heißt, daß die Patientin, sobald sie sich aller »Einzelcharaktere ihrer Verliebtheit« bewußt geworden ist, »von diesen aus dann selbst den Weg zu den infantilen Begründungen ihrer Liebe eröffnen« werde (S. 315).

Eine andere Passage, die Freuds Betonung des Erlebens in der Übertragung deutlich macht, findet sich in den *Vorlesungen zur Einführung in die Psychoanalyse* in seinem Vortrag über die Übertragung. Es lohnt sich, diese Stelle hier noch einmal zu zitieren. Sobald »die Kur sich des Kranken... bemächtigt hat«, erklärt Freud, »wirft« sich die Krankheit des Patienten »auf eine einzige Stelle... nämlich auf das Verhältnis zum Arzt... Hat sich die Übertragung erst zu dieser Bedeutung aufgeschwungen, so tritt die Arbeit an den Erinnerungen des Kranken weit zurück. Es ist dann nicht unrichtig zu sagen, daß man es nicht mehr mit der früheren Krankheit des Patienten zu tun hat, sondern mit einer neugeschaffenen und umgeschaffenen Neurose, welche die erstere ersetzt« (1916–17a, S. 462). Im selben Beitrag schreibt er später, daß der Verdrängungsprozeß durch die Wiedergewinnung der mit ihm verbundenen Erinnerungen nur teilweise rückgängig gemacht werde. Die »entscheidende« Arbeit wird, so behauptet Freud, geleistet, indem der Patient in der Übertragung »Neuauflagen jener alten Konflikte schafft«. Auf diese Weise wird die Übertragung zum »Schlachtfeld, auf welchem sich alle miteinander ringenden Kräfte treffen sollen« (S. 472).

Freuds Schwanken zwischen der Betonung von Erinnerungen einerseits und der Betonung von Triebregungen andererseits, das für seine Arbeit nahezu von Beginn an charakteristisch ist (Rapaport, 1958), wird auch in diesem Zusammenhang deutlich. Ich habe bereits seine Bemerkung aus dem Jahre 1914 zitiert, derzufolge das Ziel der analytischen Arbeit im Ausfüllen von Erinnerungslücken besteht. Im selben Beitrag aber erklärt er auch: »Erst auf der Höhe [des Widerstandes] findet man dann in gemeinsamer Arbeit mit dem Analysierten die verdrängten Triebregungen auf, welche den Widerstand speisen und von deren Existenz und Mächtigkeit sich der Patient durch solches Erleben überzeugt« (1914g, S. 136).

Diese Stelle zeigt nun unmißverständlich, wogegen sich der Übertragungswiderstand richtet. Die Betonung liegt nicht, wie es in anderen Freudschen Texten zuweilen der Fall ist, auf der Übertragung als Widerstand gegen das Erinnern, sondern entspricht seiner

Antwort auf die Frage, weshalb »sich die Übertragung so vorzüglich zum Mittel des Widerstandes« eigne (vgl. Kap. 2). Grund dafür ist, wie wir hier sehen, der Umstand, daß die Triebregungen des Patienten bestrebt sind, in der Gegenwart ausgelebt zu werden. Somit richtet sich der Widerstand gegen den angestrebten Verzicht auf den Versuch, diese Triebregungen zu befriedigen. Eine der bedeutendsten Leistungen Freuds besteht darin, gezeigt zu haben, daß die Wünsche eines Menschen einen wichtigen Einfluß darauf ausüben, wie er seine Kindheitserfahrungen interpretiert. Wenn der Therapeut das Schwergewicht auf die Erinnerungen an die Vergangenheit legt, läuft er Gefahr, den Ereignissen der Vergangenheit größere Bedeutung beizumessen als der Art und Weise, wie der Patient diese Ereignisse unter dem Einfluß seiner Wünsche konstruiert hat. Und selbst wenn man die Betonung auf diese Wünsche legt, wird man sie in der Rekonstruktion doch nur mittelbar kennenlernen und über ihren Charakter weniger zuverlässige Informationen gewinnen, als wenn sie in der Übertragung wiedererlebt werden.

Die zwei unterschiedlichen Positionen, die Freud vertritt, kommen auch in seinen ausgesprochen gegensätzlichen Beurteilungen der Übertragung zum Ausdruck. In ein und demselben Beitrag (1912b) bezeichnet er die Übertragung einerseits als »das stärkste Mittel des Widerstandes« (S. 367), während es an anderer Stelle heißt, daß die Übertragungsphänomene »uns den unschätzbaren Dienst erweisen, die verborgenen und vergessenen Liebesregungen der Kranken aktuell und manifest zu machen, denn schließlich kann niemand *in absentia* oder *in effigie* erschlagen werden« (S. 374).

Diese beiden Perspektiven treten auch in zwei verschiedenen Texten deutlich zutage, in denen Freud die einzelnen Phasen einer Analyse beschreibt. So heißt es in den *Vorlesungen zur Einführung*: »...in der ersten wird alle Libido von den Symptomen her in die Übertragung gedrängt und dort konzentriert, in der zweiten der Kampf um dies neue Objekt durchgeführt und die Libido von ihm frei gemacht« (1916–17a, S. 473). Einige Jahre später (1920a) hält er fest, daß der Analytiker dem Patienten in der ersten Behandlungsphase »die Konstruktion der Entstehung seines Leidens, zu welcher er sich auf Grund des von der Analyse gelieferten Materials berechtigt glaubt«, erkläre. In der daran anschließenden Phase wird der

Patient soviel wie möglich von der verdrängten Vergangenheit erinnern und versuchen, »das andere in einer Art von Neubelebung zu wiederholen« (S. 278).

Ich möchte nun zeigen, daß man das Modell der Übertragungsanalyse als Wegbereiter der Analyse der Neurose aus einer Reihe teilweise direkter, teilweise auch indirekter Äußerungen Freuds herleiten und wie folgt auf den Punkt bringen kann:

1. kommt der Widerstand vor allem in Form der Wiederholung zum Ausdruck;
2. findet die Wiederholung sowohl innerhalb als auch außerhalb der analytischen Situation statt; der Analytiker versucht jedoch, sie in erster Linie im Rahmen der analytischen Situation zu bearbeiten;
3. kann die Wiederholung sich nicht nur im motorischen Bereich (durch Aktion) äußern, sondern auch im psychischen Bereich; und
4. beschränkt sich der psychische Bereich nicht auf die Erinnerungsarbeit, sondern umfaßt auch die Gegenwart.

Freuds Betonung, daß sich der Widerstand gegen das Erinnern richte, schmälert möglicherweise die Eindeutigkeit seiner Aussage, daß der Widerstand sich in erster Linie – ich würde sagen: ausschließlich – als Wiederholung innerhalb wie auch außerhalb der analytischen Situation offenbare. »Je größer der Widerstand«, so sagt er, »desto ausgiebiger wird das Erinnern durch das Agieren (Wiederholen) ersetzt sein« (1914 g, S. 131). Und ganz ähnlich hebt er in seinem Beitrag zur »Dynamik der Übertragung« (1912 b) hervor, daß sich die Übertragung deshalb so gut in den Dienst des Widerstandes stellen lasse, weil die »unbewußten Regungen... nicht erinnert werden« wollen, sondern danach streben, »sich zu reproduzieren« (S. 374). Für ihn konstituiert die Übertragung vor allem deshalb einen Widerstand, weil sie eine Wiederholung darstellt.

Ich möchte diesen Punkt nun vor dem Hintergrund der Beziehung zwischen Übertragung und Widerstand neu formulieren. Wie soeben festgestellt, verschafft sich der Widerstand in Gestalt der Wiederholung Ausdruck, d. h. als Übertragung innerhalb wie auch außerhalb der analytischen Situation. Somit bedeutet Bearbeitung der Übertragung nichts anderes als Bearbeitung des Widerstandes.

Freud hat die Übertragung in der analytischen Situation so stark betont, daß sich die Bedeutung des Begriffs schließlich auf die Wiederholung in der analytischen Situation reduzierte, obwohl die Wiederholung außerhalb der analytischen Situation genaugenommen ebenfalls eine Übertragung darstellt. In dieser zweiten Bedeutung benutzt Freud selbst den Begriff an folgender Stelle: »Wir merken bald, die Übertragung ist selbst nur ein Stück Wiederholung und die Wiederholung ist die Übertragung der vergessenen Vergangenheit nicht nur auf den Arzt, sondern auch auf alle anderen Gebiete der gegenwärtigen Situation. Wir müssen also darauf gefaßt sein, daß der Analysierte sich dem Zwange zur Wiederholung, der nun den Impuls zur Erinnerung ersetzt, nicht nur im persönlichen Verhältnis zum Arzte hingibt, sondern auch in allen anderen gleichzeitigen Tätigkeiten und Beziehungen seines Lebens« (1914g, S. 131 f.).

Wichtig an dieser Aussage ist folgendes: Indem sich die Wiederholung innerhalb der analytischen Situation entfaltet – ob in einer reziproken Beziehung zur Wiederholung außerhalb der analytischen Situation oder auch nicht –, eröffnet sich Freud zufolge die Möglichkeit, sie unter Kontrolle zu bringen. Er stellt fest: »Das Hauptmittel aber, den Wiederholungszwang des Patienten zu bändigen und ihn zu einem Motiv fürs Erinnern umzuschaffen, liegt in der Handhabung der Übertragung. Wir machen ihn unschädlich, ja vielmehr nutzbar, indem wir ihm sein Recht einräumen, ihn auf einem bestimmten Gebiete gewähren lassen« (1914g, S. 135).

Kanzer hat diesen Aspekt in seinem Beitrag »The motor sphere of transference« (1966) eingehend erläutert. Er spricht von einer »zweigleisigen« Technik, von »Zuckerbrot und Peitsche«, mit deren Hilfe die Übertragung in der analytischen Situation gefördert, außerhalb jedoch gebremst wird. Die »Peitsche« ist die Abstinenzregel, beispielsweise die Vorschrift, während der Behandlung keine wichtigen Entscheidungen zu treffen; das »Zuckerbrot« die Gelegenheit, die Übertragung im Rahmen der Behandlung »in fast völliger Freiheit«, wie auf einem »Tummelplatz«, auszuleben (Freud 1914g, S. 135).

Freud selbst formuliert dies folgendermaßen: »Wenn der Patient nur so viel Entgegenkommen zeigt, daß er die Existenzbedingungen der Behandlung respektiert, gelingt es uns regelmäßig, allen Symptomen der Krankheit eine neue Übertragungsbedeutung zu geben, seine gemeine Neurose durch eine Übertragungsneurose zu ersetzen, von der er durch die therapeutische Arbeit geheilt werden kann« (1914g, S. 135).

Die Übertragung sollte sich nach Möglichkeit in der Behandlung entfalten, weil sie dann »überall unseren Eingriffen zugänglich ist« (1914g, S. 135). Die gleiche Aussage findet sich auch in einer späteren Arbeit. Freud betont, daß der Analytiker die Entwicklung der Krankheit dank dieser »Neuauflage« – der Übertragungsneurose – von Beginn an verfolgen sowie ihren Ursprung und ihre Ausbildung beobachten könne. Darüber hinaus »findet [man] sich in ihr besonders gut zurecht, weil man selbst als Objekt in ihrem Mittelpunkt steht« (1916–17a, S. 462). Indirekt scheint dies zu bedeuten, daß sich die Übertragung in der Behandlungssituation spontan herstellen wird, in Wahrheit aber wird diese Entwicklung durch die analytische Situation und die Deutungen des Analytikers ermöglicht.

Weil Freud das wiederholende *Agieren* in der Übertragung so sehr in der Vordergrund stellt, übersieht man leicht, daß die Wiederholung in der Übertragung nicht zwangsläufig mit einer groben motorischen *Inszenierung* gleichgesetzt werden kann. Eine Inszenierung kann sich, statt in motorischer Aktion, auch in Form von Haltungen, Gefühlen und Absichten äußern, was in der Realität sogar sehr häufig der Fall ist. Eine solche Wiederholung erfolgt im psychischen, nicht aber im motorischen Bereich.

Dies klarzustellen ist wichtig, um einem Mißverständnis vorzubeugen: Freud versteht unter Wiederholung im psychischen Bereich nämlich nicht nur das Erinnern der Vergangenheit. Eine solche Fehlinterpretation liegt nahe, wenn er zum Beispiel schreibt: »Er [der Analytiker] richtet sich auf einen beständigen Kampf mit dem Patienten ein, um alle Impulse auf psychischem Gebiete zurückzuhalten, welche dieser aufs Motorische lenken möchte, und feiert es als einen Triumph der Kur, wenn es gelingt, etwas durch die Erinnerungsarbeit zu erledigen, was der Patient durch eine Aktion abführen möchte« (1914g, S. 133). Der Analytiker versucht zweifellos, die Wiederholung in den psychischen Bereich umzulenken, wenn der Patient sie im motorischen agiert; aber die Übertragung kann sich durchaus, wenn auch in verhüllter Form, von Beginn an im psychischen Bereich entfalten. Die Wiederholung auf psychischem Gebiet umfaßt sowohl die Inszenierung in der Übertragung als auch das Erinnern.

Somit gelange ich zu dem Schluß, daß die Übertragung aufgrund des Widerstandes gegen ihr Bewußtwerden verschleiert werden muß. Wenn diese Verkleidung durch die Deutungsarbeit aufgehoben wird, zeigt sich, daß ungeachtet der zwangsläufigen Unterschiede zwischen äußeren Situationen und Übertragungssituation der Inhalt, was die Zielsetzung der analytischen Arbeit anbelangt, derselbe ist. Aus diesem Grund fallen die Analyse der Übertragung und die Analyse der Neurose in eins. Anders formuliert: Die Übertragung wird nicht um ihrer selbst willen analysiert, sondern mit dem Ziel, die Neurose aufzulösen. Für Freud fällt, wie bereits erwähnt, die erfolgreiche Handhabung der Übertragungsneurose »mit der Erledigung der in die Kur mitgebrachten Krankheit« zusammen (1916–17a, S. 463 f.).

Aber auch in Anbetracht der einzigartigen Wirksamkeit, welche die Übertragungsdeutung vor einer nicht übertragungsbezogenen Deutung auszeichnet, bleibt die Frage bestehen, ob die Neurose des Patienten in der Übertragung tatsächlich vollständig »neuaufgelegt« werden kann. Die Frage ist nicht, ob jedes Detail der Neurose in der Übertragung wiederauflebt, vielmehr geht es um die signifikanten, bearbeitungsbedürftigen Aspekte. Soweit diese keine »Neuauflage« erleben, müssen Deutungen außerhalb der Übertragung erfolgen.

In »Die endliche und die unendliche Analyse« (1937 c) gibt Freud zu verstehen, daß signifikante Konflikte in der Übertragung möglicherweise nicht auftauchen, weil sie im gegenwärtigen Leben des Patienten nicht länger aktiv sind. Eine andere Stellungnahme Freuds aber läßt die Frage, ob die Übertragungsneurose den Inhalt der zuvor bestehenden Neurose sozusagen originalgetreu reproduziert, zweifelhafter erscheinen. In seinem Beitrag »Zur Dynamik der Übertragung« (1912 b) betont Freud: »Immer wieder wird, wenn man sich einem pathogenen Komplexe annähert, zuerst der zur Übertragung befähigte Anteil des Komplexes ins Bewußtsein vorgeschoben und mit der größten Hartnäckigkeit verteidigt« (S. 369). In einer Fußnote jedoch erklärt er, daß man daraus nicht »auf eine besondere pathogene Bedeutsamkeit des zum Übertragungswiderstand gewählten Elementes schließen« dürfe: »Wenn in einer

Schlacht um den Besitz eines gewissen Kirchleins oder eines einzelnen Gehöfts mit besonderer Erbitterung gestritten wird, braucht man nicht anzunehmen, daß die Kirche etwa ein Nationalheiligtum sei oder daß das Haus den Armeeschatz berge. Der Wert der Objekte kann ein bloß taktischer sein, vielleicht nur in dieser einen Schlacht zur Geltung kommen« (S. 369, Anm.). Im selben Sinn äußert er sich in den *Vorlesungen zur Einführung in die Psychoanalyse* (1916–17a, S. 473f.). Somit könnte man schlußfolgern, daß der Inhalt der Übertragungsneurose den Inhalt der bereits in die Kur »mitgebrachten« Neurose keineswegs vollständig reproduziert.

Ich halte es für möglich, daß Freud nicht erkannte, wie gravierend die manifeste Übertragung den ursprünglichen pathogenen Konflikt zu entstellen vermag. Eine *restlose* Bewußtmachung der Übertragung würde vielleicht zeigen, daß die in der Übertragung aktiven Konflikte tatsächlich dieselben sind wie die Konflikte der »mitgebrachten« Neurose. Dies stünde in Einklang mit Freuds Aussage, daß sämtliche Symptome der Krankheit in der Übertragung eine Bedeutung erlangen und mit der Auflösung der Übertragung zugleich auch die Neurose, die den Patienten ursprünglich in die Behandlung geführt hat, »erledigt« sei (vgl. auch mein Zitat S. 64f.). Wie wir sahen, charakterisiert Freud die Übertragung als »Tummelplatz«, auf welchem dem Wiederholungszwang »auferlegt ist, uns alles vorzuführen, was sich an pathogenen Trieben im Seelenleben des Analysierten verborgen hat« (1914g, S. 135).

Fassen wir Freuds Theorie zusammen: Die analytische Arbeit soll eine möglichst umfassende Entfaltung der Übertragung in der analytischen Situation ermöglichen, weil sie sich dort am genauesten beobachten und am erfolgreichsten bearbeiten läßt. Die Übertragung tritt, soweit dies möglich ist, an die Stelle der ursprünglichen Neurose, und mit der Auflösung der Übertragung erfolgt gleichzeitig auch die Auflösung dieser ursprünglichen Neurose. Der Erfolg der Therapie, so Freud, wird um so größer sein, je weiter man sich diesem Ideal annähern kann.

Übertragungskonzepte anderer Autoren

Ich werde nicht versuchen, das wechselhafte Schicksal des Prinzips der Zentralität und Priorität der Übertragung in der analytischen Arbeit lückenlos nachzuzeichnen, sondern mich nur auf einige wenige herausragende und wegweisende Arbeiten beschränken.

Ferenczi und Rank (1924) plädierten dafür, das »Erleben der Übertragung« stärker zu gewichten, als dies in der zeitgenössischen Praxis ihrer Ansicht nach üblich war. Ihr Buch wurde heftig kritisiert. Man warf den Autoren vor, der Notwendigkeit des Durcharbeitens nicht hinreichend Rechnung zu tragen (vgl. zum Beispiel Alexander, 1925).[1] Ferenczis und Ranks wichtigstes Anliegen war es, mutmaßliche intellektualisierende Tendenzen in der Psychoanalyse zu bekämpfen; vor diesem Hintergrund scheinen sie die Wichtigkeit genetischer Deutungen zu bagatellisieren, wenngleich sie ausdrücklich festhalten, daß es notwendig sei, die Übertragung zur Vergangenheit in Beziehung zu setzen. Ihr Schwergewicht aber liegt auf der Notwendigkeit, die Rückwirkungen der realen analytischen Situation auf die Übertragung zu analysieren.

Im Zusammenhang mit dem zentralen Stellenwert der Übertragung wird jeder Analytiker vermutlich sofort an Stracheys Aufsatz »Die Grundlagen der therapeutischen Wirkung der Psychoanalyse« (1934) denken. In diesem Beitrag nämlich führt Strachey das Konzept der »mutativen Deutung« ein, d. h. einer Deutung, die Veränderung bewirkt. Mit Blick auf die mutative Wirkung von Übertragungsdeutungen fragt Strachey ohne Umschweife: »Soll das so verstanden werden, daß keine Deutung außerhalb der Übertragung die Kette von Ereignissen in Bewegung setzen kann, die ich als Wesen der psychoanalytischen Therapie bezeichnet habe?« ([1934] 1935, S. 511). Dies sei, so bestätigt er, allerdings seine Ansicht, und er fügt hinzu, daß einer der Hauptzwecke seines Beitrags darin bestehe, »die dynamischen Unterschiede zwischen Übertragungsdeutungen und Nichtübertragungsdeutungen ... ins rechte Licht zu setzen«.

1 Interessanterweise hat Alexander seine Meinung später geändert und das Buch als Ausgangsbasis für sein eigenes Konzept der Übertragungsmanipulation benutzt (Alexander, French et al., 1946).

In Wahrheit aber rückt Strachey von seinem Diktum, daß nur Übertragungsdeutungen mutativ seien, ein Stück weit ab. Statt nämlich zu sagen, daß Deutungen außerhalb der Übertragung nicht mutativ sein *können*, stellt er fest, daß sie gewöhnlich nicht »auf dem Dringlichkeitspunkt« gegeben werden (S. 512). In ähnlicher Weise behauptet er, daß Deutungen außerhalb der Übertragung es für den Patienten nicht unmöglich, sondern nur schwieriger machen, klar zwischen dem, was an der Situation real ist, und dem, was er über sie phantasiert, zu unterscheiden. So gesehen, kann eine Deutung außerhalb der Übertragung »weniger wirksam aber auch gewagter sein als eine Übertragungsdeutung« (S. 512).

Strachey spricht sich auch nicht grundsätzlich gegen Deutungen außerhalb der Übertragung aus. Vielmehr ist er der Überzeugung, daß »der Analytiker oft eine Übertragungssituation provozieren« könne, »die er dann auf mutative Weise deuten kann« (S. 514). Dies trifft zwar zu, dennoch aber würde ich behaupten, daß Deutungen außerhalb der Übertragung nicht notwendig sind, um solche Übertragungssituationen zu provozieren. Diese Situationen sind nicht nur unvermeidlich und allgegenwärtig, sondern können auch durch Übertragungsdeutungen hervorgerufen werden.

Des weiteren behauptet Strachey, daß es sich bei der Mehrheit der Deutungen um Deutungen außerhalb der Übertragung handele. Er hat jedoch gewisse Schwierigkeiten, dies zu rechtfertigen, was vermutlich darauf zurückzuführen ist, daß er nur den Übertragungsdeutungen eine mutative Wirkung zubilligt. Zur Klärung dieses unausgewogenen Verhältnisses beruft er sich auf einen Vergleich aus dem Schützengrabenkrieg. Er betrachtet »die Annahme einer Übertragungsdeutung« als »Eroberung einer Schlüsselstellung«, während »die Nichtübertragungsdeutungen dem allgemeinen Vorrükken und der Befestigung einer neuen Linie entsprechen, die durch die Eroberung der Schlüsselstellung ermöglicht wurde« (S. 515). Ebenso wie im Krieg wird es, sobald »dieses allgemeine Vorrücken über einen gewissen Punkt geht«, einen »Aufenthalt geben, und die Eroberung einer weiteren Schlüsselstellung wird nötig sein«. Ein entsprechendes Oszillieren findet in der Analyse zwischen der Konsolidierung von Einsicht durch Deutungen außerhalb der Übertragung und dem Gewinn neuer Einsicht durch Übertragungsdeutungen statt. Daß meine Sichtweise den Übertragungsimpetus stärker gewichtet, wird in den folgenden Kapiteln deutlich werden.

Fenichel (1941) publizierte seine maßgebliche Monographie über die analytische Technik kurz nach Stracheys Beitrag (siehe Gill, 1980–81). Wenngleich er mit Sicherheit nicht die Absicht hatte, eine umfassende Darstellung der Technik vorzulegen, und sich in dem Buch selbst Anhaltspunkte dafür finden lassen, daß er die Übertragung in der Praxis offenbar stärker gewichtete als in seinen theoretischen Formulierungen, halte ich es für erwähnenswert, daß Fenichel der Übertragung weniger Bedeutung beimaß, als ihr in Freuds Schriften zukommt. In einer Reihe zusammenfassender technischer Empfehlungen zeigt Fenichel auf, welchen Aspekten die Deutung Priorität zumessen sollte. Er gibt dem Analytiker folgende Ratschläge:

1. »Immer nur dort arbeiten, wo jeweils der Affekt der Patienten wirklich sitzt!«
2. »Die Deutung geht immer von der jeweiligen Oberfläche aus«, und
3. »Widerstandsdeutung geht vor Sinndeutung« ([1935] 1985, S. 327f.). Auffallend ist, daß keine dieser Formulierungen direkt auf die Übertragung Bezug nimmt.

Obwohl Fenichel darauf hinweist, daß diese Empfehlungen »als von Freud stammend tradiert« werden, sind zumindest die beiden letztgenannten tatsächlich *explizit* in Freuds Schriften enthalten. So schreibt Freud in einem Rückblick auf die Entwicklung seiner Behandlungstechnik, daß der Analytiker »sich damit begnügt, die jeweilige psychische Oberfläche des Analysierten zu studieren, und die Deutungskunst wesentlich dazu benützt, um die an dieser hervortretenden Widerstände zu erkennen und dem Kranken bewußtzumachen« (1914g, S. 126).

In einem anderen technischen Beitrag bringt Freud sogar noch deutlicher zum Ausdruck, daß zunächst einmal der Widerstand bearbeitet werden müsse. Wichtiger aber erscheint mir, daß Freud dies im Gegensatz zu Fenichel ausdrücklich mit der Übertragungsdeutung verbindet. Wie ich an früherer Stelle (S. 27f.) bereits zitiert habe, schreibt er, daß jede Mitteilung abwarten solle, »bis die Störung der Übertragung durch die der Reihe nach auftauchenden Übertragungswiderstände beseitigt ist« (1913c, S. 478). Ich bin, wie gesagt, der Ansicht, daß Freud, wenn er hier von einer »starken« Übertragung spricht, die gestört wird, an die unanstößige positive Übertragung (die behandlungsfördernde Übertragung) denkt, während er mit »Übertragungswiderständen« vermutlich die explizite Übertragung bezeichnet, d.h. den Widerstand gegen die Auflösung der Übertragung. Dem würde ich hinzufügen, daß die Deutung noch vor dem Übertragungswiderstand den indirekten Bezugnahmen auf die Übertragung Priorität beimessen sollte, also dem Widerstand gegen das Bewußtwerden der Übertragung, der auch die behandlungsfördernde Übertragung beeinträchtigt.

Während Fenichel es nur unterläßt, speziell auf die Übertragungsdeutungen einzugehen, kritisiert Anna Freud (1969) eine Überbetonung der Übertragung, die sie in der analytischen Praxis zu beobachten glaubt. Ich werde mich mit ihren Ansichten jedoch erst in meinem Kapitel über das kleinianische Übertragungsverständnis auseinandersetzen, weil sie meiner Meinung nach im wesentlichen als Reaktion auf die kleinianische Theorie zu betrachten sind.

In einer Diskussion über den jeweiligen Stellenwert von Übertragungsdeutungen bzw. Deutungen außerhalb der Übertragung stellt Sylvia Payne (1946) fest, daß Anna Freud, Fenichel, Edward Bibring und andere erfahrene Analytiker die Analyse der Triebabkömmlinge und der mit ihnen einhergehenden Abwehrmechanismen »für ebenso wichtig halten wie die direkte Übertragungsdeutung«. Ihrer Ansicht nach kommt »eine unbewußte Übertragungssituation« nur dann als Widerstand zum Tragen, wenn »es sich um die Übertragung einer verdrängten Imago« handelt und die Übertragung »mit dem Analytiker wiederbelebt wird« (S. 14).

Gegen diese Auffassung mache ich geltend, daß in der Analyse immer »eine unbewußte Übertragungssituation« besteht, die man mit Hilfe der indirekten Bezugnahmen auf die Übertragung aufzudecken versuchen sollte. Da die Übertragung im Hier und Jetzt mit dem Analytiker wiederbelebt *wird* und letztendlich *immer* in einer Beziehung zu einer »verdrängten Imago« steht, ist Paynes Formulierung kein triftiges Argument gegen die Priorität der Übertragungsdeutung.

Kris ([1956a] 1977) hat die wechselseitige Beziehung zwischen der Analyse aktueller Konflikte und der Erinnerung der Vergangenheit als »zirkulären Prozeß« charakterisiert; allerdings bezieht sich seine Aussage nicht speziell auf die Übertragung. Er zieht das traditionelle Verständnis, demzufolge »die Aufhebung von Verdrängungen... das Ich stärkt«, zwar nicht in Zweifel, fügt aber ergänzend hinzu, »daß die wachsende Ichstärke die weitere Verringerung von Gegenbesetzungsenergien erleichtert« (S. 761f.). Auf die Übertragung bezogen, ähnelt diese Sichtweise Stracheys Darstellung des Oszillierens zwischen Übertragungsdeutungen und Deutungen außerhalb der Übertragung; sie läuft auf eine schwächere Gewichtung der Übertragung hinaus, als ich sie befürworte.

Als Beispiel für eine Arbeit jüngeren Datums, die sich mit der zentralen Bedeutung der Übertragungsanalyse auseinandersetzt, zitiere ich Stones Beitrag aus dem Jahre 1973. Im Zusammenhang mit seiner Diskussion des Widerstandes legt Stone unmißverständlich dar, daß – abgesehen von wichtigen Fortschritten in der Ichpsychologie und Charakterforschung – die zunehmende Zentralität, die der Übertragungsanalyse in der analytischen Arbeit zukommt, sowohl die Handhabung des Widerstandes als auch seine Konzeptualisierung erheblich modifiziert habe. Er betont, daß »die Übertragung in der Tat die zentrale Dynamik der gesamten psychoanalytischen Situation« darstelle: Die »Übertragungsneurose schafft ohne Zweifel den Rahmen, innerhalb dessen sich der potentiell panpsychische Bereich der freien Assoziation auf bedeutsame und zugängliche Weise konfigurieren kann« (S. 57).

Eine weniger entschiedene Position als ich vertritt Stone (1967; 1973) hinsichtlich der jeweiligen Funktion von Übertragungsdeutungen bzw. Deutungen außerhalb der Übertragung. Gleichwohl aber betont er, daß das nicht übertragungsbezogene Material, wenn auch nicht im Hinblick auf eine Deutung, so doch zur Klärung wichtig ist. Stone zufolge messen zahlreiche Analytiker der Übertragungsdeutung keinen herausragenden Stellenwert bei, sondern gründen ihre Entscheidung zwischen Übertragungsdeutung und Deutung außerhalb der Übertragung auf ökonomische Erwägungen. Stone verweist auf den »zwangsläufig ›vereinzelten‹ Charakter eines schwankenden Bruchteils von Übertragungsdeutungen« und erklärt dann, daß »das außeranalytische Leben des Patienten häufig Daten liefert, die zum detaillierten Verständnis seiner komplexen psychischen Funktionsweisen schon allein aufgrund der bloßen Vielfalt ihrer Bezüge unverzichtbar sind, von denen einige in der Beziehung zum Analytiker nicht reproduziert werden können« (1967, S. 35).

Als Beispiele für Vorgänge, die in der analytischen Situation nicht reproduzierbar sind, nennt Stone den verbalen Schlagabtausch, etwa die Auseinandersetzung mit einem wütenden Arbeitgeber, oder eine Reaktion auf eine reale Entlassungsgefahr. Mir leuchtet jedoch nicht ein, weshalb derartige Situationen in der Übertragung nicht affektiv bedeutsam repräsentiert werden könnten. Meiner Ansicht nach belegen Stones Beispiele, daß er die Bedeutung der äußeren Situation für die Einstellungen eines Patienten übergewichtet. Ein Patient kann sich durchaus auch in Gegenwart eines Analytikers, der die der analytischen Situation angemessene Zurückhaltung wahrt, in dem Glauben wiegen (und zwar ohne sich gänzlich zu irren!), daß der Analytiker einen Schlagabtausch betreibt, daß er sich mit einem wütenden Analytiker auseinandersetzt oder tatsächlich Gefahr läuft, seinen Analyseplatz zu verlieren.

Die Frage, ob die Übertragungsneurose die zuvor bestehende Neurose vollständig reproduzieren kann, beantwortet Stone (1967) verneinend. Er behauptet, daß »dem Analytiker, selbst im Bereich reiner Übertragung, nicht sämtliche Übertragungsrollen gleichzeitig zugewiesen werden können« (S. 33). Ganz abgesehen von Phasen des Agierens, werden die widersprüchlichen, noch nicht bewußten Einstellungen des Patienten ihn Stone zufolge zwingen, zumindest so lange nach anderen Übertragungsobjekten zu suchen, bis diese Haltungen ins Bewußtsein gelangt und verbalisiert worden sind. Deshalb gelangt Stone zu dem Schluß, daß »Deutungen außerhalb der Übertragung in ihrer Wichtigkeit nicht vernachlässigt oder unterschätzt« werden dürften (S. 35).

Andererseits bezweifelt er Freuds Beobachtung, daß ein Konflikt, der im gegenwärtigen Lebenskontext des Patienten nicht aktiv ist, sich auch in der Übertragung nicht zeigen wird:

»Wenn wir, wie Freud [1937c] betont hat, einen Konflikt, der im Lebenskontext des Patienten nicht aktiv ist, nicht künstlich aktivieren können, so können wir seine analytische ›Abwesenheit‹ doch gelegentlich in Form taktvoller, deutender Hinweise zur Sprache bringen und den Konflikt in einer affektiven Atmosphäre, die es dem Patienten ermöglicht, eine zweite Konfrontation zu akzeptieren, zu gewissem Grad aktivieren; denn er *ist* durchaus aktiv, auch wenn er aufgrund archaischer Übertragungsängste zu einer verzögerten, aber ernsthaften symptomatischen Lösung oder einer unglücklichen, ausgedehnten Aktualisierung im Alltagsleben des Patienten tendiert« (Stone, 1973, S. 71).

Auch Fenichel (1941) stellt Freuds Schlußfolgerung in Frage. Er bezweifelt, daß diese Konflikte vollständig inaktiv sind – »das Ich verhält sich nur so, als sei dies der Fall« (S. 118). Laut Fenichel muß der Analytiker den Konflikt häufig mit Hilfe winziger Hinweise »aufspüren«, um dem Patienten daran anschließend die »Aktualität des ›Konflikts‹ zu demonstrieren« (S. 118).

Als Fazit dieses Rückblicks bleibt festzuhalten: Der Grundsatz, daß die Analyse der Übertragung unangefochten im Mittelpunkt des analytischen Prozesses stehen sollte, ergibt sich folgerichtig aus Freuds Texten. Diesem Grundsatz kommt einzig Strachey nahe. In den anschließenden Kapiteln dieses Buches (mit Ausnahme des historischen Rückblicks) werde ich ausführlicher zu zeigen versuchen, wie dieser Grundsatz in der Praxis zu realisieren ist. Dabei werde ich mich zunächst der Frage zuwenden, wie die Entfaltung der Übertragung innerhalb der analytischen Situation gefördert werden kann. Freud selbst hat zwar empfohlen, eine solche Entwicklung zu unterstützen, aber nicht näher erläutert, welche Möglichkeiten dem Analytiker dabei zur Verfügung stehen.

4 Wie die Entfaltung der Übertragung in der analytischen Situation gefördert wird

Die analytische Situation selbst fördert die Entwicklung von Haltungen, die das, was der Patient in die Situation mit einbringt, also seine Übertragungen, signifikant beeinflussen. Die Zurückhaltung des Analytikers ermöglicht dem Patienten keine sichere Orientierung. Der therapeutische Kontext der analytischen Situation weckt starke emotionale Reaktionen. Wie Freud selbst betont, läßt ja gerade die Tatsache, daß der Patient unter einer Neurose leidet, auf einen Befriedigungsmangel schließen, so daß es durchaus verständlich ist, »wenn die erwartungsvoll bereitgehaltene Libidobesetzung des teilweise Unbefriedigten sich auch der Person des Arztes zuwendet« (1912b, S. 365) – auf den sich, wie ich ergänzen würde, auch die negativen Gefühle richten werden.

Während das analytische Setting an sich bereits dazu beiträgt, daß sich die Übertragung in der analytischen Situation entfalten kann, vermag die Deutung des Widerstandes gegen das Bewußtwerden der Übertragung diese Entwicklung noch zusätzlich zu fördern. Im Gegensatz zu der weitverbreiteten Überzeugung, daß allein das bloße Vorhandensein der analytischen Situation eine spontane Entfaltung der Übertragung ermögliche, behaupte ich, daß eine angemessene Entfaltung nur durch die Deutung des Widerstandes gegen das Bewußtwerden der Übertragung erfolgen wird.

Sowohl seitens des Patienten als auch seitens des Analytikers werden gravierende Widerstände gegen ein Bewußtwerden der Übertragung mobilisiert. Der Widerstand des Patienten liegt in seiner Schwierigkeit begründet, erotische und feindselige Impulse gegenüber ebenjener Person anzuerkennen, der er sie offenbaren soll. Der Widerstand des Analytikers wird aktiviert, weil ihm der Patient vermutlich gerade solche Haltungen zuschreibt, die dazu angetan sind, sein Unbehagen zu wecken. Häufig wird der Patient über jene Haltungen, die er dem Analytiker unterstellt, am wenigsten sprechen wollen: Erstens hat er den Eindruck, daß es grundsätzlich ungehörig sei, sich mit den Gefühlen des Analytikers zu beschäftigen, und zweitens schreibt er ihm häufig gerade solche Haltungen zu , von denen er annimmt, daß sie dem Analytiker nicht gefallen oder ihm Unbehagen bereiten. Deshalb muß der Analytiker nicht nur die Einstellungen des Patienten aufmerksam untersuchen, sondern insbesondere auch jene Haltungen, die *ihm selbst* zugeschrieben werden.

Der Widerstand gegen das Bewußtwerden dieser Haltungen bewirkt, daß sie in den manifesten Assoziationen des Patienten in verhüllter Form auftauchen und der Analytiker nur widerstrebend bereit ist, sie aufzudecken. Die »Tarnung«, die am häufigsten als solche erkannt wird, ist die Verschiebung, eine ebenso wichtige Rolle aber spielt die Identifizierung. Im Fall der Verschiebung spricht der Patient über diese Haltungen, unterstellt sie aber einer dritten Person. In der Identifizierung schreibt der Patient sich selbst Haltungen zu, von denen er annimmt, daß sein Analytiker sie ihm gegenüber vertritt. Lipton (1977b) hat diese Form der verhüllten, indirekten Bezugnahme auf die Übertragung vor einiger Zeit anhand aufschlußreicher Beispiele erläutert.

Der Analytiker, der es für notwendig erachtet, inaktiv zu bleiben, um die Übertragung nicht zu beeinflussen, wartet ab, bis sich eine eindeutig spontane Übertragung einstellt. Eine solche Herangehensweise übersieht einen zentralen Aspekt, nämlich den Widerstand. Wozu braucht man Deutungen, wenn der Widerstand bei geduldigem Abwarten ohnehin nach und nach schwindet?

An dieser Stelle möchte ich auf eine sehr zutreffende Beobachtung Stones (1973) verweisen. Freud, so Stone, sei niemals von seiner Überzeugung abgewichen, daß Widerstände »die Behandlung auf jedem Schritt« begleiten. Dennoch scheinen viele Analytiker davon auszugehen, daß die freien Assoziationen des Patienten – solange der Analytiker nicht unterbricht oder deutet – »die ganze Geschichte seiner Neurose« irgendwann klar und unmißverständlich offenlegen werden. Dazu Stone: »Dies steht natürlich eindeutig in Widerspruch zu Freuds Grundannahmen über die Rolle des Widerstandes bzw. der Bedeutung, die Abwehr und Konflikt für die Entstehung der Krankheit zukommt« (S. 49).

Ob der Analytiker Übertragungsdeutungen häufig oder eher selten geben wird, hängt von mehreren Faktoren ab. Geht er davon aus, daß die Assoziationen des Patienten immer auch Übertragungsimplikationen enthalten? Hält er es für wichtig, diese Implikationen herauszuarbeiten, oder vertraut er darauf, daß sie spontan zutage treten werden, wenn er nur lange genug wartet? Es besteht kein Zweifel, daß Freud eine aktive Deutungarbeit im allgemeinen und insbesondere die aktive Deutung der Übertragung befürwortete. Man könnte die im folgenden zitierten Aussagen zwar sowohl auf die stumme Reflexion des Analytikers als auch auf seine Mitteilungen an den Patienten beziehen; meiner Meinung nach aber zeigen sie, daß Freud es für eine Selbstverständlichkeit hielt, dem Patienten aus eigener Initiative Erklärungen anzubieten.

In *Die Frage der Laienanalyse* (1926e) erklärt Freud seinem Gesprächspartner zum Beispiel, daß man »viele Tonnen Erz zu verarbeiten [habe], die vielleicht nur wenig von dem gesuchten kostbaren Stoff enthalten«. Auf die Frage, *wie* man diesen Rohstoff aber verarbeite, erwidert Freud: »Indem man annimmt, daß die Mitteilungen und Einfälle des Kranken nur Entstellungen des Gesuchten sind, gleichsam Anspielungen, aus denen Sie zu erraten haben, was sich dahinter verbirgt. Mit einem Wort, Sie müssen dieses Material, seien es Erinnerungen, Einfälle oder Träume, erst *deuten*« (S. 249). In Einklang damit erklärt Freud auch, daß uns der Weg zu den Konflikten des Patienten »durch die Symptome, Träume und freien Einfälle des Kranken« gewiesen werde, »die wir allerdings erst deuten, übersetzen müssen, da sie unter dem Einfluß der Psychologie des Es für unser Verständnis fremdartige Ausdrucksformen angenommen haben« (S. 233).

Was nun die Übertragung betrifft, so stellt Freud ausdrücklich fest: »Die Übertragung wird vom Analytiker dem Kranken bewußtgemacht« (1925d, S. 69). In *Die Frage der Laienanalyse* schreibt er: »Nicht in allen Fällen äußert sich die analytische Verliebtheit so klar und so grell, wie ich's zu schildern versuchte. Warum aber geschieht das nicht? Man sieht es bald ein. In dem Maß, als die vollsinnlichen und die feindseligen Seiten seiner Verliebtheit sich zeigen wollen, erwacht auch das Widerstreben des Patienten gegen dieselben. Er kämpft mit ihnen, sucht sie zu verdrängen, unter unseren Augen ... Er wiederholt auch seine damaligen Abwehrreaktionen vor unseren Augen« (1926e, S. 257). Somit ist klar, daß diese Vorstellungen nicht explizit zutage treten werden, wenn der Analytiker sich jeder Initiative enthält und auf Deutungen verzichtet.

Im großen und ganzen scheinen Psychoanalytiker eine Haltung zu bevorzugen, die sich von Freuds Verhalten als Analytiker ganz und gar unterscheidet. Auch wenn, wie Wisdom (1967) es formuliert, die meisten Analytiker Freuds allgemeine Technik, seine klinischen Prämissen und theoretischen Grundlagen übernehmen, halten sie an seinem Stil der wissenschaftlichen »Überprüfung« in der Regel nicht fest. Wisdom zufolge hat Freud offensichtlich durchaus die Initiative ergriffen, wenn er das in den Mitteilungen des Patienten enthaltene Rätsel zu lösen versuchte. Statt einfach abzuwarten, bis der Patient die Lösung selbst zutage förderte, »scheint er auf seiner Suche nach Erklärungen ununterbrochen Mutmaßungen angestellt zu haben, die er dann anzuwenden und auf ihre Stichhaltigkeit zu überprüfen versuchte« (S. 335).

Wenn Deutungen notwendig sind, um die Übertragung zu analysieren, dann wird jede mehr oder weniger generelle Abneigung, Deutungen zu geben, der Übertragungsanalyse zuwiderlaufen. Andererseits ist denkbar, daß ein Analytiker eine bestimmte Form der Deutung recht aktiv verfolgt, andere jedoch nicht.

Glover (1955) stellt nachdrücklich fest, daß der Analytiker die Initiative ergreifen und Übertragungsdeutungen geben müsse. Er behauptet, daß gerade solche Deutungen eine wichtige Rolle für die Entfaltung der Übertragungsneurose spielen. Man sollte, so Glover, nicht erwarten, daß Übertragungsdeutungen automatisch »die analytische Situation auflockern, eine Flut an Erinnerungen wecken« oder die Auflösung der Übertragung unmittelbar herbeiführen: »*Das Gegenteil ist der Fall; die Übertragungsneurose nährt sich in erster Linie von der Übertragungsdeutung*; anders formuliert, die Übertragung, die zunächst in fragmentarischer Form einsetzt, wird sich in aller Regel auf der durch Übertragungsdeutungen geschaffenen Grundlage entfalten« (S. 130). Glover zufolge riskiert der Analytiker ein Scheitern der Analyse, wenn er davon ausgeht, daß sich die Übertragungsneurose dem Patienten auch ohne seine Hilfe auf überzeugende Weise als solche offenbaren wird. »Der eigentliche

Kern der Übertragungsneurose«, so erklärt er, »läßt sich nur als Resultat unserer eigenen, mühevollen Aufmerksamkeit extrahieren« (S. 113). Es ist notwendig, die Übertragungsneurose *»aufzudecken«* – »sie pflegt sich der analytischen Grundregel nicht einfach zu beugen« (S. 136). Mit größtem Nachdruck bringt Glover seine Überzeugung zum Ausdruck, daß *»Furchtsamkeit in bezug auf Übertragungsdeutungen häufiger als jede andere Haltung für einen Stillstand in der Analyse verantwortlich«* sei (S. 177). Auch Fenichel (1941) hat auf die negativen Folgen ausbleibender »wirklich eindeutiger Übertragungsdeutungen« hingewiesen (S. 46).

Glover hält es für durchaus angemessen, Übertragungsdeutungen gelegentlich schon zu einem sehr frühen Zeitpunkt in der *Sitzung* zu geben. Auch diese Einstellung zeigt, daß er die Eigeninitiative des Analytikers befürwortet. Er rät, vor allem dann, wenn »die Übertragungssituation vor Material überquillt«, nicht auf eine lange Assoziationskette des Patienten zu warten; besser sei es, irgendeine Bemerkung, die gleich zu Beginn der Sitzung gefallen ist, in einer Übertragungsdeutung aufzugreifen. Allerdings warnt er davor, »dieses Vorgehen oder auch irgendein anderes Verfahren in der Analyse zur Gewohnheit zu machen«, weil der Patient es rasch durchschauen und dann sogar anfangen wird, »zu Beginn jeder Sitzung gewissermaßen Assoziationen als Köder auszulegen« (1955, S. 177).

Die Frage, inwieweit der Analytiker dem Patienten über das, was er in seinen Assoziationen zu erkennen glaubt, Aufschluß geben sollte, ist nicht einfach zu beantworten. Ihm alles mitzuteilen würde bedeuten, jedes Taktgefühl in den Wind zu schlagen oder gar »wilde Analyse« zu betreiben. Enthält man ihm die eigenen Vermutungen vor, läuft man Gefahr, die Übertragung zu manipulieren. Eine derartige Zurückhaltung hat ihren Grund unter Umständen in einem unwissentlichen Festhalten an einer Art Theorie der Abreaktion – also der Theorie, daß man Übertragungsdeutungen erst dann geben sollte, wenn sich die mit den Übertragungshaltungen verbundene »Spannung« so stark aufgebaut hat, daß sie sich spontan Ausdruck verschaffen. Alexander ([1935] 1937) vertritt in bezug auf das Zurückhalten von Inhaltsdeutungen einen ähnlichen Standpunkt: »Autoren, welche die emotionale Abreaktion als wichtigsten therapeutischen Faktor betrachten, werden alle jene Methoden hervorheben, die affektive Durchbrüche, ähnlich den Abreaktionen in der kathartischen Hypnose, verursachen können: eine gewisse Behandlung[1] des Widerstandes oder die Erzeugung emotionaler Spannungen beim Patienten, z. B. durch Vermeidung der Inhaltsdeutung« (S. 76f.). Fenichel (1941) hat von »traumatophilen« Analytikern gesprochen. Selbstverständlich lassen sich hier keine unumstößlichen Regeln aufstellen; aber man darf auch nicht vergessen, daß sich die Gegenübertragung leicht rationalisieren und dann als therapeutische Theorie ausgeben läßt. Grundsätzlich gilt, daß jedes von vornherein feststehende Verfahren, sei es ein eher initiatives oder aber zurückhaltendes Vorgehen, fragwürdig ist.

Inaktivität ist nicht mit Neutralität zu verwechseln. Sich neutral zu verhalten bedeutet nicht, daß man jede Aktivität vermeidet. Vielmehr besteht die Neutralität darin, sämtlichen Hervorbringungen des Patienten mit der gleichen Aufmerksamkeit zu begegnen, ohne einer bestimmten Art von Material von vornherein größere Bedeutung zuzumessen als anderem, und sich auf die Aufgabe des Analysierens zu beschränken, d. h. sich jeder vorsätzlichen Beeinflussung zu enthalten. An anderer Stelle (1979) habe ich ausgeführt, daß die Neutralität auch eine konsequente Berücksichtigung jener unbeabsichtigten Einflüsse beinhaltet, die das therapeutische Setting und die Interventionen des Therapeuten auf die Art und Weise, wie der Patient die Beziehung erlebt, ausüben.

Stone (1954) hat anschaulich beschrieben, wie der Patient die Neutralität des Analytikers nach Möglichkeit erleben sollte. Im optimalen Fall, so Stone, sollte er sie »als freiwillig gewählte, zweckmäßige technische Vorschrift (im Grunde als Technik)« empfinden, »die weder der persönlichen Gratifikation dient, noch in panischer Angst vor Regelverletzungen um jeden Preis verteidigt wird, sondern ihre guten Gründe hat« (S. 575). Wenn der Analytiker, wie ich es weiter oben empfohlen habe, darauf achtet, welche Gefühle der Patient ihm unterstellt, wird er in aller Regel merken, daß der Patient seine Zurückhaltung als »Regelgehorsam« empfindet und die-

1 Im englischen Original ist von »certain manipulations«, also gewissen Manipulationen, des Widerstandes die Rede; Anm. d. Übers.

ses Verhalten auf eine Angst des Analytikers, gegen die analytischen Grundsätze zu verstoßen, zurückführt.

Ein Analytiker, der glaubt, abwarten zu können, bis sich die Dinge von allein klären, sitzt auch dem Mißverständnis auf, daß man erst dann Deutungen geben sollte, wenn man weiß, daß sie zutreffen. Häufig hat man das sichere Gefühl, daß bestimmtem Nichtübertragungs-Material, im Licht der ausdrücklichen Bezugnahmen auf die Übertragung betrachtet, *irgendeine* Übertragungsbedeutung zukommen muß, weiß aber nicht genau, um welche Art von Bedeutung es sich handelt. Ob eine Deutung korrekt ist, läßt sich immer erst dann beurteilen, wenn man sie gegeben und an der Reaktion des Patienten überprüft hat. In jedem anderen Fall bleibt sie eine mehr oder weniger plausible Hypothese. So schreibt beispielsweise Wisdom (1967), daß der Analytiker beobachten müsse, was der Patient »*nach* der Deutung« sagt und tut. Einzig anhand dieser Reaktionen nämlich kann der Analytiker beurteilen, ob seine Deutung korrekt war oder nicht. In der Praxis, so Wisdom, erweist sich »die Effektivität klinischer Deutungen an ihren Auswirkungen« (S. 335f.). Wisdom macht darauf aufmerksam, daß Kubie (1952) in seinem Beitrag »Problems and techniques of psychoanalytic validation and progress« zu dem gleichen Ergebnis gelangt.

Einer der Einwände, der sowohl von Analytikern als auch von Patienten gegen die starke Gewichtung der Übertragung erhoben wird, besagt, daß der Analytiker auf diese Weise die Wichtigkeit dessen, was im realen Leben des Patienten geschieht, ignoriere. Diese Kritik ist nicht gerechtfertigt. Die Übertragungsbedeutung zu betonen heißt nicht, daß man andere Bedeutungen leugnet oder bagatellisiert; allerdings rückt man eine der unterschiedlichen Bedeutungen des Inhalts in den Mittelpunkt, nämlich diejenige, die für den analytischen Prozeß die wichtigste Rolle spielt. Der Analytiker legt seiner Arbeit die Annahme zugrunde, daß dem Patienten angesichts all der verschiedenen Dinge, die ihm in den Sinn kommen könnten, gerade jene Assoziationen einfallen werden, die als Widerstand gegen die Übertragung dienen können; relevant für den Prozeß sind deshalb die Implikationen, die das Material für die Übertragung hat.

Stellen wir uns folgende Situation vor: Ein Mann assoziiert über eine wütende Auseinandersetzung mit seiner Frau. Auf die analytische Situation bezogen, könnte seine Schilderung indirekt zu erkennen geben, daß er wütend über irgendeine Bemerkung des Analytikers ist, dies aber nicht offen sagen kann. Eine entsprechende Deutung läuft nun nicht darauf hinaus, daß er mit der Schilderung des Wutanfalls gegenüber seiner Frau »eigentlich« seine Wut auf den Analytiker offenbare. Ebensowenig besagt sie, daß sein Zorn auf seine Frau nicht gerechtfertigt war oder er zu Unrecht auf den Analytiker wütend sei. Sie vermittelt ihm vielmehr, daß er einen Widerstand hat, seine Wut auf den Analytiker offen auszusprechen, und nun in seinen Assoziationen indirekt darauf verweist, indem er den Wutanfall gegenüber seiner Frau schildert. Ebenso wie Symptome und manifeste Träume sind die Assoziationen des Patienten Kompromißbildungen zwischen Wunsch und Widerstand. In diesem Fall haben wir es mit einem Kompromiß zwischen dem Wunsch des Patienten, seinen Zorn auf den Analytiker auszusprechen, und irgendeiner Hemmung zu tun, die ihn daran hindert.

Die Deutung eines trivialen Aspekts aus dem realen Leben des Patienten wird in der analytischen Situation vermutlich auf schwächeren Widerstand treffen als die Deutung einer wichtigen Angelegenheit. Im obengenannten Beispiel müßte die Deutung, daß der Patient indirekt seine Wut auf den Analytiker offenbart, zu plausiblen Vorgängen in der analytischen Situation in Beziehung gesetzt werden. Darauf werde ich später ausführlicher eingehen. Eine solche Deutung könnte den Patienten zu der Erwiderung veranlassen, daß er über seine *Frau* und *nicht* über den Analytiker spreche. Natürlich würde der weitere Dialog hier ansetzen – ohne die Möglichkeit auszuschließen, daß der Analytiker sich irrt; zugleich aber muß gewährleistet sein, daß der Patient die Deutung nicht so empfindet, als würde sie die Authentizität der Gefühle gegenüber seiner Frau in Abrede stellen.

Lipton (1977b) hat darauf hingewiesen, daß die Reaktion des Patienten unter Umständen nicht nur durch die äußere Bedeutsamkeit des Themas beeinflußt wird oder durch die Tatsache, daß ihm die Übertragungsdeutung Unbehagen bereitet. Wichtig ist auch, *wie* man die Deutung formuliert. Wenn der Analytiker zum Beispiel sagt: »Was Sie eigentlich meinen...«, bekommt der Patient möglicherweise das Gefühl, daß die äußere Realität bagatellisiert wird.

Der latente Inhalt *ist* nicht das, was der Patient *eigentlich* meint. Der Patient meint tatsächlich den manifesten Inhalt. Allerdings hat der Analytiker gespürt, daß ein Grund, weshalb sich der Patient in Assoziationen über die betreffende Angelegenheit ergeht, mit ihrer latenten Bedeutung für die analytische Übertragung zusammenhängt. Dem Patienten dies zu vermitteln ist etwas ganz anderes, als wenn man ihn darüber aufklärt, was er »eigentlich meint«.

Eine andere unglückselige Art, die Deutung zu formulieren, wäre etwa: »Was Sie sagen, heißt im Grunde...« Der latente Inhalt ist nicht das, was der Patient sagt. Vielmehr ist der latente Inhalt genau das, was der Patient *nicht* sagt. Aus diesem Grund sollte der Analytiker besser folgende Formulierung wählen: »Was Sie nicht sagen, ist...« Aber selbst eine solche Formulierung birgt Gefahren in sich, denn sie kann vom Patienten leicht als Kritik verstanden werden. Indirekt scheint sie ihm zu verstehen zu geben, daß er korrekterweise nicht das, was er tatsächlich sagt, sagen sollte, sondern das, was er nicht sagt.

Die neutralste Möglichkeit, Vermutungen im Hinblick auf Übertragungsimplikationen zu formulieren, wäre wahrscheinlich die, den Übertragungsinhalt auf der von mir beschriebenen Ebene anzusprechen. Der Analytiker könnte sagen: »Was Sie und mich betrifft, so könnte Ihre Darstellung unterschwellig vielleicht auch bedeuten, daß...«, oder: »Für unsere Beziehung könnte dies bedeuten, daß...«

Der Patient muß lernen, daß die entscheidende Technik der Analyse darin besteht, diese latente Bedeutung aufzuspüren. Im Laufe der Zeit wird es ihm leichter fallen, eine solche Deutung anzunehmen, selbst wenn sie die Aufmerksamkeit von einer aktuellen, für ihn sehr wichtigen Lebenssituation abzulenken scheint. Ebenso wie in anderen Analysesituationen aber muß man sich davor hüten, Willfährigkeit mit genuinem Verständnis und echter Akzeptanz zu verwechseln.

Wir stehen hier vor einer grundlegenden technischen Frage, nämlich der Schwierigkeit, die Analyse der Übertragung mit der realen Lebenssituation des Patienten in Zusammenhang zu bringen. Patienten müssen lernen, daß die Analyse nicht dazu dient, ihnen in ihrer realen Situation unmittelbaren und direkten Beistand zu leisten, sondern daß sie ihnen helfen soll, sich selbst zu verstehen. Übertragen auf ihre Lebenssituation, kann ihnen dieses Verständnis weiterhelfen. Für die Patienten kann es sehr erleichternd sein festzustellen, daß der Analytiker nicht die Absicht hat, ihnen vorzuschreiben, wie sie ihr Leben leben sollen. Gray (1973) hat anschaulich dargestellt, daß der Patient sich der Neutralität des Analytikers unter Umständen sicherer wird, wenn dieser sich in bezug auf eine aktuelle Lebenssituation nur zurückhaltend äußert. Wenn jedoch zu Beginn der Analyse Übertragungsdeutungen in dem Augenblick gegeben werden, in dem sich der Patient wegen einer bestimmten realen Lebenssituation Sorgen macht, bekommt er möglicherweise das Gefühl, daß der Analytiker seine realen Probleme ignoriert und sich selbst allzu wichtig nimmt. Noch nachdem der Patient scheinbar gelernt hat, daß dies nicht zutrifft, können dieselben Vorbehalte wieder erwachen, sobald sich eine neue Realitätssituation einstellt.

Denkbar ist auch, daß der Patient eine Übertragungsdeutung seiner Assoziationen über ein äußeres Ereignis mißversteht und annimmt, daß der Analytiker ihm indirekt sagen will, das äußere Ereignis sei *aufgrund* seiner Bedeutung, die es für die Übertragung hat, eingetreten. Wenn der Patient beschreibt, daß er der Wut auf seine Frau freien Lauf gelassen hat, und der Analytiker die latente Bedeutung dieser Assoziationen als gegen ihn selbst gerichtete Wut auslegt, zieht der Patient möglicherweise den Schluß, daß der Analytiker den Streit mit seiner Frau als Verschiebung des Streites begreife, den er eigentlich mit dem Analytiker habe austragen wollen.

Es ist natürlich möglich, daß der Patient in der äußeren Welt irgend etwas unternimmt und diese Handlungsweise in mehr oder minder starkem Maß tatsächlich eine Verschiebung der Übertragung darstellt – das heißt, der Patient »agiert«. Eine entsprechende Deutung ist jedoch streng von einer Auslegung der Übertragungsbedeutung seiner Assoziationen zu unterscheiden. Eine Deutung der Assoziationen besagt nur, daß der Patient die Episode zu einem bestimmten Zeitpunkt als verdeckten Hinweis auf eine latente Übertragungsbedeutung schildert, während eine Deutung des Agierens besagt, daß ihm das geschilderte Verhalten als Methode *dient*, irgend etwas über die Übertragung zum Ausdruck zu bringen. Freilich kann der Widerstand des Patienten so stark sein, daß er die Episode in der Sitzung überhaupt nicht erwähnt. In diesem Fall kann man nur mit dem Material arbeiten, das sich aus seinen manifesten Assoziationen erschließen läßt.

Die Frage, ob eine Handlung als Agieren der Übertragung zu verstehen ist oder in den Assoziationen nur als indirekte Bezugnahme auf die Übertragung auftaucht, läßt sich häufig nicht eindeutig beantworten. Wahrscheinlich ist der Widerstand des Patienten um so größer, je eindringlicher ihm die Deutung nahezulegen scheint, daß er die betreffende Handlung aus Gründen, die mit der Übertragung zusammenhängen, *unternommen* hat. Die vielfache Determinierung des Verhaltens macht es in jedem Fall riskant, die Wichtigkeit unterschiedlicher Determinanten gegeneinander abzuwägen; deshalb sollte der Analytiker die Frage »verschobene Aktion oder nur indirekte Mitteilung« auf jeden Fall gemeinsam mit dem Patienten erörtern. Wenn eine Patientin eine Affäre aufnimmt – wer vermag zu entscheiden, inwieweit ein Agieren der Übertragung im Spiel ist und welche Rolle ihre Einsamkeit und die zufällige (fragt sich, wie zufällige) Begegnung mit einem ihr sympathisch erscheinenden (oder verführerischen?) Mann spielt? Die äußere Realität ist einer der Faktoren, die unser Verhalten determinieren.

Das verhältnismäßig selten benutzte Konzept des »Übertragungsagierens« beschreibt ein Phänomen, das auf der Grenze zwischen Agieren und Sprechen angesiedelt ist; die Übertragung bleibt nicht auf den psychischen Bereich beschränkt, sondern äußert sich in Handlungsweisen gegenüber dem Analytiker in der Sitzung selbst (s. Zeligs, 1957). In diesem Sinn hat Freud das Konzept des »Agierens« ursprünglich benutzt. An ein solches »Übertragungsagieren« denkt er, wenn er – wie oben erwähnt (S. 65) – zum Beispiel schreibt, daß der Analytiker den Augenblick, in dem der Impuls erinnert statt durch eine Aktion abgeführt wird, als »einen Triumph der Kur« feiere. Ich würde jedoch behaupten, daß der erste Schritt darin besteht, den Impuls im Hier und Jetzt herauszuarbeiten. Deutungen indirekter Hinweise auf die Übertragung beschränken sich somit nicht auf Anspielungen, die in den Assoziationen des Patienten enthalten sind, sondern betreffen auch Bedeutungen, welche die innerhalb wie auch außerhalb der analytischen Sitzung vorgenommenen Handlungsweisen des Patienten für die Übertragung haben.

Zusammenfassend ist festzuhalten, daß die Entfaltung der Übertragung in der analytischen Situation häufig einiges an Initiative seitens des Analytikers erfordert: Er sollte indirekte Hinweise auf die Übertragung deuten, die sowohl in Assoziationen, welche die therapeutische Beziehung nicht manifest betreffen, als auch im Verhalten des Patienten verborgen sind. Im Patienten wie auch im Analytiker werden starke Widerstände gegen die Aufdeckung der Übertragung aktiviert. Der Analytiker kann nicht wissen, ob eine Schlußfolgerung, zu der er bezüglich einer Übertragung gelangt ist, korrekt ist, solange er sie dem Patienten nicht mitgeteilt und seine Reaktion beobachtet hat, und zwar nicht nur die offen zutage tretende Reaktion, sondern auch ihre möglichen Implikationen. Der Übertragungsbedeutung des Materials besonderes Gewicht beizumessen heißt nicht, daß man die anderen Bedeutungen, die es für das Leben des Patienten hat, bagatellisiert; für die Behandlung aber spielt die Übertragungsbedeutung die entscheidende Rolle.

5 Die Ubiquität von Übertragungsbedeutungen

Übertragungen und Übertragungsneurose

Wenngleich im großen und ganzen jeder Analytiker die Analyse der Übertragung als Dreh- und Angelpunkt des Prozesses betrachtet, hat man sich mit der Frage, inwieweit sämtliche Produktionen des Patienten eine Übertragungsbedeutung enthalten, die Widerstände auslöst, in der Literatur nur selten direkt auseinandergesetzt.[1] Der Stellenwert, den man der Aufdeckung solcher Bedeutungen im analytischen Prozeß einräumt, wird zwangsläufig dadurch beeinflußt, welche Tragweite man ihnen grundsätzlich beimißt.

Die Frage, inwieweit möglicherweise sämtliche Assoziationen des Patienten einen zumindest indirekten Bezug zur Übertragung enthalten, hängt eng mit dem Problem der Unterscheidung zwischen Übertragungen im allgemeinen und Übertragungsneurose im besonderen zusammen. Während man übereinstimmend davon ausgeht, daß die Übertragung bei vorhandener Übertragungsneurose eine wichtige, wenn nicht alles bestimmende Rolle in den Assoziationen des Patienten spielt, besteht keine Einmütigkeit hinsichtlich der Frage, wann man berechtigterweise von einer Übertragungsneurose sprechen kann. Bevor ich jedoch den Unterschied zwischen Übertragung und Übertragungsneurose erläutere, wende ich mich zunächst einer Reihe von Autoren zu, um zu untersuchen, welche Tragweite sie den in den Assoziationen des Patienten enthaltenen indirekten Hinweisen auf die Übertragung einräumen.

1 Die Autoren der im folgenden zitierten Literatur sprechen häufig von Übertragung, wenn sie den Übertragungswiderstand meinen. Diese terminologische Konfusion ist, wie ich gezeigt habe, darauf zurückzuführen, daß die behandlungsfördernde Übertragung häufig nicht als Übertragung verstanden wird. Dies wiederum hat zur Folge, daß man zwischen den beiden Übertragungsformen nicht unterscheidet.

Daß Freud zu diesem Problem weder eindeutig Stellung nahm, noch es als solches ausdrücklich formulierte, erweist sich bereits an der Schwierigkeit, in seinen Schriften einschlägige Äußerungen ausfindig zu machen. Seine technischen Beiträge enthalten keine direkte Stellungnahme. Sein Aufsatz »Zur Dynamik der Übertragung« (1912b) aber läßt eine deduktive Schlußfolgerung zu. Bereits zitiert habe ich folgende Aussage: »Wenn irgend etwas aus dem Komplexstoff... sich dazu eignet, auf die Person des Arztes übertragen zu werden, so stellt sich diese Übertragung her, ergibt den nächsten Einfall und kündigt sich durch die Anzeichen eines Widerstandes... an« (1912b, S. 369). In dem vorangegangenen Absatz schreibt er: »Der Widerstand begleitet die Behandlung auf jedem Schritt; jeder einzelne Einfall, jeder Akt des Behandelten muß dem Widerstande Rechnung tragen, stellt sich als ein Kompromiß aus den zur Genesung zielenden Kräften und den angeführten, ihr widerstrebenden, dar« (S. 369). Aber auch wenn man diese beiden Aussagen nebeneinanderstellt, gelangt man nicht zwangsläufig zu dem Ergebnis, daß sämtliche Assoziationen einen Bezug zur Übertragung haben, denn Freud selbst hat eine Reihe von Widerständen beschrieben, die er nicht dem Übertragungswiderstand zurechnet (allerdings habe ich diese Grundannahme bereits in Frage gestellt, siehe S. 48). Darüber hinaus gibt Freud hier zu verstehen, daß bestimmtes Material unter Umständen nicht zur Übertragung geeignet ist.

Ein Zitat, mit dem man gelegentlich zu belegen versucht, daß er im Grunde sämtlichen Produktionen des Patienten einen direkten oder aber indirekten Bezug zur Übertragung zuschrieb, stammt aus seiner *Selbstdarstellung* (1925d). Hier erklärt Freud: »Man hat das Recht anzunehmen, daß ihm nichts anderes einfallen wird, als was zu dieser [der analytischen] Situation in Beziehung steht« (S. 65f.). Doch selbst diese Aussage läßt die Frage, was er unter der analytischen Situation versteht, offen.

Eine direktere, aber wenig beachtete Bemerkung aus der *Traumdeutung* (1900a) kann zur Klärung des Problems beitragen. Wenn man, so Freud, den Patienten auffordert, alles zu sagen, was ihm in den Sinn kommt, werden sich seine Assoziationen an den »Zielvorstellungen der Behandlung« orientieren, nämlich an zwei Themen, von denen das eine mit der Krankheit und das zweite – von dem der Patient, wie Freud sagt, »nichts ahnt« – mit dem Analytiker zusammenhängt (S. 536f.). Man könnte diese Aussage in dem Sinn verstehen, daß die Assoziationen sich manchmal an der Krankheit und manchmal an der Übertragung orientieren; meiner Ansicht nach aber besagt sie, daß beides gleichzeitig geschieht.

Eine andere Äußerung Freuds (1912b) hingegen legt nahe, daß er nicht allen Assoziationen eine direkte oder indirekte Bedeutung für die Übertragung zuschrieb – zumindest nicht zu Beginn der Behandlung. Er behauptet: »Je länger eine analytische Kur dauert und je deutlicher der Kranke erkannt hat, daß Entstellungen des pathogenen Materials allein keinen Schutz gegen die Aufdeckung bieten, desto konsequenter bedient er sich der einen Art von Entstellung, die ihm offenbar die größten Vorteile bringt, der Entstellung durch Übertragung. Diese Verhältnisse nehmen die Richtung nach einer Situation, in welcher schließlich alle Konflikte auf dem Gebiete der Übertragung ausgefochten werden müssen« (S. 369f.).

Zwei Jahre später gibt er in »Erinnern, Wiederholen und Durcharbeiten« noch einmal zu verstehen, daß die Entwicklung der Übertragung einen Prozeß von wachsender Tragweite darstellt. Wie bereits erwähnt (S. 64), deutet Freud an, daß sämtliche Symptome des Patienten, sobald dieser die Grundregeln der Analyse respektieren kann, »eine neue Übertragungsbedeutung« annehmen, so daß »seine gemeine Neurose durch eine Übertragungsneurose« ersetzt wird, die in der Behandlung durchgearbeitet werden muß (1914g, S. 135).

Eine spätere Bemerkung aus den *Vorlesungen zur Einführung in die Psychoanalyse* (1916–17a) bringt noch deutlicher zum Ausdruck, daß die Analyse, je weiter sie voranschreitet, zunehmend von der Übertragung beherrscht wird. Im Anschluß an die Beobachtung, daß eine Neurose keinen statischen Charakter habe, sondern beständig »weiterwächst und ihre Entwicklung fortsetzt«, definiert Freud die Übertragungsneurose hier als Situation, in der sich die Kur »des Kranken bemächtigt hat« (S. 462). Er fährt fort mit der Behauptung, daß das neurotische Material sich nun auf die Beziehung zum Analytiker zu konzentrieren beginne und die Arbeit mit den Erinnerungen des Patienten hinter diesem erhöhten Stellenwert der Übertragung zurücktrete (siehe oben, S. 61). Vielleicht können wir schlußfolgern, daß die Übertragungsneurose für Freud jene Phase einer Analyse definiert, in welcher der Übertragungswiderstand zur bevorzugten und vorrangigen Methode der Entstellung wird.

In Freuds Schriften wird die Frage, welche Tragweite den in den Assoziationen des Patienten enthaltenen Übertragungsimplikationen zukommt, also nicht direkt erörtert; wie aber verhält es sich mit anderen analytischen Beiträgen zur Behandlungstechnik? Im großen und ganzen sind es, wie ich später näher ausführen werde, in erster Linie die Kleinianer, die diesem Aspekt besonderes Gewicht beimessen. Gleichwohl setzen sich gelegentlich auch Nicht-Kleinianer mit der Frage auseinander. So schreibt zum Beispiel Bird (1972): »Ich bin davon überzeugt, daß die Übertragung in der analytischen Situation in dieser oder jener Form immer vorhanden, aktiv und von signifikantem Stellenwert ist. Daraus folgt, daß es selten einen Grund gibt, nicht nach der Übertragungsbedeutung zu forschen« (S. 267).

Bei sorgfältiger Durchsicht der analytischen Literatur ließen sich vermutlich weitere Beiträge finden, die sich speziell mit der Ubiquität von Übertragungsbedeutungen beschäftigen. Als Beispiel sei hier Wisdom (1956) zitiert, der den ubiquitären Charakter solcher Bedeutungen definitiv konstatiert: »Sämtliche Assoziationen einer Assoziationskette (wie unzusammenhängend sie dem gewöhnlichen Denken auch erscheinen mögen) stehen nicht nur in einer bedeutungsvollen Beziehung zueinander, sondern weisen insbesondere einen fundamentalen Bezug zum Analytiker auf« (S. 147). Aber Wisdom ist Kleinianer, und ich möchte die Diskussion des kleinianischen Übertragungsverständnisses vorerst vertagen.

Es lassen sich jedoch eine Reihe anderer Beispiele finden. Unter ausdrücklicher Berufung auf Otto Ranks Empfehlungen begreift Ferenczi ([1925] 1972) die Beziehung des Patienten zum Analytiker als »Angelpunkt des Analysenmaterials« und betrachtet *»jeden* Traum, *jede* Geste, *jede* Fehlhandlung, *jede* Verschlimmerung oder Besserung im Zustand des Patienten vor allem als Ausdruck des Übertragungs- und Widerstandsverhältnisses« (S. 189). Ferenczi verweist hier auf den Präzendenzfall, den Georg Groddeck geschaffen hatte, indem er immer dann, wenn sich die Symptome seines Patienten verschlimmerten, fragte: »Was haben Sie gegen mich, was habe ich Ihnen getan?« Ferenczi zufolge behauptete Groddeck, daß im Verlauf der Beantwortung dieser Frage die unmittelbaren Symptome des Patienten nachließen und Groddeck selbst zu einem tieferen Verständnis der Neurose gelangte (S. 189).

In einem Beitrag jüngeren Datums stellt McLaughlin (1975) fest: »Es ist Bestandteil unseres Arbeits-Ichs, daß wir gelernt haben, den ideationalen affektiv-kinetischen Inhalt im Material des Patienten, gleichgültig, auf welches Thema es sich konzentriert, immer in einen relevanten Kontext mit seiner Beziehung zu uns zu stellen, ihn auf dieser Ebene zu ›lesen‹ und uns das Recht zu nehmen, in diesem Kontext zu reagieren« (S. 366). In ähnlicher Weise behaupten Lichtenberg und Slap (1977), daß der Analytiker in der analytischen Situation immer darauf »höre«, wie ihn der Analysand erlebt. Anders formuliert: Ungeachtet des Fokus, auf den sich die Äußerungen des Patienten oder auch sein Schweigen konzentrieren, »kommt einem oder (normalerweise) mehreren Aspekten des Bildes, das der Patient von seiner eigenen Rolle in der Interaktion mit seiner Umwelt entwickelt hat, Relevanz für seine Beziehung zum Analytiker zu« (S. 299). Dem entspricht auch Nathaniel Ross' (1978) Feststellung, daß der Analytiker seine Aufmerksamkeit immer wieder auf »die affektive Beziehung, die der Patient zu ihm hat, richten« müsse, »gleichgültig, in welchem Maße sie verschoben oder verdrängt ist« (S. 11).

Mit größtem Nachdruck vertritt David Shave (1974) in seinem Buch *The Therapeutic Listener* die These, daß sämtliche Assoziationen eine Übertragungsbedeutung enthalten. Allerdings vermag ich mich weder Shaves Behauptung anzuschließen, daß jeder Psychopathologie orale Konflikte zugrunde liegen, noch seiner idiosynkratischen und verblüffenden technischen Schlußfolgerung, daß Übertragungsdeutungen grundsätzlich auf Opposition stoßen werden.

Obwohl es Autoren gibt, die dem Übertragungswiderstand einen ubiquitären Charakter attestieren, wird dies im allgemeinen nicht zur Regel erhoben. Im Gegenteil impliziert die breite Akzeptanz eines Unterschiedes zwischen Übertragungen und Übertragungsneurose häufig, daß Übertragungswiderstände sich erst dann auf ganzer Linie bemerkbar machen werden, wenn sich eine Übertragungsneurose entwickelt hat. Nun, man kann die Übertragung als habituelle Beziehungsform des Patienten, die auch gegenüber dem Analytiker zum Ausdruck kommt, von der Übertragungsneurose abgrenzen, unter der wir Haltungen verstehen, die erst dann manifest werden, wenn die Analyse bereits eine Zeitlang im Gang ist, und offenbar als spezifisches Merkmal der Beziehung zum Analytiker zu verstehen sind. Ich möchte jedoch behaupten, daß Übertragungswiderstände – selbst wenn sie keine Übertragungsneurose signalisieren – ständig vorhanden sind. Ob sie nun *in jedem Fall* gedeutet werden sollten oder nicht, sei vorerst dahingestellt – sie sind aber immer vorhanden und können daher potentiell auch immer gedeutet werden.

Greensons ([1967] 1973) Definition der Übertragungsneurose entspricht einem recht verbreiteten Verständnis. Er schreibt: »Freud benützte den Ausdruck *Übertragungsneurose* auch, um jene Konstellation von Übertragungsreaktionen zu bezeichnen, in der der Analytiker und die Analyse zum Mittelpunkt des Seelenlebens des Patienten geworden sind und die Konflikte des Patienten in der analytischen Situation wiedererlebt werden« (S. 48). Als Beleg nennt Greenson jene von mir (siehe S. 64f.) bereits zitierte Stelle über die »neue Übertragungsbedeutung«, die alle Symptome des Patienten annehmen (Freud 1914g, S. 135). Damit in Einklang steht auch Freuds Bemerkung, daß an der Übertragungsneurose nicht mehr zu zweifeln sei, sobald sich die Behandlung »des Kranken bemächtigt hat« (1916–17a, S. 462). Es ist jedoch wichtig, zwischen der Bedeutung, die der Analytiker in der Sitzung für den Patienten hat, und der Bedeutung, die ihm in dessen Leben außerhalb der Analyse zukommt, zu unterscheiden. Es ist durchaus möglich, daß eine Analyse recht zufriedenstellend voranschreitet und sich auch eine deutlich erkennbare Übertragungsneurose entwickelt, während zahlreiche Aspekte aus dem Leben des Patienten nicht zur Sprache kommen und in der Analyse keine Rolle spielen. Solche Auslassungen bedeuten nicht zwangsläufig, daß der Patient die betreffenden Themen meidet. Wie ich bereits betont habe, bringt der Patient eben jene Assoziationen ein, die zur (verdeckten) Äußerung von Übertragungswiderständen geeignet sind. Deshalb wäre durchaus denkbar, daß das nicht thematisierte Material zu diesem Zweck ungeeignet oder überflüssig ist. Wie der Widerstand gegen die Auflösung der Übertragung deutlich macht, zeugt auch die ausdrückliche Beschäftigung mit der Übertragung während der Sitzung nicht unbedingt von einem erfolgreichen Verlauf der Analyse.

Meines Wissens hat sich niemand eingehender als Glover (1955) mit der Unterscheidung zwischen Übertragungen und Übertragungsneurose auseinandergesetzt. Er charakterisiert die Übertragungen, die nicht Teil einer Übertragungsneurose sind, als »fluktuierende« oder »Arbeits«-Übertragungen bzw., in den meisten Fällen, als »spontane« Übertragungen. Er erklärt auch, daß derartige Übertragungen bereits vor der Entwicklung der Übertragungsneurose vorhanden seien.

Glover postuliert einen qualitativen Unterschied zwischen Übertragungen und Übertragungsneurose. Während die spontanen Übertragungen jene sind, die den Charakter der gegenwärtigen Objektbeziehungen des Individuums bestimmen, umfaßt die Übertragungsneurose Übertragungen, die den Prozeß der Symptombildung und infantilen Neurose wiederholen. Glover betont vor allem die Wiederholung von Identifizierungen in der Übertragungsneurose sowie die Art und Weise, in der diese Wiederholung »Charakter und Entwicklung der wichtigsten infantilen Objektbeziehungen« zu erkennen gibt (S. 121). Glover zufolge ermöglicht die Übertragungsneurose es dem Analytiker, seine zuvor gewonnenen Eindrücke von diesen Objektbeziehungen zu bestätigen oder zu revidieren. *»Die Übertragungsidentifizierungen, die während der Übertragungsneurose erfolgen, geben dem Analytiker die Möglichkeit, jene Phasen der Ichentwicklung zu bestimmen, in denen pathogene Fixierungen stattgefunden haben«* (S. 122).

Als Beispiel nennt Glover einen Patienten mit einer leichten Depression. In der Frühphase seiner Analyse behauptete dieser Patient, daß seine Mutter ihn »grob vernachlässigt« habe und sein Vater derjenige gewesen sei, von dem ihm eine Art mütterlicher Fürsorge zuteil wurde. Und tatsächlich, so Glover, schien der anfängliche Analyseverlauf diese Darstellung zu bestätigen. Sobald sich jedoch die Übertragungsneurose entwickelt hatte, trat eine negative Vaterübertragung in den Vordergrund. Die »beharrliche Analyse der Übertragungssituation« deckte ein zugrundeliegendes »homosexuelles Trauma« auf: Nachdem der Patient eine Schwester bekommen hatte, wandte der Vater offenbar all seine Liebe diesem Baby zu. Glover meint dazu: »Dieser Übertragungsarbeit folgte eine einschneidende Verbesserung der Symptome, welche die Schlußfolgerung erlaubte, daß die maßgebliche pathogene Fixierung seinen Vater betraf, der auf höchst ambivalente Weise in sein Über-Ich introjiziert worden war« (S. 122).

Glover betrachtet »diese selektive Wiederholung« als Unterscheidungsmerkmal zwischen der später entstehenden Übertragungsneurose und der frühen, spontanen Übertragung. Er charakterisiert die spontanen Übertragungen als »Arbeitsübertragungen« und erklärt, daß »sie die potentiellen Bindungen oder Aversionen repräsentieren, die den Charakter der gegenwärtigen Objektbeziehungen des Individuums bestimmen«. Glover weist zwar darauf hin, daß im Fall von Charakterstörungen bereits diese frühen Übertragungen eine pathologische Form annehmen können, vertritt aber dennoch die Überzeugung, daß die Übertragungsneurose jene »Übertragungen in den Vordergrund treten läßt, die in einem spezifischen Zusammenhang mit den Prozessen der Symptombildung stehen« (S. 122).

Glover ist eindeutig der Ansicht, daß sämtliche Assoziationen des Patienten Übertragungsimplikationen enthalten, wenn die Übertragungsneurose ausgebildet ist: Sobald sie sich zu entwickeln beginnt, *»bezieht sich alles, was während der analytischen Sitzung geschieht, jeder Gedanke, jede Aktion, jede Geste, jeder Hinweis auf Gedanken und Aktionen in der Außenwelt, jede Hemmung von Denken oder Handeln auf die Übertragungssituation«* (S. 119). Er fügt hinzu, daß eine Übertragungsdeutung infolgedessen zu jedem beliebigen Zeitpunkt angemessen sein kann.

Auch in seinen Ausführungen über Gegenübertragung und Gegenwiderstand unterstreicht Glover den ubiquitären Charakter von Übertragungs- (und Gegenübertragungs-)phänomenen. Manche Analytiker werden, wie er selbst einräumt, gegen seine Betonung der möglichen Gegenübertragungsimplikationen jeder Aktivität (oder Inaktivität) des Analytikers heftige Einwände geltend machen. Dennoch argumentiert er: »Wenn Analytiker, wie es ja tatsächlich der Fall ist, behaupten, daß alles, was der Patient in der Übertragungsneurose denkt, sagt oder tut, als Übertragung gedeutet werden kann, falls dies notwendig oder nützlich erscheint, dann kann mit Sicherheit alles, was der Analytiker in der Gegenübertragung denkt, sagt oder tut, von ihm selbst, falls es ihm notwendig oder nützlich erscheint, als Gegenwiderstand gedeutet werden« (S. 98). Diese Aussage unterstreicht den beherrschenden Einfluß, den die Übertragungssituation ausübt, sobald sich die Übertragungsneurose ausgebildet hat.

Es wäre jedoch ein Irrtum, Glover automatisch dahingehend zu interpretieren, daß die Übertragung erst dann ubiquitär wird, wenn sich die Übertragungsneurose zu entwickeln beginnt. Im Grunde nämlich sagt er, daß sich der Charakter der Übertragung verändert. Die Arbeitsübertragungen haben denselben Charakter wie gegenwärtige Objektbeziehungen, während die Übertragung der Übertragungsneurose in einer Beziehung zur Symptombildung und infantilen Neurose steht. Arbeitsübertragungen erfolgen spontan, während sich die Übertragungsneurose erst im Gefolge der durch den analytischen Prozeß bewirkten Regression entwickelt.

Fenichel ([1938] 1985) unterscheidet weniger definitiv zwischen Übertragungen und Übertragungsneurose als Glover. Gleichwohl aber grenzt er eine generalisierte, rigide und für die analytische Situation nicht spezifische Charakterhaltung gegen die »›Übertragungssituation‹ in jenem exakteren Sinne« ab, »der besagt, daß der Patient beweglich und nuanciert in der Weise auf den Analytiker reagiert, wie er in der Vergangenheit auf eine ganz bestimmte Person reagiert hat oder reagieren wollte« (S. 129).

Loewald ([1971] 1986) trifft eine ähnliche Unterscheidung zwischen Übertragungen und Übertragungsneurose wie Fenichel. Er charakterisiert die Übertragung als »im wesentlichen automatische Reaktionen, Zeichen und Symptome des alten Leidens«. Die Übertragungsneurose hingegen beschreibt er als »eine Schöpfung der vom Analytiker und vom Patienten geleisteten analytischen Arbeit... Dabei verliert die alte Krankheit ihren autonomen, automatischen Charakter; sie wird wieder zu einem lebendigen, gegenseitigen Geschehen, das als solches verständlich werden und damit Veränderungen bewirken und selbst verändert werden kann« (S. 306).

Auch die Frage, ob das Übertragungskonzept außerhalb der analytischen Situation Anwendung finden kann, dreht sich um diese Unterscheidung zwischen Haltungen, die der Patient gleichermaßen gegenüber dem Analytiker wie auch gegenüber anderen Personen einnimmt und in die Analyse mitbringt, und jenen Haltungen, die spezifisch auf den Analytiker gerichtet sind und sich erst im Laufe der Zeit, infolge der durch die analytische Situation herbeigeführten Regression, entwickeln. Es handelt sich um eine Frage der Definition. Freuds Übertragungskonzept umfaßt eindeutig auch Verschiebungen aus der Vergangenheit auf Personen des außeranalytischen Lebens des Patienten. Gleichwohl wurde das Übertragungskonzept im Laufe der Zeit so eng an die therapeutische Situation geknüpft, daß der Begriff »außerhalb der Übertragung« [*extratransference*] nicht etwa »Nichtübertragung« [*nontransference*] bedeutet, sondern vielmehr eine Übertragung »außerhalb der therapeutischen Situation« bezeichnet. Die Formulierung »außerhalb der Übertragung« kann somit eine Übertragung im umfassenderen oder engeren Sinn der Definition bezeichnen.

Es ist wichtig zu beachten, daß die habituellen Beziehungsformen des Patienten in seinen Assoziationen nicht unbedingt manifest werden. Der Patient kann sich seines Mißtrauens, seines Hochmuts, seiner Servilität usw. nur am Rande bewußt sein. Glover bezeichnet diese habituellen Haltungen nicht etwa deshalb als »spontan«, weil sie als solche bewußt wären, sondern weil sie sich zu Beginn der Analyse spontan einstellen, d. h., sich nicht erst im Laufe der Behandlung und in der spezifischen Beziehung zum Analytiker und zum analytischen Prozeß entwickeln. Wenn diese habituellen Haltungen bewußtgemacht werden sollen, müssen sie ebenso wie die verhüllten Einstellungen der Übertragungsneurose gedeutet werden. Die Deutung solcher ich-syntoner Haltungen bezeichnet Wilhelm Reich (1933) als »Charakteranalyse«. Reichs Leistung bestand darin zu zeigen, daß diese Haltungen ich-dyston werden müssen, wenn sich die Analyse zu einer interpersonalen, für die Beziehung zum Analytiker spezifischen Interaktion entwickeln soll, d. h. zu einer Übertragungsneurose.

Nach vor wie bestehen unter Analytikern erhebliche Meinungsverschiedenheiten bezüglich der Frage, ob die Übertragungsneurose unabdingbarer Bestandteil einer erfolgreichen Analyse ist. Dies zeigen die gravierend voneinander abweichenden Stellungnahmen, die in einer Ausgabe des *Journal of the American Psychoanalytic Association* zum Thema »Übertragungsneurose« veröffentlicht wurden (siehe Blum, 1971; Calef, 1971; Harley, 1971; Loewald, 1971; Weinshel, 1971). Allein dieser Sachverhalt spricht für die zentrale Wichtigkeit der Deutung von Übertragungen, die nicht Teil einer Übertragungsneurose sind.

Glover (1955) hat den Standpunkt vertreten, daß sich eine Übertragungsneurose in zahlreichen Fällen nicht entwickelt, obwohl die Analyse therapeutisch erfolgreich ist. Er bezieht sich hier nicht auf Fälle, in denen ein sichtbarer Erfolg auf einer nichtanalysierten Übertragung beruht, sondern vielmehr auf neurotische Patienten, die zwar positive wie auch negative spontane Übertragungen entwickeln, sich aber »nie in die *Übertragungsneurose* verstricken« (S. 46). Dazu Glover: »Die Auffassung, daß sich in allen Fällen eine typische Übertragungsneurose entwickelt, ist nicht nur theoretisch unwahrscheinlich, sondern widerspricht auch der tatsächlichen Erfahrung« (S. 114).

Glover läßt die Argumentation, daß die weitere Fortsetzung einer Analyse, in der sich eine Übertragungsneurose scheinbar nicht zu erkennen gibt, an sich bereits Zeichen einer Übertragungsneurose sei, zwar gelten, ist jedoch der Ansicht, daß dies nur zeitweise zutrifft. In diesem Zusammenhang erwähnt er jene Fälle, in denen der Patient trotz des damit verbundenen Aufwands eine Analyse fortsetzt, die ganz offensichtlich in eine Sackgasse geraten ist. Glover vermutet: »Nur eine ambivalente Übertragung, die so stark ist, daß man sie zu Recht als ›Neurose‹ bezeichnen kann, vermag dieses bemerkenswerte Phänomen hinreichend zu erklären« (S. 115). Diese etwas undurchsichtige Bemerkung bezieht sich offenbar auf eine Situation, die in erster Linie durch die Übertragung der Abwehr geprägt ist; diese Übertragung der Abwehr ist – auch wenn sie keine Übertragungsneurose im herkömmlichen Sinn, also keine Wiederholung der infantilen Neurose darstellt – Resultat der analytischen Situation und in so hohem Maß spezifisch für die Beziehung zum Analytiker, daß Glover es für gerechtfertigt hält, sie als Übertragungsneurose zu bezeichnen.

Ich vertrete folgenden Standpunkt: Als Widerstand gegen die Entwicklung einer Übertragungsneurose wird entweder eine primär von Triebstrebungen bestimmte Übertragung oder aber eine primär von der Abwehr bestimmte Übertragung dienen, denn jede dieser beiden Übertragungsformen schützt davor, sich in der Neubearbeitung der infantilen Neurose auf eine spezifische und regressive Beziehung zum Analytiker einzulassen. Meiner Ansicht nach wird der Analytiker zu Beginn einer Analyse entweder mit einem offensichtlichen Mangel an emotionalem, ihn betreffendem Engagement konfrontiert sein oder aber mit den gleichen blühenden Übertragungswünschen, die auch auf äußere Gestalten gerichtet werden und davor schützen, sich in der spezifischen Beziehung zum Analytiker auf den infantilen Konflikt einzulassen. Loewald (1975) beschreibt einen derartigen Fall. Es wäre ihm möglich gewesen, anhand des verfügbaren Materials eine genetische Übertragungsdeutung zu geben, er erkannte jedoch, daß die Verhaltensweisen, die man als Widerstand gegen die Auflösung der Übertragung hätte betrachten können, in Wahrheit einen Widerstand gegen ein Sich-Einlassen auf die Übertragung darstellten. Loewald geht so weit zu behaupten, daß die Übertragungsneurose gelegentlich stumm bleibt:

»Es mag sein, daß ein entschiedenes Engagement, wie es die Übertragungsneurose darstellt, in einer Analyse niemals oder nur verschwommen vorkommt. Dennoch können sich die Nachwirkungen dessen, was vorgegangen ist, als tiefer- und weiterreichend erweisen, als man erwartet hatte... Bedeutungsvolle Bewegungen im Verlauf der Übertragungskrankheit oder wichtige Fortschritte in Richtung auf ihre Heilung werden vom Patienten und Analytiker vielleicht gar nicht bemerkt oder lassen sich nicht einmal in verschleierter Form zum Ausdruck bringen. Die Übertragungsneurose ist keineswegs in allen Fällen oder jederzeit klar erkennbar; sie kann sogar ein weitgehend stummer Prozeß sein, ohne deshalb unbedingt ihre Wirkung zu verlieren. Manche Patienten hüten sich während der ganzen Analyse, sich auf den Analytiker emotional einzulassen, und die analytische Arbeit kann in hohem Maße in beträchtlichem Abstand vom eigentlichen Schauplatz der Übertragung stattfinden« ([1971] 1986, S. 310).

Ich halte Loewalds Auffassung für unwahrscheinlich. Sie ist auch nicht mit Glovers Ansicht zu verwechseln, daß sich unter Umständen gar keine Übertragungsneurose entwickelt, denn Glover macht das therapeutische Resultat in einem solchen Fall von der Arbeit mit den spontanen Übertragungen abhängig, während Loewald meint, die analytische Arbeit fände »in beträchtlichem Abstand vom eigentlichen Schauplatz der Übertragung« statt. Es ist zwar möglich, daß eine Verbindung zwischen der manifesten Übertragung und der Vergangenheit in manchen Analysen nicht erkennbar wird; wenn sich der Patient auf den Analytiker aber nicht »emotional einzulassen« vermag, dann muß meiner Meinung nach alles, was in der Behandlung erreicht wird, in signifikantem Maße auf einer unaufgelösten Übertragung beruhen.

Die Unterscheidungen, die ich zwischen Übertragung und Übertragungsneurose sowie zwischen Übertragung eines Wunsches und Übertragung der Abwehr treffe, ermöglichen es mir, bestimmte Aspekte der Ubiquität der Übertragung deutlicher herauszuarbeiten. Wenn man, erstens, davon ausgeht, daß mit dem Auftauchen einer Übertragungsneurose auch Übertragungen, die mit der infantilen Neurose zusammenhängen, Ausdruck finden können und die Assoziationen des Patienten *nicht* nur in der Übertragungsneurose von Übertragungen beherrscht werden, dann ist ebenfalls denkbar, daß Übertragungen – auch wenn es die gleichen sind, welche die Beziehungen des Patienten außerhalb der Übertragung bestimmen – ubiquitär sind und die Assoziationen des Patienten von Beginn an dominieren. Wenn man, zweitens, anerkennt, daß nicht nur die Übertragung eines Wunsches, sondern auch die Übertragung der Abwehr eine Übertragung darstellt, dann erscheint die Behauptung, daß Übertragungen ubiquitär und von Anfang an vorhanden sind, noch plausibler. Und drittens hängt die Frage, wie wir die Ubiquität von Übertragungen beurteilen, davon ab, inwieweit wir das Verhalten in der analytischen Situation als Inszenierung der Übertragung betrachten. Dieses Thema habe ich bereits im 3. Kapitel behandelt.

Frühe Übertragungsdeutung

Zu Beginn meiner Ausführungen über den ubiquitären Charakter der Übertragungsbedeutungen habe ich mich auf meine Unterscheidung zwischen der als Widerstand dienenden Übertragung und der Übertragung berufen, durch welche die analytische Arbeit erleichtert wird – eine genuine Übertragung, die aber von manchen Autoren irrtümlicherweise mit einer realitätsgemäßen Haltung gleichgesetzt wird. Ich habe gesagt, daß die ubiquitäre Übertragung, die gewinnbringend gedeutet werden kann, die dem Widerstand dienende Übertragung sei.

Freuds (1913c) häufig zitierte Warnung vor frühen Übertragungsdeutungen unterscheidet zwischen der behandlungsfördernden Übertragung und der als Widerstand dienenden Übertragung. Seine Formulierung legt nahe, daß die Übertragung, selbst wenn sie allgegenwärtig ist, nicht zwangsläufig im Dienste des Widerstandes steht; sie sollte daher »unberührt« bleiben, solange dies der Fall ist. Er betont: »*Solange nun die Mitteilungen und Einfälle des Patienten ohne Stockung erfolgen, lasse man das Thema der Übertragung unberührt.* Man warte mit dieser heikelsten aller Prozeduren, bis die Übertragung zum Widerstand geworden ist« (S. 474).

Noch deutlicher formuliert Freud den Unterschied in seinen *Vorlesungen zur Einführung in die Psychoanalyse*:

»Machen wir uns zunächst klar, daß die Übertragung sich vom Anfang der Behandlung an beim Patienten ergibt und eine Weile die stärkste Triebfeder der Arbeit darstellt. Man verspürt nichts von ihr und braucht sich auch nicht um sie zu bekümmern, solange sie zu Gunsten der gemeinsam betriebenen Analyse wirkt. Wandelt sie sich dann zum Widerstand, so muß man ihr Aufmerksamkeit zuwenden und erkennt, daß sie unter zwei verschiedenen und entgegengesetzten Bedingungen ihr Verhältnis zur Kur geändert hat, erstens wenn sie als zärtliche Neigung zu stark geworden ist, so deutlich die Zeichen ihrer Herkunft aus dem Sexualbedürfnis verraten hat, daß sie ein inneres Widerstreben gegen sich wachrufen muß, und zweitens, wenn sie aus feindseligen anstatt aus zärtlichen Regungen besteht« (1916–17a, S. 460).

Die Übertragung, die »zu Gunsten der gemeinsam betriebenen Analyse wirkt« und »unberührt« bleiben sollte, ist die unanstößige positive oder behandlungsfördernde Übertragung, während es sich bei der Übertragung, die analysiert werden sollte, um den Übertragungswiderstand handelt. Wie wir bereits sahen (siehe S. 27f.), läßt Freud an der Unterscheidung zwischen behandlungsfördernder Übertragung und Übertragungswiderstand keinen Zweifel: Erst wenn »sich eine starke [positive] Übertragung hergestellt hat«, kann der Patient von den Mitteilungen des Analytikers profitieren (1913c, S. 478). Die positive Übertragung dient als Grundlage oder »Kraftquelle«, die eine erfolgversprechende Bearbeitung des Übertragungswiderstandes ermöglicht. Es entspricht dieser Sichtweise, wenn Freud betont, daß die Übertragungsdeutung dem Übertragungswiderstand vorbehalten bleiben sollte.

Freud deutet an, daß ein Übertragungswiderstand bereits zu Beginn einer Analyse vorliegen kann; in dem von ihm geschilderten Beispiel jedoch ist der Widerstand so massiv, das er sich in völligem Schweigen äußert. In unserem Beitrag über die frühe Analyse der Abwehr gelangen Muslin und ich zu dem Schluß, daß Freud seinen Ratschlägen zur Übertragungsdeutung ein Analysemodell zugrunde legt, nach dem ein unbefangen kommunizierender Patient keine Übertragungswiderstände hat (Gill und Muslin, 1976). Diese Annahme ist aber falsch. Im Gegensatz dazu sind Muslin und ich der Überzeugung, daß »verdeckte Hinweise auf die Übertragung ebenso, wie der Widerstand, ja als Übertragungswiderstand, jeden Schritt des Weges begleiten und – unter Berücksichtigung der üblichen Kriterien, nach denen man beurteilt, wann eine Deutung angebracht erscheint – gedeutet werden sollten, sobald sie auftauchen, auch wenn dies zu einem frühen Zeitpunkt der Analyse der Fall ist« (S. 792f.). Mit anderen Worten: Selbst in einem ungehemmt sprechenden Patienten ist – neben der deutlicher zutage tretenden behandlungsfördernden Übertragung – ein Übertragungswiderstand wirksam. In Einklang mit dem herkömmlichen Prinzip, der Deutung des Widerstandes Priorität zu geben, plädieren wir dafür, diesen Übertragungswiderstand zu deuten.

Dieselbe Ansicht vertritt Stone (1973): »Erst im Laufe der Zeit und dank differenzierterer Einsichten wurde deutlich, daß flüssige und selbst inhaltlich lebendige Assoziationen, sogar einschlägige ›Relevanz‹ – nicht anders als die überaus bereitwillige Akzeptanz von Deutungen – Widerstände verbergen und ins Werk setzen konnten, die um so schwieriger zu handhaben waren, als sie in Gestalt eines solch ›löblichen Verhaltens‹ zum Ausdruck kamen« (S. 46).

In diesem Zusammenhang erscheint mir ein Hinweis auf Ferenczi und Rank angebracht, die bereits im Jahre 1924 schrieben, eine starke positive Übertragung sei – und zwar insbesondere in der Frühphase einer Analyse – nur ein Symptom des Widerstandes, den es aufzudecken gelte. Diese Aussage scheint Wilhelm Reichs (1933) Verständnis der frühen Analyse der Übertragung vorwegzunehmen. Auch er sagte, daß eine frühe positive Übertragung »aufgedeckt« werden müsse.

Tatsächlich haben im Laufe der Jahre einige Analytiker empfohlen, mit der Übertragungsanalyse schon früh zu beginnen. 1946 zum Beispiel beschrieb Sylvia Payne eine Weiterentwicklung der analytischen Technik, die »darauf zielt, die Übertragungsdeutung bei der ersten sich bietenden Gelegenheit anzuwenden und systematisch mit Übertragungsdeutungen zu arbeiten, wann immer ein Hinweis auf eine persönliche Beziehung auftaucht. Auf diese Weise soll die Übertragungsneurose so rasch wie möglich aktiviert werden« (S. 14). Unter »persönlicher Beziehung« versteht Payne meines Erachtens eine Beziehung außerhalb der Übertragung. Anders formuliert, sagt sie also, daß der Analytiker derartige Hinweise auf Personen oder Ereignisse außerhalb der Übertragung von Beginn an als indirekte Bezugnahmen auf die Übertragung deutet.

In jüngerer Zeit hat Brenner entschiedene Einwände gegen die technische Regel geltend gemacht, die Übertragung niemals in der frühen Behandlungsphase zu deuten. Seiner Ansicht nach gibt es weder eine praktische noch eine theoretische Grundlage, auf der sich die Forderung rechtfertigen ließe, einzig und allein solche Übertragungsmanifestationen zu deuten, die »eindeutig im Dienste des Widerstandes stehen«. »Im Gegenteil«, so argumentiert er, »sollte die Übertragung wie sämtliche Aspekte des analytischen Materials thematisiert und gedeutet werden: das heißt, wenn sie in Erscheinung tritt und entsprechend der Bedeutung, die ihr im jeweiligen Moment, gemessen an anderem Material, zukommt« (S. 337). Brenner führt die unzweckmäßige Vorschrift, keine frühen Übertragungsdeutungen zu geben, darauf zurück, daß Freud der positiven Übertragung gegenüber der Notwendigkeit, den Widerstand zu deuten, allzu große Bedeutung für die Überwindung des anfänglichen Widerstandes beimaß. Allerdings ist Brenners Äußerung nicht restlos plausibel; es ist nämlich nicht klar, was er mit seiner Formulierung, daß die Übertragung auch dann gedeutet werden sollte, wenn sie nicht »eindeutig im Dienste des Widerstandes steht«, sagen will.

Stones (1973) Ausführungen können Brenners Intention vielleicht verständlicher machen. Stone hält das klassische Diktum für modifizierungsbedürftig. Statt zu sagen, daß »man die Übertragung nicht eher deutet, als bis sie zu einem manifesten Widerstand geworden ist«, sollte man betonen, daß die Deutung an diesem Punkt *obligatorisch* wird (S. 59). Aber bereits vorher, so Stone, »sollte der Widerstand gegen das Bewußtwerden [der Übertragung] gedeutet und ihr Inhalt bewußtgemacht werden, sobald der Analytiker den Eindruck hat, daß die libidinöse oder aggressive Besetzung seiner Person in ökonomischer Hinsicht so real geworden ist, daß sie die Dynamik der analytischen Situation und/oder der alltäglichen Lebenssituation des Patienten beeinflußt« (S. 59). Muslin und ich treffen eine ähnliche Unterscheidung zwischen obligatorischer und möglicher Deutung.

Unter einem manifesten Widerstand, der gedeutet werden muß, versteht Stone vermutlich eine Situation, in welcher der Übertragungswiderstand explizit ist oder, auch wenn er nicht verbalisiert wird, einen derart massiven Widerstand aktiviert hat, daß der Patient schweigt. Die andere Art der Deutung, die Stone für wünschenswert, aber nicht für obligatorisch hält, entspricht dem, was auch ich als Deutung des Widerstandes gegen das Bewußtwerden der Übertragung oder als Deutung indirekter Bezugnahmen auf die Übertragung bezeichnet habe (siehe Kapitel 2).

Auch Zetzel ([1966–69] 1970) widerspricht der Behauptung, daß ein frühes Eingehen auf die analytische Situation vermieden werden sollte. Sie ist überzeugt, daß »schwere Probleme in der späteren Übertragungsanalyse oft darauf zurückzuführen sind, daß man versäumt hat, in der Einleitungsphase der Behandlung durch geeignete verbale Interventionen ein zuverlässiges therapeutisches Bündnis herzustellen« (S. 206). Wie ich jedoch später zeigen werde, versteht sie unter einer »geeigneten verbalen Intervention« nicht unbedingt eine Übertragungsdeutung.

Tatsächlich wird die Ablehnung früher Übertragungsdeutungen heutzutage mit dem Argument begründet, daß man zunächst abwarten müsse, bis das »therapeutische Bündnis« sicher konsolidiert sei. Diese Formulierung läßt, wie ich später erläutern werde, darauf schließen, daß das Arbeitsbündnis mittlerweile an die Stelle von Freuds »unanstößiger positiver Übertragung« getreten ist. Ein Repräsentant dieser Sichtweise ist Rangell ([1968] 1976). Er beschreibt, daß der Patient den Analytiker zu Beginn einer Analyse testet, um zu sehen, wie er diese oder jene beunruhigende Information aufnimmt. Rangell ist aber nicht der Ansicht, daß bereits diese frühe Interaktion Ausdruck von »Übertragungsverschiebungen oder -verzerrungen« sei. Vielmehr betrachtet er sie als einen Versuch des Patienten, »die reale Position des Analytikers und seine wirklichen Eigenschaften« zu ergründen (S. 305). Nur wenn es dem Analytiker »gelingt, diese Basis als Wirklichkeit zu sichern und aufrechtzuerhalten«, so fährt Rangell fort, wird er Übertragungsentstellungen erfolgreich deuten können (S. 306). In einer Fußnote erläutert er:

»Man könnte einwenden, die Übertragung trete im technischen Sinne auch in den zuerst genannten Fällen sofort in Erscheinung, und das beschriebene Prüfen sei bereits ein Anzeichen für die Verschiebung eines aus unbewußten infantilen Quellen herrührenden inneren Mißtrauens. Dem kann man entgegenhalten, daß die Fähigkeit zu prüfen auch als ein adaptives, der Vorsicht gegenüber einem ›Fremden‹ angemessenes Ichverhalten angesehen werden kann und keineswegs als eine zur Übertragungsneurose gehörige Verschiebungserscheinung zu gelten braucht. Natürlich können beide Reaktionsweisen auch zusammen auftreten« (S. 316 f., Anm. 1).

Daß »beide Reaktionsweisen auch zusammen auftreten« und eben nicht in einem dichotomischen Verhältnis zueinander stehen, ist die Position, die ich in diesem Buch vertrete. Ich konzeptualisiere diese unauflösliche Verflechtung von Übertragung und realitätsgemäßen Haltungen als Übertragungsausgestaltung einer realen Situation.

Selbstverständlich wird eine frühe und taktlose Übertragungsdeutung die Entwicklung eines Bündnisses beeinträchtigen; dies entspricht Freuds Feststellung, daß man sich die positive Übertragung »verscherzen« könne, indem man sich von vornherein auf die Seite einer anderen Person schlägt, mit welcher der Patient hadert (1913c, S. 474). Aber wahrscheinlich sollte jede Deutung, nicht nur die frühe, berücksichtigen, was der Patient im betreffenden Augenblick mit Gewinn in sich aufnehmen kann. In ihrer Erwiderung auf Zetzels (1958) Beschreibung des therapeutischen Bündnisses in der Hysterie-Analyse erwähnt Grete Bibring, der Beitrag habe sie insofern verwirrt, als ihrer Meinung nach nicht nur in den ersten Sitzungen, sondern »während der gesamten Analyse besonderer Wert auf Taktgefühl sowie auf eine angemessene Handhabung der Übertragung zu legen« sei. Dem kann man nur zustimmen. Zu betonen bleibt, daß eine taktlose Deutung das Bündnis unter Umständen beeinträchtigt, während eine frühe taktvolle Übertragungsdeutung nicht nur der beste Weg zur Förderung des Bündnisses sein kann, sondern mitunter sogar seine Voraussetzung darstellt.

Ich gelange somit zu dem Schluß, daß Freud sich gegen die frühe Übertragungsdeutung aussprach, weil er die Manifestationen des Übertragungswiderstandes, der auch bei einem scheinbar frei assoziierenden Patienten vorliegt, nicht erkannte. Ich stimme auch mit Brenners Meinung überein, daß Freud der positiven Übertragung für die Überwindung des Widerstandes gegenüber einer taktvollen Übertragungsdeutung allzu großes Gewicht beimaß. Ich bin der Ansicht, daß die frühe Übertragungsdeutung häufig, wenn nicht obligatorisch, so doch wünschenswert ist. Deshalb sollte man das Verdikt, das Freud über sie verhängte, nicht länger aufrechterhalten. Dieses Verdikt zeigt auch, daß er der Übertragungsanalyse nicht die zentrale Rolle einräumte, die ihr meiner Meinung nach zukommt. Die Tatsache, daß man zwischen frühen Übertragungswiderständen und einer späteren Übertragungsneurose unterscheiden kann, steht nicht im Widerspruch zu dem Grundsatz, daß der Übertragungsdeutung während der gesamten Analyse, das heißt auch zu Beginn, Priorität gebührt.

6 Die Verbindung zwischen allgegenwärtiger Übertragung und realer analytischer Situation

Mit Nachdruck haben mehrere Autoren (z.B. Kohut 1959; Loewald 1960) darauf hingewiesen, daß die Annahme, die Übertragung könne ohne jeden Zusammenhang mit der Gegenwart ausgedrückt werden, durch Freuds frühe Anwendung des Begriffs »Übertragung« in der *Traumdeutung* (1900a, S. 568) widerlegt wird. Als »Übertragung« bezeichnet Freud in diesem frühen Kontext die Tatsache, daß eine unbewußte Vorstellung nicht als solche Ausdruck finden kann, sondern zunächst mit einem vorbewußten oder bewußten Inhalt verknüpft werden muß. Im Traum, mit dem sich Freud hier beschäftigt, wird ein unbewußter Wunsch auf einen Tagesrest übertragen. Wenn wir diese Definition erweitern, könnten wir sagen, daß es analog zu dem Tagesrest, der zum Anknüpfungspunkt für den Traumwunsch wird, einen rezenten Aspekt der analytischen Situation (auch wenn Freud diese Formulierung nicht verwendet) geben muß, an den sich die Übertragung (in ihrem heutigen, eng definierten Sinn) knüpfen kann. Diese Parallele zwischen Traumtagesrest und rezentem Aspekt der analytischen Situation, an den sich die Übertragung knüpft, wurde von Schmideberg (1953), Kohut und Seitz (1963), Bordin (1974) sowie Bergmann und Hartmann (1976) beschrieben.

Das Ausmaß, in dem die Art und Weise, wie der Patient die Beziehung erlebt, durch Vergangenheit bzw. durch Gegenwart bestimmt ist, variiert erheblich und kann sich in der Analyse mit jedem neuen Schritt deutlich verändern. Eine Haltung aber, die entweder ausschließlich durch die Vergangenheit oder ausschließlich durch die Gegenwart determiniert wird, ist ein theoretisches Konstrukt. Dies gilt sogar für Haltungen, die der interpersonalen Situation adäquat angepaßt sind, denn jedes Verhalten baut auf der Vergangenheit, so wie sie intrapsychisch repräsentiert wird, auf, und die individuellen

Nuancen scheinbar ähnlicher adaptiver Verhaltensweisen spiegeln diese Vergangenheit wider. Weil aber eine völlige Entfremdung von der Realität so gut wie unmöglich ist, steht jedes Verhalten in irgendeiner Beziehung zu einem gegenwärtigen »Stimulus«, so idiosynkratisch dieser auch interpretiert werden mag. Selbst ein Schizophrener mit fortgeschrittener geistiger Abbausymptomatik wird in irgendeiner Form auf die gegenwärtige Situation reagieren. Sein Verhalten hat, wie unangemessen es auch sein mag, dennoch eine Beziehung zur Gegenwart; und es enthält zugleich, so angemessen es sein mag, auch einen Bezug zur Vergangenheit.

Psychoanalytiker haben, was Bandbreite und Intensität ihres Verhaltens angeht, immer Zurückhaltung geübt, um eine Situation zu schaffen, in der das Verhalten des Patienten möglichst weitgehend durch seine idiosynkratische Auslegung des Verhaltens seines Therapeuten bestimmt wird. Vermutlich ist die Tatsache, daß Psychoanalytiker ihrer Aktivität – verglichen mit Freuds Praxis – immer engere Grenzen gezogen haben, in hohem Maß auf den Versuch zurückzuführen, die Übertragung durch ihr eigenes Verhalten möglichst nicht zu beeinflussen.

Aber wie sehr sich der Analytiker auch um Zurückhaltung bemühen mag – allein die bloße Existenz der analytischen Situation liefert dem Patienten zahllose Hinweise, die ihm zwangsläufig zur Rechtfertigung seiner Übertragungsreaktionen dienen. Anders formuliert: Die Realität der Situation läßt sich nicht einfach auslöschen – die analytische Situation *ist* real. Über dem Versuch, der realen Situation möglichst wenig Gelegenheit einzuräumen, die Reaktionen des Patienten zu determinieren, gerät diese Binsenwahrheit leicht in Vergessenheit. Vielleicht hat auch Freud selbst sie nicht bedacht, als er die Benutzung der Couch u. a. mit der Überlegung rechtfertigte: »Ich beharre aber auf dieser Maßregel, welche die Absicht und den Erfolg hat, die unmerkliche Vermengung der Übertragung mit den Einfällen des Patienten zu verhüten, die Übertragung zu isolieren und sie zur Zeit als Widerstand scharf umschrieben hervortreten zu lassen« (1913c, S. 467). Die »Vermengung der Übertragung« mit der realen Situation läßt sich gar nicht verhindern; vielleicht aber will Freud hier nur sagen, daß man die Übertragung um so leichter herausarbeiten kann, je weniger Bezüge zur Realität sie enthält.

Das Argument, daß eine Übertragungsdeutung den Analytiker als Realität in die analytische Situation einführe, hat als beharrliches Relikt der irrigen Annahme überdauert, daß sich der Analytiker tatsächlich auf die Funktion eines reflektierenden Spiegels reduzieren könne. Der Versuch, den realen Einfluß des Analytikers zu verleugnen, kann nur dazu führen, daß dieser Einfluß unausgesprochen bleibt und seine Folgen zeitigt, ohne verstanden zu werden.

Bordin (1974) hat die Situation treffend beschrieben: »Eine absolut leere Leinwand kann es nicht geben. Selbst die rigideste Anpassung an diese Vorstellung kann partielle Hinweise auf die Person des Analytikers nicht völlig ausschalten. Der Patient, der gewöhnlich nach Hinweisen auf die Persönlichkeit des Analytikers hungert, registriert seinen Einrichtungsgeschmack, seine Bücher und Zeitschriften, seine Art zu gehen und zu sprechen, er nimmt Veränderungen des Tonfalls wahr, registriert, bei welchen Gelegenheiten der Analytiker raschelnde Geräusche produziert, die ihm Veränderungen seiner Körperhaltung signalisieren, und natürlich registriert er seine körperliche Erscheinung« (S. 13).

Wenn der Analytiker der Illusion nachhängt, die Realitätssignale, die er dem Patienten vermittelt, so gut wie vollständig reduzieren zu können, neigt er möglicherweise zu einer Art schweigendem Rückzug. Dieses Bild ist von der Karikatur des Analytikers als Person, die tatsächlich jegliche persönliche Beziehung zum Patienten verweigert, nicht allzuweit entfernt. (Ich benutze den Begriff »persönliche Beziehung« in Liptons [1977a] Sinn, um sie von den technischen Interventionen des Analytikers zu unterscheiden.)

Lipton (1977a) zufolge kann die fehlende Responsivität des Analytikers dazu führen, daß der Patient narzißtischer wirkt, als er tatsächlich ist – schließlich wurde ihm die Gelegenheit, eine Objektbeziehung aufzunehmen, verwehrt. Eine ähnliche Ansicht vertritt Namnum (1976). Er betont: »Eine Übertragung kann sich nur in einer Atmosphäre menschlicher und zu gewissem Grad reziproker Beziehung entwickeln« (S. 111). Seiner Auffassung nach hatte Freud nicht die Absicht, jede »spontane Teilnahme« des Analytikers zu verbieten. Der Versuch, vollständige Anonymität oder totale Abstinenz zu wahren, kann sich, wie Namnum behauptet, auf die Übertragungsanalyse sogar beeinträchtigend auswirken. Gefördert wird eine gute »Arbeitsbeziehung durch die analytische Arbeit selbst, die mit genuinem persönlichen Interesse, das der Neutralität nicht zuwiderläuft, durchgeführt wird« (S. 115).

Im weiteren Verlauf seiner Untersuchung der Responsivität unterscheidet Lipton (1977a) zwischen dem zuhörenden und dem schweigenden Analytiker. Letzterer betrachtet sein Schweigen als technischen Kunstgriff. Er bleibt nicht nur stumm, weil er zuhört, sondern weil er durch sein Schweigen eine bestimmte Botschaft vermitteln will; vielleicht will er dem Patienten zu verstehen geben, daß er seine Assoziationen für derart trivial oder wiederholsam hält, daß er nicht auf sie eingehen mag; also schweigt er, ungeachtet der Tatsache, daß der Patient diese Absicht vielleicht gar nicht durchschaut. Natürlich kann der zuhörende Analytiker vom Patienten fälschlicherweise als schweigender Analytiker wahrgenommen werden.

Glover (1955) läßt keinen Zweifel daran, wie gefährlich das vorsätzliche Schweigen des Analytikers in der Behandlung eines schweigenden Patienten sein kann: »Dem Schweigen grundsätzlich mit Schweigen zu begegnen heißt, eine Art stummen Kampfes heraufzubeschwören, der den eigensinnigen oder aggressiven Patiententypus in seiner Auffassung bestätigt, daß die Analyse etwas Ähnliches sei wie ein psychologischer Boxkampf, den derjenige gewinnt, der die meisten Punkte macht« (S. 99).

Es läßt sich schwer sagen, wie viele Psychoanalytiker dem Stereotyp der schweigenden, passiven analytischen Haltung tatsächlich entsprechen. Auch der Analysestil ist Moden unterworfen. Den zeitgenössischen Analytiker mag Glovers Eindruck aus dem Jahre 1955 überraschen. Glover schreibt, daß »Analytiker gegenwärtig weit weniger geneigt sind, in derselben kontinuierlich rezeptiven Weise, wie dies früher der Fall war, zuzuhören, und unter diesem oder jenem Vorwand... häufigere oder ausführlichere Deutungen selbst in den frühen Phasen der Analyse geben« (S. 96).

Die Haltungen, die ein Patient gegenüber einem schweigenden Analytiker entwickelt, sind weder ausschließlich Übertragungen, noch sind sie von jeglicher Beeinflussung durch die Gegenwart frei. Eine Analyse der Reaktion des Patienten wird zeigen, daß das Schweigen des Analytikers den augenblicklichen Stimulus darstellt, auf den der Patient mit mehr oder weniger plausiblen, durch eine vergangene Erfahrung determinierten Haltungen reagiert. Der schweigende Analytiker kann wohlwollend und allwissend auf ihn wirken, im anderen Extremfall aber erlebt er dessen Schweigen als sadistische Versagung. Dies sind keine unkontaminierten Übertragungshaltungen; vielmehr beinhalten sie den Versuch, mit der Realität des Schweigens umzugehen. Ein Verständnis der Situation setzt nicht nur voraus, daß diese Übertragungshaltungen verbalisiert werden; man muß sich darüber hinaus auch klarmachen, daß der Patient glaubt, seine eigenen Haltungen mit dem Schweigen des Analytikers plausibel erklären zu können.

Brockbank (1970) hat das exzessive Schweigen einer so hervorragenden Kritik unterzogen, daß ich ihn selbst zu Wort kommen lassen möchte. Er bezeichnet die Schlußfolgerungen, die der Patient aus dem Schweigen des Analytikers zieht, als »unbeabsichtigte Deutungen« und behauptet, daß das Schweigen die Neutralität unter Umständen eher untergräbt als fördert. Über die »unbeabsichtigten Deutungen« hinaus intensiviert das fortgesetzte analytische Schweigen seiner Ansicht nach die »hypnotische Bereitschaft« des Patienten. Hier bezieht sich Brockbank auf die erhöhte Bedeutung, die jeder Mitteilung des Analytikers zukommt:

»Der schweigende Analytiker bereitet den Boden für eine Analyse, in der die Suggestion eine äußerst wichtige Rolle spielt. Aufgrund des suggestiven Elements, das jeder Deutung zwangsläufig innewohnt, tendiert der Patient in diesen Fällen dazu, dem Analytiker genau jene Art von Material zu liefern, auf das dieser Wert legt, und es auch in die Form zu kleiden, die dem Analytiker wünschenswert erscheint... Tatsächlich wird der Patient aufgrund des Schweigens seines Analytikers in einen der Hypnosesituation nicht unähnlichen Zustand der Hypersuggestibilität versetzt. Infolgedessen registriert er jeden Anhaltspunkt oder Hinweis, der es ihm erleichtert, sich so zu verhalten, daß er vom Analytiker genährt, geliebt oder geschätzt wird. Auf diese Weise kann exzessives Schweigen zu einem schädlichen Einfluß werden, der die analytische Neutralität zunichte macht« (S. 459).

Brockbank beschreibt den interessanten Fall eines Patienten, der nach Sitzungen, in denen seine eigenen Beiträge besonders weitschweifig, wiederholsam und monoton gewesen waren, während der Analytiker weitestgehend geschwiegen hatte, mit dem Gefühl wegging, eine außergewöhnlich gute Analysestunde hinter sich zu haben. Brockbank führt dieses Gefühl darauf zurück, daß der Patient dem Schmerz und Streß, der mit einer realen Beziehung zum Analytiker verbunden ist, hatte ausweichen können.

Man könnte fragen, wann das Schweigen »exzessive« Ausmaße annimmt. Selbstverständlich läßt sich dies nicht quantitativ beantworten; der entscheidende Punkt ist vielmehr der Zweck des Schweigens. Wenn, wie Lipton (1977a) es formuliert, der Analytiker nicht deshalb schweigt, weil er zuhört, sondern das Schweigen als Technik zur Beeinflussung des Patienten benutzt, dann ist das Schweigen exzessiv. Natürlich übt auch das voreilige Deuten winziger Hinweise, die der Patient gibt, Einfluß auf dessen Haltungen aus. Um es noch einmal zu wiederholen – der Analytiker kann nicht *nichts* tun.[1]

Ein verkürzter Blickwinkel: Die analytische Situation als Forschungsfeld

Die Vorstellung, daß die Übertragung frei von jeder »Kontamination« bleiben könne, findet auch Ausdruck in der mangelnden Unterscheidung zwischen der Psychoanalyse als Forschung und der Erforschung der in der analytischen Situation gewonnenen Daten. Seit Freud gesagt hat, daß die Durchführung einer Analyse For-

1 Unter einem anderen interessanten Blickwinkel betrachtet Macalpine (1950) die unvermeidbare Beteiligung des Analytikers. Sie widerspricht der Annahme, daß sich die Übertragung des Patienten spontan einstellt, und betrachtet die Übertragung als eine regressionsbedingte Anpassung an das infantile Setting der analytischen Situation. Bedauerlicherweise beschränkt sie ihre Diskussion des therapeutischen Settings auf jene Aspekte, die den Analysanden ihrer Ansicht nach zur Regression auf einen infantilen Zustand zwingen. Zudem definiert sie das Verhalten des Analytikers ausschließlich im Rahmen der analytischen Situation, ohne die interpersonalen Aspekte zu berücksichtigen, d. h., sie mißt dem von mir betonten Umstand, daß *alles*, was der Analytiker tut, die Übertragung mitbeeinflußt, keine besondere Bedeutung bei.

schung und Therapie miteinander vereine, gehen Psychoanalytiker davon aus, daß ihre Berichte über ihre analytische Erfahrung Forschungsarbeiten darstellen. Freud hat, was man nicht vergessen sollte, aber auch gesagt, daß »die Beweiskraft für die Richtigkeit unserer Voraussetzungen [in der heutigen Praxis der Kur] verdunkelt« werde und anderswo zu suchen sei, da »ein therapeutischer Eingriff nicht so geführt werden kann wie eine theoretische Untersuchung« (1910d, S. 105).

Es erscheint zwar töricht, darauf zu bestehen, daß nur bestimmte Aktivitäten den Namen Forschung verdienen; dennoch aber ist es wichtig, zwischen den Fallberichten eines Analytikers und der systematischen Erforschung der Daten der analytischen Transaktion zu unterscheiden.[2] Letztere setzt die Formulierung von Hypothesen voraus, eine Methode, die Daten so zusammenzustellen, daß sie reproduzierbar sind, Bewertungen durch unabhängige Sachverständige, sobald klinische Variablen ins Spiel kommen, sowie die den Gesetzen der Logik folgende Einschätzung der Ergebnisse in statistischer oder anderer Form.

Die einzig mögliche Art der Forschung, die der praktizierende Analytiker in der analytischen Situation durchführen kann, ist das Studium der eigenen Fälle, so daß Analytiker dieses Forschungsfeld von eigenen Interventionen möglichst freizuhalten versuchen. Auch eine gewisse Beeinflussung durch das naturwissenschaftliche Forschungsmodell spielt hierbei eine Rolle. Greenacre (1954) charakterisiert die »grundlegend forschungsorientierte, nichtdirektive Haltung des Analytikers« folgendermaßen: »Ebenso wie man eine Kontaminierung des chirurgischen Operationsfeldes oder eine Verschmutzung des Objektträgers verhindern muß, müssen auch wir für ein sauberes Untersuchungsfeld sorgen, das die aus der Vergangenheit auftauchenden Erinnerungen unverfälscht zu reflektieren vermag« (S. 681).

Die Analogie zur naturwissenschaftlichen Forschung zieht die Schlußfolgerung nach sich, daß das Material des Patienten keinerlei Beeinflussung durch den Analytiker ausgesetzt sein sollte. Diese Überlegung verleiht allen übrigen Faktoren, die den Analytiker ver-

2 Ich verdanke die Klärung dieses Unterschieds meinen Diskussionen mit Hartvig Dahl.

anlassen mögen, seine Interventionen auf ein Minimum zu beschränken, zusätzliches Gewicht. Wieder haben wir es mit dem bereits bekannten Trugschluß zu tun, denn auch diese Überlegung berücksichtigt nicht, daß die Existenz der analytischen Situation zwangsläufig eine Interaktion konstituiert. Loewald (1970) hat den Unterschied zwischen dem naturwissenschaftlichen Forscher, der den Standpunkt des distanzierten Beobachters einnimmt, und dem Analytiker, der in der analytischen Situation mitbeteiligt ist, überzeugend dargestellt.

Nach wie vor wird die interpersonale Interaktion von manchen Analytikern als bedauerliche Störung und Komplikation betrachtet. Ihr in der Theorie und speziell in der Theorie der Technik besonderes Gewicht beizumessen, weckt Unbehagen – und neben dem Unbehagen die Angst, daß eine interpersonale Perspektive den einzigartigen Beitrag, den die Psychoanalyse zur intrapsychischen Psychologie leistet, in den Schatten stellen und verdrängen wird. Die interpersonale und die intrapsychische Perspektive scheinen einander irgendwie auszuschließen. Nur so ist meiner Ansicht nach Rangells ([1968] 1976) Standpunkt zu erklären, daß die Identifizierung mit dem Analytiker für den analytischen Prozeß überhaupt keine Rolle spiele und der Patient sich nur mit den analytischen *Funktionen* des Analytikers identifiziere (S. 314f.).

Mir scheint, daß die Gefühle zahlreicher heutiger Psychoanalytiker von Anna Freud (1954) bereits vor 40 Jahren treffend beschrieben wurden, und zwar im Zusammenhang mit Stones Unterscheidung zwischen realer, »wirklicher persönlicher Beziehung« in der analytischen Situation und »echten Übertragungsreaktionen«. Ihrer Ansicht nach sind viele Analytiker der Meinung, daß die »phantasierte Beziehung« des Patienten zum Analytiker die Behandlung von Anfang an dominiere und die reale Beziehung erst am Ende hervortrete. Ihr selbst allerdings scheint, zumindest in den meisten neurotischen Fällen, »die umgedrehte Reihenfolge typisch zu sein«:

»Wir sehen den Patienten die Analyse mit einer realistischen Einstellung zum Analytiker beginnen; dann beherrscht mehr und mehr die Übertragung das Feld, gipfelnd in der vollausgebildeten Übertragungsneurose, die analytisch abgearbeitet werden muß, bis schließlich die Figur des Analytikers, ihrer Verzerrungen entledigt, wieder ans Licht kommt. Es ist aber wichtig zu sehen, daß die wirkliche Beziehung zum Analytiker, proportional zu dem gesunden Anteil in der Persönlichkeit des Patienten, nie ganz verschwindet. So sehr ich die Forderung nach striktester Handhabung und Deutung der Übertragung respektiere, in irgendeinem Winkel unseres Denkens sollten wir der Erkenntnis Raum geben, daß Analytiker und Patient bei alledem auch zwei reale Menschen von gleichem, erwachsenem Status sind und in einer wirklichen, persönlichen Beziehung zueinander stehen. Ich überlege mir, ob nicht unsere, bisweilen totale, Vernachlässigung dieses Aspekts für manche der Feindseligkeiten verantwortlich ist, die wir von unseren Patienten zu spüren bekommen und die wir geneigt sind, allein auf das Konto der ›echten Übertragung‹ zu buchen. Aber das sind technisch subversive Gedanken und ›mit Vorsicht zu behandeln‹« (S. 1364 f.).

Warum »subversiv«? Was ist so gefährlich daran, die reale Beziehung anzuerkennen, daß man solche Überlegungen »mit Vorsicht« behandeln muß? In welcher Weise beeinträchtigt es die »strikteste Handhabung und Deutung der Übertragung«? Könnte sich die Anerkennung der realen Beziehung nicht vielmehr als notwendiger Bestandteil einer solch strikten Handhabung und Deutung der Übertragung erweisen?

Die Frage der Beziehung zwischen dem Intrapsychischen und dem Interpersonalen berührt nicht nur die Analyse der Übertragung, sondern die psychoanalytische Theorie insgesamt. Der Psychoanalyse wird häufig unterstellt, den intrapsychischen Verhaltensdeterminanten auf Kosten der interpersonalen allzu großes Gewicht beizumessen. In seinem Buch über psychoanalytische Psychotherapie und Verhaltenstherapie hat Wachtel (1977) den Unterschied zwischen dem intrapsychischen und dem interpersonalen Modell prononciert herausgearbeitet. Es trifft zwar zu, daß die psychoanalytische Theorie mit beiden Modellen arbeitet, dennoch aber stellt sie das intrapsychische in aller Regel in den Vordergrund. Eine wirklich integrierte Sichtweise würde der Tatsache, daß Verhalten ein Ergebnis sowohl intrapsychischer als auch interpersonaler Determinanten ist, Rechnung tragen. Das Individuum betrachtet die Welt nicht nur so, wie seine intrapsychischen Muster ihm dies vorgeben, sondern versucht auch, sie wahrheitsgemäß zu beurteilen. Darüber hinaus beeinflussen intrapsychische und interpersonale Determinanten einander wechselseitig. Die intrapsychischen Muster determinieren nicht nur die selektive Aufmerksamkeit für jene Aspekte der äußeren Welt, die ihnen entsprechen; vielmehr verhält sich das Individuum auch so, daß die Wahrscheinlichkeit wächst, Reaktionen zu erhalten, die diese Sichtweisen bestätigen. Eine solche Validierung von außen wiederum ist zur Aufrechterhaltung jener intrapsychischen Muster notwendig. Ebendiese Erkenntnis wird von der psychoanalytischen Theorie häufig ignoriert; statt dessen postuliert sie eine innere Antriebskraft zur Aufrechterhaltung der intrapsychischen Muster ohne signifikanten Bezug zur äußeren Welt. Die Anziehungskraft von Piagets Theorien beruht u. a. darauf, daß sie beide Modelle in Form des zweigleisigen Prozesses von Assimilation und Akkommodation miteinander verbinden. Der Input von außen wird bereits bestehenden Schemata assimiliert, diese wiederum aber gleichen sich auch dem Input an (vgl. Wachtel, 1980).

Der einzigartige Beitrag der Psychoanalyse besteht darin, Stärke und Dauerhaftigkeit der intrapsychischen Determinanten aufgezeigt zu haben. Diese Determinanten aber werden zu künstlichen Abstraktionen, wenn man sie isoliert vom interpersonalen Kontext betrachtet, in dem sie Ausdruck finden.

Das Fehlen eines allgemein akzeptierten Begriffs für die reale analytische Situation

Da Freud die realistischen Aspekte der analytischen Situation als etwas Selbstverständliches zu betrachten pflegte und sie nur beiläufig erwähnt, gibt es für sie keinen allgemein verbindlichen Fachbegriff. Man könnte vermuten, daß dem von Freud (1913 c) als »Rapport« bezeichneten Phänomen signifikante, in der realen Situation wurzelnde Determinanten zugrunde liegen müssen. Wenn aber Freud (1925 d, S. 68) schreibt, daß sich die Übertragung »ohne Dazutun des Arztes« entwickele, so zeigt dies, daß er dem realen

Verhalten des Analytikers gegenüber dem Patienten kaum Bedeutung beimißt – offensichtlich setzt er die Angemessenheit dieses Verhaltens als selbstverständlich voraus. Und diesem Vorbild gemäß spielt das reale Verhalten des Analytikers in der Theorie der analytischen Technik nach wie vor nur eine Nebenrolle.

Ein wichtiger Grund dafür, daß Freud eine realitätsgemäße Haltung des Analytikers als selbstverständlich voraussetzte und sich infolgedessen mit den charakteristischen Merkmalen der realen Situation nicht speziell beschäftigte, ist meiner Ansicht nach die Tatsache, daß er diese angemessen realistischen Haltungen nicht als veränderungsbewirkende Faktoren betrachtete und folglich auch nicht empfahl, sie als solche gezielt einzusetzen. Im Gegenteil, er betrachtet die durch positive Übertragung bewirkte Veränderung als reine Suggestion, die auch nicht analysespezifisch ist: »Die Übertragung kann häufig genug die Leidenssymptome allein beseitigen, aber dann nur vorübergehend, solange sie eben selbst Bestand hat. Das ist dann eine Suggestivbehandlung, keine Psychoanalyse« (1913c, S. 477f.). Explizit auseinandergesetzt aber hat sich Freud mit der *Abweichung* von den als selbstverständlich vorausgesetzten angemessenen Haltungen des Analytikers, nämlich mit der Gegenübertragung.

Die Behauptung, die unanstößige positive Übertragung sei nicht mehr als die realistische Einstellung des Patienten zum Analytiker, ist absolut unvereinbar mit der großen Bedeutung, die Freud der positiven Übertragung als affektivem Faktor beimißt, der den Patienten beeinflußbar macht. Eine solche Sichtweise ignoriert, worauf es Freud vor allem ankam: Auch wenn die positive Übertragung, d. h. die Suggestibilität, diese wichtige Rolle im analytischen Prozeß spielt, unterscheidet sich die Psychoanalyse von anderen Suggestivbehandlungen gerade dadurch, daß die Übertragung analysiert wird (1916–17a, S. 468–471). Vor allem aber übersieht ein solches Verständnis den entscheidenden Punkt, nämlich die Tatsache, daß Freud diese Haltungen als Übertragung bezeichnet hat.

Daß Freud unter positiver Übertragung nicht einfach nur die realistische Beziehung versteht, zeigt die folgende Passage aus »Die endliche und die unendliche Analyse«: »Und außerdem sei nicht jede gute Beziehung zwischen Analytiker und Analysiertem, während und nach der Analyse, als Übertragung einzuschätzen. Es gebe auch freundschaftliche Beziehungen, die real begründet sind und sich als lebensfähig erweisen« (1937c, S. 66). Ein wenig später bestätigt er noch einmal seine frühe Definition der positiven Übertragung als »zärtliche Einstellung zum Analytiker... die das stärkste Motiv für die Beteiligung des Analysierten an der gemeinsamen analytischen Arbeit ist« (S. 78).

Ebenso wie Freud halten es Psychoanalytiker auch heute noch im großen und ganzen für selbstverständlich, daß ihr Verhalten den Patienten zur Kooperation bei der gemeinsamen Arbeit veranlassen werde. Es gibt jedoch signifikante Interaktionen zwischen Patient und Analytiker, die keine Übertragung darstellen und den Patienten, der angemessen auf sie reagiert, gerade nicht kooperativ stimmen. Wenn ihm der Analytiker beispielsweise Anlaß gegeben hat, zornig zu sein, und der Patient tatsächlich wütend wird, ist ein gewisser Aspekt seiner Wut weder als Übertragung noch als Kooperation zu betrachten – es sei denn, man faßt den Begriff der Kooperation so verwirrend weit, daß man jede direkte angemessene Reaktion des Patienten als kooperativ bezeichnet, weil sie ein notwendiges Element für die Fortsetzung einer offenen und ehrlichen Beziehung darstellt. Wir konzeptualisieren ein unangemessenes Verhalten des Analytikers als Gegenübertragung, wie aber bezeichnen wir die realitätsgerechte Reaktion des Analysanden auf eine Gegenübertragung?

Wenn man die realistischen Reaktionen des Analysanden betrachten will, sollte man zwischen ihren affektiven und kognitiven Aspekten unterscheiden. Es ist, wie ich bereits gesagt habe, falsch, die unanstößige positive Übertragung als schlicht realistisch oder auch nur als vorrangig realistisch zu betrachten, wenngleich sie – ein angemessenes Verhalten des Analytikers vorausgesetzt – mit realistischen affektiven Haltungen übereinstimmen kann. Darüber hinaus aber werden auch die durch die Gegenwart determinierten kognitiven Aspekte der realistischen Einstellungen des Patienten in dem Konzept der unanstößigen positiven Übertragung nicht berücksichtigt. Wenngleich Freud den affektiven Faktor der Haltungen des Patienten unzweifelhaft für den wichtigeren hält, verweist er doch auch auf einen kognitiven Faktor, indem er von dem intellektuellen Interesse und Verständnis des Patienten spricht. Nachdem er die Rolle der positiven Übertragung erläutert hat, nennt er in seinem behandlungstechnischen Beitrag aus dem Jahre 1913 »noch ein anderes förderndes Moment«, nämlich »das intellektuelle Interesse und Verständnis des Kranken«. Ihm allerdings, so fügt er hinzu, drohe »beständig die Entwertung infolge der Urteilstrübung, welche von den Widerständen ausgeht« (1913c, S. 478).

Meiner Ansicht nach sollten wir in der Theorie zwischen realistischen und Übertragungsaspekten der analytischen Situation unterscheiden. Da die positive Übertragung, auch wenn sie der Gegenwart angemessen ist (ein angemessenes Verhalten des Analytikers vorausgesetzt), in erster Linie affektiven Charakter hat und tief in der Vergangenheit verwurzelt ist, sollten wir sie weiterhin als positive – im Gegensatz zur erotischen – Übertragung bezeichnen und die kognitiven, der realen analytischen Situation angemessenen Einstellungen als »realistische« Einstellungen.

Obwohl das Konzept der realistischen Beziehung bis vor wenigen Jahren in analytischen Diskussionen so gut wie nie ins Blickfeld gerückt wurde, fand es von Zeit zu Zeit und mehr oder weniger beiläufig Erwähnung. Beispielsweise spricht Freud in seiner *Selbstdarstellung* von den »realen Verhältnissen« (1925d, S. 69). In dem Beitrag »Zur Dynamik der Übertragung« (1912b) schreibt er, daß das Ergebnis »den realen Beziehungen zum Arzte« entsprechen werde, wenn die Vater-Imago die positive Übertragung determiniert (S. 365). Und er erwähnt, daß der Patient angesichts von Übertragungswiderständen »aus seinen realen Beziehungen zum Arzte herausgeschleudert wird« (S. 373). Auf der folgenden Seite beschreibt er den Versuch des Patienten, »seine Leidenschaften [zu] agieren, ohne auf die reale Situation Rücksicht zu nehmen« (S. 374). Und in seiner zusammenfassenden Darstellung der Technik im *Abriß der Psychoanalyse* (1940a) heißt es, der »analytische Arzt und das geschwächte Ich des Kranken« sollten, »an die reale Außenwelt angelehnt, eine Partei bilden« (S. 98).

Kurze Hinweise auf die realistische Beziehung sind überall in der Literatur zu finden. So stellen Alexander, French et al. (1946) fest, daß die Reaktionen des Patienten auf den Analytiker nicht ausschließlich Übertragungsreaktionen seien, sondern zum Teil auch den realen Persönlichkeitsmerkmalen und dem Verhalten des Therapeuten entsprechen (S. 72). In ähnlicher Weise erwähnt Stone (1973) beiläufig, daß »das Ich des Patienten immer, in unterschiedlichem Maß, auf den Analytiker, d. h. auf wahrgenommene und unmittelbare Realitäten, reagiert« (S. 57).

Speziell mit diesem Thema beschäftigt sich Greenson in seinem Beitrag »Die reale Beziehung zwischen Patient und Analytiker« (1971). Er benutzt den Begriff »real« sowohl im Sinn von »genuin« als auch im Sinn von »realistisch«. Weil letztendlich aber selbst unrealistische Aspekte der Patient-Analytiker-Beziehung genuin sind, wäre es besser, statt von »real« von »realistisch« zu sprechen. Greenson und Wexler (1969) haben auch den Begriff »Nichtübertragung« eingeführt, mit dem sie sämtliche Beziehungen in der analytischen Situation bezeichnen, die nicht Bestandteil der Übertragung sind. Weil der Terminus »Nichtübertragung« eine negative Definition darstellt, plädiere ich auch hier für die positive Bezeichnung »realistisch«.

Wenn ich von der realistischen Beziehung spreche, schwebt mir keine absolut gesetzte äußere Realität vor. Insbesondere denke ich dabei nicht an eine Realität, über die der Analytiker gebietet. Vielmehr denke ich an ein konsensuell validiertes Konzept der realen Situation, das durch Diskussion und »Verhandlung« zwischen den beiden Beteiligten der analytischen Situation entwickelt wird.

Das Bündnis

Unter dem wachsenden Eindruck, daß Freuds Schriften zur Übertragung dem Unterschied zwischen Übertragung und realistischer Beziehung zumindest explizit nicht angemessen Rechnung tragen, wurden in den vergangenen Jahren verschiedenartige »Bündnis«-Konzepte entwickelt. Vorläufer des Begriffs »Bündnis« aber finden sich bereits bei Freud. »Die analytische Situation«, so schreibt er, »besteht bekanntlich darin, daß wir uns mit dem Ich der Objektperson verbünden, um unbeherrschte Anteile ihres Es zu unterwerfen, also sie in die Synthese des Ichs einzubeziehen« (1937c, S. 80). Dieses Bündnisverständnis beschränkt sich offenkundig nicht auf die

Haltungen des Patienten, sondern geht von einer Beziehung mit Implikationen für beide Beteiligte aus. Wir verbünden uns mit dem Ich des Patienten.

Gleichwohl werde ich die These vertreten, daß es den verschiedenen Bündniskonzepten ebensowenig wie dem Konzept der unanstößigen positiven Übertragung gelingt, eindeutig zwischen gegenwärtigen und in der Vergangenenheit wurzelnden Determinanten der Haltungen des Patienten zu unterscheiden. Die Bündniskonzepte beschränken sich darauf, die gegenwärtigen und kognitiven Determinanten zu betonen, während das Konzept der unanstößigen positiven Übertragung die in der Vergangenheit wurzelnden und affektiven Determinanten hervorhebt. Indem beide Konzepte ein angemessenes Verhalten des Analytikers als selbstverständlich voraussetzen, messen sie der Untersuchung der realen Situation zu wenig Bedeutung bei.

Zetzel ([1958] 1974) definiert das »therapeutische Bündnis« als »reale Objektbeziehung, die die Mobilisierung von selbständigen Ich-Attributen beim Patienten fördert« (S. 188). Sie glaubt Vorläufer des Konzepts in den Schriften von Edward Bibring und Richard Sterba zu finden. In seinem Beitrag zum Symposium über die Theorie der therapeutischen Resultate der Psychoanalyse betrachtet Bibring ([1937] 1937) die Haltung des Analytikers und die »von ihm geschaffene analytische Atmosphäre« als eine Art »Realkorrektur« für den Patienten. Er betont seine Überzeugung, »daß das Erlebnis der Gewißheit von der Unverlierbarkeit der Zuwendung des Analytikers« nicht nur Bedingung für das analytische Verfahren sei, sondern auch »eine *unmittelbare* Festigung des Gefühls der Sicherheit« bewirke (S. 30). Bibring zufolge liegt diese »unmittelbare Festigung« des Sicherheitsgefühls zwar »eigentlich außerhalb der analytischen Therapie«, ist aber nur »im Zusammenhang des analytischen Verfahrens von dauerndem Wert« (S. 31). Sterba betont in seinem vielzitierten Beitrag über »Das Schicksal des Ichs im therapeutischen Verfahren« (1934) die Identifizierung des Patienten mit den realistischen, analysierenden Funktionen des Analytikers. Man wird feststellen, daß Bibrings Perspektive in erster Linie die des Analytikers ist, während Sterba sich eher den Blickwinkel des Patienten zu eigen macht. Beide aber betonen die realistischen Einstellungen.

Aus diesem Grund sollte man annehmen, daß Zetzel unter dem Arbeitsbündnis in erster Linie die gegenwärtige realistische Beziehung versteht; aber sie findet auch in der Vergangenheit Faktoren, die das Bündnis determinieren. Im Grunde trifft Zetzel dieselbe Unterscheidung zwischen der als Widerstand dienenden Übertragung und der behandlungsfördernden Übertragung wie Freud. Deshalb scheint ihr Konzept des Arbeitsbündnisses Freuds Konzept der unanstößigen positiven Übertragung zu entsprechen. Analog dazu ersetzt sie Freuds Gegenüberstellung von behandlungsfördernder Übertragung und Übertragungswiderstand durch Übertragung bzw. Übertragungsneurose. So stellt sie fest: »Es wird unterschieden zwischen der Übertragung als therapeutischem Bündnis und der Übertragungsneurose, die im ganzen als eine Manifestation von Widerstand angesehen wird« ([1956] 1974, S. 172).[3] In der zusammenfassenden Darstellung ihrer Sichtweise aber hält Zetzel fest: »da die Übertragungsanalyse die Grundkonflikte... berührt, neigen Übertragungsneurose und therapeutisches Bündnis dazu, in so hohem Grad miteinander zu verschmelzen, daß sie möglicherweise ununterscheidbar werden« ([1958] 1974, S. 197). Zetzels Konzeption erinnert an Freuds Postulat eines Übergangs von einer »leistungsfähigen« Übertragung zum Übertragungswiderstand, allerdings hat Freuds Beschreibung den Vorteil, konsequent zwischen beiden Konzepten zu unterscheiden.

Greenson ([1965] 1982) hat den Begriff des Arbeitsbündnisses geprägt. Er zieht ihn der Bezeichnung »therapeutisches Bündnis« vor, weil er »das wesentliche Element« hervorhebt, nämlich »die Fähigkeit des Patienten, in der Behandlungssituation zielbewußt mitzuarbeiten« (S. 153 f.). Auch Greenson versteht unter dem Arbeitsbündnis sowohl realistische als auch Übertragungsaspekte. Beispielsweise räumt er ein, daß »das Arbeitsbündnis Bestandteile der infantilen Neurose enthalten kann, die schließlich analysiert

3 Dieselbe Unterscheidung zwischen behandlungsfördernder und störender Übertragung trifft auch Tartakoff (1956) in ihrer Besprechung von de Forests Buch *The Leaven of Love* (1954). Tartakoff behauptet, daß de Forest nicht unterscheide »zwischen der Übertragungsneurose und jenen Übertragungsmanifestationen, die eine auf dem Vertrauen des Patienten in seinen Analytiker und dem Glauben an ihn beruhende Arbeitsbeziehung ermöglichen« (S. 333).

werden müssen« (S. 154). Somit tendiert Greenson ebenso wie Zetzel dazu, den Unterschied zwischen behandlungsfördernder Übertragung und Übertragungswiderstand zu verwischen – auch wenn er zwischen der Übertragungsneurose und dem Arbeitsbündnis, die durch »grundsätzlich verschiedene Übertragungserscheinungen« (S. 152) charakterisiert sind, unterscheidet. Darüber hinaus wird deutlich, daß sein Begriff der »realen Beziehung« ([1971] 1982) nicht nur die realistischen Aspekte des Arbeitsbündnisses, sondern die realistische Beziehung insgesamt bezeichnet. Er weist darauf hin, daß er »Objektbeziehungen, die den Begriff des therapeutischen oder Arbeitsbündnisses einschließen bzw. darüber hinausgehen... besonders betone« (S. 365).

Ebenso wie Zetzel ergänzen auch Sandler, Dare und Holder ([1973] 1973) das Konzept der unanstößigen positiven Übertragung um »autonome Funktionen« und gelangen so zu einem »Behandlungsbündnis«. Nicht anders als die Konzepte des therapeutischen Bündnisses oder Arbeitsbündnisses umfaßt das Behandlungsbündnis realitätsangemessene ebenso wie Übertragungsaspekte. Die Autoren verweisen auf Freuds (1913c) Unterscheidung zwischen der Herstellung eines »freundlichen Rapports und Attachements an den Arzt« und der störenden Übertragung. Ihrer Ansicht nach hat die »Tatsache, daß Freud den Begriff ›Übertragung‹ für beide Aspekte verwendet... in der nachfolgenden Literatur zu Verwirrung geführt und dazu beigetragen, daß der Begriff ›positive Übertragung‹ dazu benützt wurde, Aspekte dessen zu kennzeichnen, was wir hier das Behandlungsbündnis genannt haben« (S. 25). Ebenso wie Loewenstein (1969) und Hendrick (1939) wollen auch diese Autoren u.a. zwischen Rapport und Übertragung unterscheiden; dabei aber gehen sie irrtümlicherweise davon aus, daß Freud unter der »unanstößigen positiven Übertragung« vor allem die gegenwärtigen, realistischen Aspekte der Beziehung versteht. Wie ich gezeigt habe, war Freud selbst der Ansicht, daß die positive Übertragung in erster Linie in der Vergangenheit gründe.

Kanzer und Blum (1967) interpretieren Freud ebenso wie ich. Sie schreiben: »Indem man innerhalb der ›positiven Übertragung‹ ein Element unterscheidet, welches tatsächlich das realistische therapeutische Bündnis konstituiert, sollte sich eine Quelle theoretischer und praktischer Konfusion klären lassen« (S. 109). Daß Kanzer und Blum mit der positiven Übertragung Freuds unanstößige positive Übertragung meinen, zeigen ihr Hinweis auf »die gesunden Aspekte integrierter Übertragungsdispositionen«, ihre Unterscheidung zwischen Übertragungsneurose und Übertragung sowie ihre Formulierung, daß die Übertragung »im genetischen und funktionalen Kern der Persönlichkeit wurzelt« (S. 109). Besonders diese Formulierung macht deutlich, daß sie das gleiche meinen wie Freud, als er die Übertragung als Fähigkeit zur Aufnahme menschlicher Beziehungen definierte, die zur Grundlage der Beeinflußbarkeit wird. Die »theoretische und praktische Konfusion«, von der Kanzer und Blum sprechen, tritt zum Beispiel bei Sandler, Dare und Holder (1973) zutage, die nicht wirklich verstanden haben, weshalb Freud den »freundlichen Rapport« als Übertragung bezeichnete.

Daß es an einer allgemein verbindlichen Definition der verschiedenen Bündniskonzepte mangelt, beweist die Art, wie sie in der Literatur verwendet werden. Manche Autoren halten sie für ein und dasselbe, andere glauben, Unterschiede ausmachen zu können, und wieder andere begreifen ein Konzept als Teilaspekt eines anderen. So versteht zum Beispiel Dickes (1975) unter dem Arbeitsbündnis den realistischen Aspekt des therapeutischen Bündnisses.

Friedman (1969) setzt sich mit der jeweiligen Bedeutung von realistischen Einstellungen bzw. Übertragungshaltungen im therapeutischen Bündnis auseinander. Er fragt, ob das Bündnis überhaupt auf relativ autonomen Aspekten der Ichaktivität beruhen *könne* oder ob es nicht vielmehr in Haltungen gegenüber dem Analytiker gründen müsse, die man zutreffender als Übertragung bezeichnen sollte. Seine Überlegungen machen Freuds Verwendung des Begriffs »Übertragung« für sowohl behandlungsfördernde als auch störende Verschiebungen aus der Vergangenheit verständlicher. Friedman stellt die übliche Formulierung des Bündnisses im Sinne von Sterbas (1934) rationalem Ich dem Argument Nunbergs (1928) gegenüber, daß die elementaren Ziele des Patienten denen des Analytikers zuwiderlaufen. Deshalb besteht die Alternative Friedman zufolge »zwischen einem therapeutischen Bündnis ohne Antriebskraft und einem energetischen Bündnis ohne klare therapeutische Orientierung« (S. 145). Er betont, daß irgendeine Antriebskraft des

Patienten im therapeutischen Bündnis wirksam sein müsse. Der Analytiker, so seine Schlußfolgerung, muß den Patienten, so wie er ist, akzeptieren und sich gleichzeitig mit dessen Hoffnung auf Veränderung verbünden.

In gewisser Hinsicht gibt Friedman Sterbas Standpunkt nicht korrekt wieder. In Wahrheit nämlich erkennt Sterba sehr wohl an, daß die positive Übertragung es dem Patienten ermöglicht, sich den Übertragungswiderstand rational einsichtig zu machen. Sterba erklärt: »Durch die Aufklärungen über die Übertragungssituation nun erlebt der Patient erstmalig das Besondere der analytisch therapeutischen Arbeitsweise. Dieses Besondere besteht im Wandern des Bewußtseins vom Erlebniszentrum des Affekts zum Zentrum der intellektuellen Betrachtung... Die Bedingung der wirksamen Errichtung dieses Betrachtungsstandpunktes ist ein Stück positiver Übertragung, auf Grund deren eine passagere Ich-Stärkung durch Identifizierung mit dem Analytiker erfolgt« ([1934] 1975, S. 944).

Ich habe die Auffassung vertreten, daß Freud die realistischen Aspekte im Verhalten des Analytikers deshalb nicht explizit beschrieben hat, weil er nicht den Eindruck erwecken wollte, als seien diese Verhaltensweisen bewußt als veränderungsbewirkende Faktoren einzusetzen. Bestätigt wird diese Vermutung meiner Meinung nach durch jene Kritiker der Bündniskonzepte, die einwenden, daß solche Konzepte dem Analytiker implizit nahelegen, diese oder jene Verhaltensweisen gezielt als technische Maßnahmen zu ergreifen, um ein Bündnis zu stärken und zu fördern. Dies, so die Kritik, geschehe auf Kosten der Übertragungsanalyse.

Kanzer (1975) zum Beispiel hält es für möglich, daß das therapeutische Bündnis und das Arbeitsbündnis, wie es von Zetzel bzw. Greenson definiert wurde, an entgegengesetzten Enden »eines durch den analytischen Pakt definierten Kontinuums« angesiedelt seien »und eine ausgeprägte Tendenz zu erkennen geben, von der durch die Grundregel vorgegebenen Orientierung der traditionellen Analyse abzuweichen« (S. 48). Er kommt zu dem Schluß, daß die Verhaltensweisen des Analytikers, die sowohl Zetzel als auch Greenson zur Entwicklung des Bündnisses empfehlen, eher in der psychoanalytisch orientierten Psychotherapie als in der Psychoanalyse Anwendung finden sollten. Insbesondere betont Kanzer, daß

Zetzel die Übertragung zugunsten der Beruhigung und Greenson die Übertragung zugunsten der Konzentration auf die reale Situation vernachlässige. Andererseits aber weist Kanzer auch darauf hin, daß »realistische und Nicht-Übertragungsaspekte der Patient-Arzt-Beziehung... allzuhäufig in der einseitigen Beschäftigung mit der Übertragung untergehen« (S. 60). Er stimmt zu, daß diese realistischen Aspekte in der traditionellen Technik nicht angemessen konzeptualisiert wurden und wir auf eine theoretische Formulierung angewiesen sind, um sie handhaben zu können.

Curtis (1979) hat das Bündniskonzept aus den gleichen Gründen wie Kanzer kritisiert. Auch er versteht die Betonung der kooperativen Aspekte der analytischen Beziehung als Teil einer Tendenz, »unseren Interessensbereich über das intrapsychische Leben des Patienten hinaus auf sämtliche Aspekte der therapeutischen Beziehung zu erweitern« (S. 159). Er befürchtet, daß das Resultat dieser Gewichtsverlagerung eine korrigierende emotionale Erfahrung bei Vernachlässigung der Übertragungs- und Widerstandsanalyse sein werde.

Zweifellos scheinen manche Fallbeispiele, die von Befürwortern des therapeutischen Bündnisses beschrieben werden, eher eine Übertragungsmanipulation als eine Übertragungsanalyse zu empfehlen. So steht in Zetzels ([1958] 1974) Darstellung der therapeutischen Handhabung früher Angstmanifestationen nicht die Deutung, sondern die Beruhigung im Vordergrund. Zetzel beschreibt eine Patientin, die sich vor der Aufnahme einer Analyse fürchtete; sie hatte Angst, verachtenswert oder lächerlich zu erscheinen. Die ersten Sitzungen förderten Material zutage, »das die wachsende Tendenz der Patientin zeigte, den ziemlich schweigsamen Analytiker als irreale, allmächtige Gestalt zu sehen«. Als die Situation in der Supervisionsstunde des Ausbildungskandidaten besprochen wurde, kam ihm seine Starre und seine Sorge zu Bewußtsein, in den Sitzungen womöglich irgend etwas »Unanalytisches« zu tun – zumal es sich um seine erste Analysepatientin handelte. »Daraufhin nahm er eine ein klein wenig aktivere und menschlichere Haltung ein und zeigte der Patientin, daß er ihre Angst bemerkte. Infolgedessen berichtete die Patientin am nächsten Tag, bis gestern habe sie den Analytiker für eine entfernte, olympische, etwas magische Gestalt gehalten« (S. 191). Sich absichtlich auf »eine ein klein wenig aktivere und menschlichere Haltung« zu verlegen ist eine Manipulation der Übertragung. Selbst die Anerkennung der Angst der Patientin stellt eine Manipulation dar, wenn sie – wie es hier der Fall zu sein scheint – der Beruhigung dienen soll. Im Gegensatz dazu würde eine Übertragungsdeutung der Patientin zeigen, daß sie offensichtlich durch das Schweigen oder irgendeinen anderen Aspekt im Verhalten des Analytikers veranlaßt wurde, ihn als unwirkliche und omnipotente Gestalt wahrzunehmen. Es ist durchaus denkbar, daß eine solche Deutung den Analytiker in den Augen der Patientin »menschlicher« erscheinen läßt. In der Tat sagte die Patientin, es sei ihr klargeworden, daß sie ein »phantastisches« Bild von ihrem Analytiker gehabt habe und er schließlich doch ein »gewöhnlicher« Mensch sei. Aber zu diesem Resultat gelangte sie nicht durch die Einsicht, die eine Übertragungsdeutung erzeugt, sondern durch eine Manipulation der Übertragung.[4]

Zweifellos haben die Bündniskonzepte unter Analytikern eine starke und gegensätzliche Resonanz ausgelöst. Einerseits scheinen diese Konzepte in Reaktion auf die Überzeugung entwickelt worden zu sein, daß die realistischen Aspekte der analytischen Situation ignoriert werden. Andere Analytiker sind der Meinung, daß sie auf Kosten der Analyse einer Manipulation der Übertragung Vorschub leisten. Jene Autoren, die den Unterschied zwischen Übertragung und Realität besonders betonen, erwecken nicht selten den Eindruck, als wollten sie für die Rechte des unterdrückten Patienten eintreten. Indirekt geben sie zu verstehen, daß ein Analytiker, der die Haltungen seiner Patienten ausschließlich oder in erster Linie als Übertragung versteht, sich in der arroganten Überzeugung wiege, daß an der Korrektheit seiner eigenen Haltungen nicht zu zweifeln sei. Offenbar sind diese Kritiker der Meinung, daß Psychoanalytiker häufig hochmütig und distanziert seien und der Patient darunter leide, nicht als ebenbürtiges menschliches Wesen betrachtet zu wer-

4 Ich hatte dieses Kapitel bereits geschrieben, als Brenner (1979) seine Kritik an Zetzels Fallbericht publizierte (der offenbar eine ausführlichere Darstellung desselben Falls zugrunde liegt [Zetzel, 1966].) Brenner macht im wesentlichen denselben Einwand geltend wie ich.

den. Ihre Schriften klingen manchmal wie ein dringender Appell, sich als Psychoanalytiker menschlich zu verhalten und den Patienten ein gewisses Maß an Interaktion zuzugestehen. Ob dies von den Analytikern, die den Unterschied zwischen Übertragung und Realität besonders hervorheben, tatsächlich beabsichtigt ist oder nicht – bei vielen Kritikern jedenfalls erwecken sie ebendiesen Eindruck.

Hingegen scheinen zahlreiche Analytiker, die den Unterschied bagatellisieren, der Meinung zu sein, daß seine Verfechter sich durch die Forderungen und Ansprüche des Patienten gewissermaßen erweichen lassen und dann keine angemessene Neutralität mehr wahren können – sie flüchten sich von der Übertragungsanalyse in die psychotherapeutische Interaktion. So weist zum Beispiel Rangell ([1969] 1969) mit Nachdruck darauf hin, daß das Bündnis nicht zur Befriedigung infantiler Bedürfnisse dienen sollte. Vielmehr müssen diese Bedürfnisse analysiert werden. Nichts anderes als »die objektive, analysierende Funktion des Analytikers« konstituiert Rangell zufolge »die ›reale‹ Beziehung zwischen Patient und Analytiker« (S. 452). Hier wendet sich Rangell speziell gegen Greensons (1966) Konzept einer Art mütterlicher Fürsorge und Gitelsons (1962) Analogie zur mütterlichen Unterstützung in Reaktion auf die Abhängigkeitssituation des Kindes. Derartige Verzerrungen der Patient-Analytiker-Beziehung, so Rangell, müssen im Rahmen der Übertragungsneurose verstanden werden: »Der Zug zur Herstellung einer gewährenden Beziehung auf der Basis früher Objektbindungen... führt gewöhnlich mehr zur Befriedigung zwischenmenschlicher Bedürfnisse als daß er Einsicht herbeiführte; es wird, wie Arlow und Brenner (1966) zeigten, ›human gehandelt‹, aber nicht gedeutet, und das ist geeignet, in der Praxis Gegenübertragungsreaktionen zu stimulieren und gleichzeitig zu verdunkeln« (S. 453).

Rangell hält die »wissenschaftliche« Perspektive des Analytikers nicht für »unmenschlich«. Mit seinen Worten: »Eine objektive, wissenschaftliche Haltung kann und muß sogar mit analytischer Einfühlung, Sorge und Mitgefühl einhergehen, wie es Leo Stone (1961) sehr feinfühlig dargestellt hat, ohne daß man irgendwelche gegensätzlichen oder einander ausschließenden Haltungen des Analytikers herbeizitieren müßte« (S. 453).

Während sich Rangell Stones Sichtweise anschließt, erhebt Kanzer (1963) dieselben Einwände gegen Stone, die Rangell gegen Greenson und Gitelson geltend macht. Stone ([1961] 1973) behauptet, daß »die primitiven Übertragungen... leicht überflüssigerweise aktiviert oder intensiviert werden, wenn das ›reife‹ ich-syntone Übertragungsbedürfnis inadäquat befriedigt wird« (S. 128). Kanzer aber hält Stone entgegen, daß bestimmte Verhaltensweisen, die er beschreibt – zum Beispiel, daß er seinem Patienten in bestimmten Situationen sagt, wo er seine Ferien verbringen wird, oder die Empfehlung, daß der Patient in der Schlußphase einige Stunden im Sitzen verbringen sollte, damit Patient und Analytiker einander kennenlernen können, sowie der allgemeine Tenor seiner Darstellung des Verhältnisses zwischen Wissenschaft und Menschlichkeit –, möglicherweise eine Unzulänglichkeit zu erkennen geben, die Übertragung adäquat zu analysieren. Wie auch immer Stones Praxis aussehen mag – seiner Intention, so wie ich sie verstehe, stimme ich zu: der Rückkehr zu einer Grundlinie der analytischen Situation, die dem Bild, das Freud entworfen hat, ähnelt. Das Gegenextrem wäre der Analytiker, der durch sein distanziertes Verhalten nicht die Wiederbelebung der Vergangenheit, sondern vielmehr eine unerwünschte iatrogene Regression fördert.

Vor einigen Jahren hat sich Lipton (1977a) auf hilfreiche Weise mit demselben Thema auseinandergesetzt. Er beobachtet in der heutigen Praxis eine starke Tendenz, den Unterschied zwischen technischem und nichttechnischem Verhalten des Analytikers zu verwischen und davon auszugehen, daß das gesamte Verhalten des Analytikers von technischen Erwägungen geleitet sei. Diese Tendenz läuft Freuds eigener Praxis zuwider, wie Lipton im Kontext einer Untersuchung von Freuds (1909d) Analyse des »Rattenmannes« erläutert. Wie ist es zu verstehen, daß Freud dem »Rattenmann« etwas zu essen gab, ihm eine Karte schickte oder ihn bat, ihm ein Foto seiner Verlobten zu zeigen? Manche Analytiker würden solche Verhaltensweisen natürlich als Gegenübertragung betrachten. Es gibt nun einmal eine große Spannbreite von Verhaltensweisen, in denen sich Analytiker in ihrer individuellen Persönlichkeit erheblich voneinander unterscheiden, und solche Verhaltensweisen sind nicht zwangsläufig Ausdruck einer Gegenübertragung. Der entscheidende Unterschied ist folgender: Manche Analytiker vertreten den Standpunkt, daß sämtliche Verhaltensweisen des Therapeuten Teil seiner Technik sein sollten, d. h. technischen Regeln gehorchen und bewußt mit technischer Zielsetzung eingesetzt werden sollten; andere hingegen halten es für selbstverständlich, daß das Verhalten des Analytikers immer auch eine nichttechnische Seite hat, die sich von Analytiker zu Analytiker je nach seinen persönlichen Vorlieben unterscheidet; dieser Aspekt ist spontan und verfolgt keine technische Zielsetzung.

Zwar setzt auch Lipton einen zwischenmenschlichen oder menschlichen Aspekt im Verhalten des Analytikers als selbstverständlich voraus; aber seine Position hat den Vorzug, diesen Verhaltensaspekt explizit von der Technik zu unterscheiden. Abgesehen von der Tatsache, daß man die persönliche Variable im Verhalten eines Therapeuten im Prinzip unmöglich ausschließen kann – wenn auch nur aus dem Grund, daß sich Therapeuten als Personen voneinander unterscheiden –, hat der Versuch, die gesamte Beziehung unter die Technik zu subsumieren, unerwünschte Konsequenzen für die Therapiesituation. Eine dieser Konsequenzen besteht darin, daß die persönliche Beziehung auf diese Weise der Spontaneität beraubt wird, die sie haben muß, um authentisch zu sein. Stone (1954) behauptet, daß »auch eine *vollständige* Verschmelzung des Analytikers als Individuum und des Analytikers als Techniker dem analytischen Prozeß unter Umständen abträglich ist« (S. 575). Aber die persönliche und die technische Seite des Analytikers könnten zu einer Art »psychodynamischer Balance« mit dem erlebenden und dem beobachtenden Ich des Patienten finden. »Sollte man nicht vernünftigerweise annehmen«, so fragt er, daß »ein gravierendes Ungleichgewicht auf einer Seite die andere ernsthaft beeinträchtigen kann?« (S. 575).

Glover (1955) kommt im Zusammenhang mit »Kontakten in Randzonen« auf diesen Unterschied zwischen dem persönlichen und dem technischen Verhalten des Analytikers zu sprechen und empfiehlt: »Verhalten Sie sich im Zweifelsfall natürlich.« Warnend aber weist er darauf hin, daß man »eine Gewohnheit, wenn sie erst einmal zur Regel geworden ist, nicht mehr durchbrechen kann, ohne sofort Übertragungsreaktionen auszulösen« (S. 24). In ähnlicher Weise rät er: »Sobald der Patient nicht mehr auf der Couch liegt, gehorcht die zwischen Patient und Analytiker bestehende Situation den alltäglichen Regeln der Höflichkeit und Rücksichtnahme« (S. 44). Daran anschließend erläutert er bestimmte Situationen, in denen das Verhalten, das der Patient zeigt, wenn er nicht auf der Couch liegt, gedeutet werden sollte, warnt aber davor, mit solchen Deutungen zu weit zu gehen. Da dem Patienten die analytische Beziehung ohnehin vollkommen einseitig erscheint, »besteht keine Notwendigkeit, darauf herumzureiten, es sei denn, daß die Interessen der Analyse es definitiv erfordern« (S. 44).

Ich möchte betonen, daß sowohl die technischen als auch die persönlichen Verhaltensweisen des Analytikers real sind und der Patient sowohl in der Übertragung *als auch* realistisch auf sie reagiert. Vor allem das persönliche Verhalten des Analytikers kann unbeabsichtigte Rückwirkungen auf die Übertragung zeitigen, die dann analysiert werden müssen.

Rangells ([1969] 1969) bereits zitierter Kommentar, daß es »die objektive, analysierende Funktion des Analytikers« sei, welche »die ›reale‹ Beziehung zwischen Patient und Analytiker herstellt« (S. 452), ist ein Beispiel für diese mangelnde Unterscheidung zwischen technischen und nichttechnischen Aspekten im Verhalten des Analytikers. Und Rangell übersieht auch, daß sie *beide* real sind. Die »analysierende Funktion« ist technisch und nur ein Aspekt der realen Situation. Ebensowenig aber machen »analytische Einfühlung, Sorge und Mitgefühl« die Totalität der realen Situation aus.

Die unterschiedlichen Bündnisbegriffe implizieren im wesentlichen nichts anderes als das, was Freud mit dem Begriff der »unanstößigen positiven Übertragung« zum Ausdruck brachte. Aber auch den Bündniskonzepten gelingt es nicht, bestimmte weitere Unterscheidungen, die notwendig sind, explizit herauszuarbeiten: 1. Auf den Patienten bezogen, müssen wir zwischen der affektiven realitätszugewandten Haltung – der positiven Übertragung – und den kognitiven realitätszugewandten Aspekten differenzieren, die durch unterschiedliche, interpersonal determinierte und in der Vergangenheit wurzelnde Faktoren bestimmt sind. 2. Auf den Analytiker bezogen, müssen wir zwischen technischen und persönlichen Verhaltensweisen unterscheiden.

In den Augen mancher Analytiker zeichnen sich die Bündniskonzepte zumindest dadurch aus, daß sie das Zusammenwirken von realistischen und Übertragungshaltungen des Patienten benennen; und dieses Zusammenwirken müssen wir immer einschätzen, wenn wir beurteilen wollen, ob der Patient von einer bestimmten Deutung profitieren kann. Für andere wiederum implizieren die Bündniskonzepte, daß die realistische Beziehung bewußt als Aspekt der Technik gefördert werden müsse – und zwar, so diese Kritiker, auf Kosten der Übertragungsanalyse. Dies ist aber keine zwangsläufige Folge. Die realistische Beziehung ist vorhanden, ob es dem Analytiker paßt oder nicht.

Im Verhalten des Analytikers lassen sich ebenso wie im Verhalten des Patienten realistische und (Gegen-)Übertragungsreaktionen unterscheiden. Sowohl sein technisches als auch seine persönliches Verhalten beinhalten variierende Mischungen aus realistischen und Gegenübertragungshaltungen. Ebenso wie die positive Übertragung des Patienten hat auch die positive Gegenübertragung des Analytikers eine unanstößige und eine erotische Seite. Aber ebenso wie im Verhalten des Patienten können diese beiden Seiten auch im Verhalten des Analytikers nur theoretisch voneinander isoliert werden. In jeder realen Situation treten sie in unterschiedlichen Kombinationen auf.

Ein Großteil der Kritik an Freuds Technik betrifft die Unbefangenheit, mit der er persönliche Beziehungen zu seinen Patienten aufnahm. So wichtig die Unterscheidung zwischen der technischen Funktion des Analytikers und seinen persönlichen Verhaltensweisen auch ist, betrachte ich die gegenwärtige Tendenz, sie vollständig aufzuheben, dennoch als Zeichen für ein grundsätzlicheres Problem: Man bagatellisiert die Wichtigkeit, die dem realen Verhalten des Analytikers und den realistischen Einstellungen des Patienten zukommt, und infolgedessen werden sie auch unter technischem Blickwinkel nicht berücksichtigt. Diesen technischen Problemen möchte ich mich nun zuwenden.

7 Die reale analytische Situation in der Übertragungsanalyse

Im vorangegangenen Kapitel habe ich die These vertreten, daß die analytische Situation, sosehr der Analytiker Bandbreite und Intensität seines Verhaltens auch begrenzen mag, eine interpersonale Situation bleibt – eine interpersonale Situation allerdings, in welcher der Patient, was die Haltungen seines Analytikers betrifft, nur spärliche Informationen besitzt. Die wichtigste Konsequenz, die sich daraus für die Analyse der Übertragung ergibt, besteht meines Erachtens darin, daß der Patient versuchen wird, die aus seiner Vergangenheit stammenden Haltungen so plausibel wie möglich zu dieser eingeschränkten Information über den Analytiker in Beziehung zu setzen und auf diese Weise zu rechtfertigen.

Zweifellos würde jeder Analytiker zustimmen, daß den Haltungen des Patienten sowohl interpersonale als auch intrapsychische Determinanten zugrunde liegen, und vermutlich würde kein Analytiker behaupten, daß sich eine Haltung des Patienten gewissermaßen unkontaminiert – d. h. ohne Zusammenhang mit irgendeinem interpersonalen Aspekt der analytischen Situation – herausbilden kann. Dennoch aber werden die Implikationen, die dies für die Behandlungstechnik mit sich bringt, in der Praxis meiner Ansicht nach häufig übersehen. Zwischen der grundsätzlichen Anerkennung der Rolle des Analytikers als reale Person und der ständigen Berücksichtigung der realen Beziehung zwischen Patient und Analytiker in Form von Deutungen, wie diese Beziehung dem Patienten erscheint, besteht noch ein großer Unterschied.

Anna Freud ([1954] 1987) hat den Analytiker als Beteiligten an einer Beziehung beschrieben, indem sie die nuancierten Unterschiede im realen Verhalten des Analytikers gegenüber verschiedenen Patienten aufzeigte:

»Ebenso wie ›keine zwei Analytiker jemals genau dieselben Deutungen geben würden‹, finden wir bei näherer Prüfung, daß keine zwei Patienten irgendeines Analytikers von ihm genau gleich behandelt werden. Bei manchen Patienten bleiben wir todernst. Bei anderen mögen Humor, selbst Witze eine Rolle spielen. Bei einigen müssen Deutungen direkt und unverhüllt in Worte gefaßt werden, während es anderen leichter fällt, denselben Inhalt in der Form von Gleichnissen und Analogien zu akzeptieren. Wir machen Unterschiede beim Kommen und Gehen, Unterschiede des Grades, in dem wir eine reale Beziehung zum Patienten neben der phantasierten Übertragungsbeziehung zulassen« (S. 1351 f.).

Anna Freud zufolge können diese minimalen Unterschiede in den Reaktionen des Analytikers als Hinweise auf die gesunde Persönlichkeit des Patienten dienen – auf den Reifegrad seines Ichs, sein intellektuelles Vermögen und seine Fähigkeit, eigene Konflikte zeitweise objektiv zu betrachten. Bedauerlicherweise ist sie der Ansicht, daß ein solches minimales »Agieren« im technischen Verhalten des Analytikers nur zu einem besseren Verständnis der Charakterstruktur des Patienten führen wird. Sie erkennt nicht, daß diese subtilen *Realitäts*momente vom Patienten in der Übertragung weiter ausgestaltet werden können.

Die Realität der analytischen Situation spielt für beide Aspekte der Übertragungsanalyse – den Widerstand gegen das Bewußtwerden der Übertragung und den Widerstand gegen die Auflösung der Übertragung – eine wesentliche Rolle. Ich wende mich zunächst dem Widerstand gegen das Bewußtwerden der Übertragung zu.

Angesichts der kargen Hinweise, die der Patient erhält, versucht er, eine möglichst plausible Hypothese zu entwickeln, mit deren Hilfe er sich sein Erleben der Beziehung auf der Grundlage dieser begrenzten Informationen erklären kann. Der Analytiker wird aufmerksam beobachten, auf welche Art und Weise Material, das nicht Bestandteil der Übertragung ist, möglicherweise indirekt auf die Übertragung verweist, wenn er die Realitätsaspekte der analytischen Situation – sowohl was ihren Kontext als auch was seine eigenen Interventionen betrifft – nicht aus dem Auge verliert. Wenn er zum Beispiel angekündigt hat, daß eine Sitzung ausfallen wird, muß er mit direkten oder indirekten Hinweisen auf die Reaktion des Patienten rechnen. (Lipton [persönl. Mitteilung] meinte zu diesem Beispiel, daß die üblicherweise vertretene Auffassung, die Reaktion des Patienten bezöge sich in erster Linie auf die bevorstehende Abwesenheit und nicht auf die Art und Weise ihrer Ankündigung, falsch sei.) Wenn der Analytiker eine Deutung gibt, die der Patient seiner Meinung nach als Kritik auffassen könnte, sollte er sich nicht davon abhalten lassen, nachfolgende Assoziationen zu überkritischen Personen als indirekten Hinweis auf die Übertragung zu deuten.

Der Analytiker wird nicht nur mit größerer Wahrscheinlichkeit indirekte Hinweise auf die Übertragung wahrnehmen, wenn er sich die Realität der analytischen Situation ständig vergegenwärtigt. Er wird seine Deutung eines solchen Hinweises darüber hinaus auch plausibler und infolgedessen in einer für den Patienten akzeptableren Form formulieren können, wenn er die mutmaßliche Verbindung zwischen dieser Deutung einer indirekten Bezugnahme auf die Übertragung und der Realität, die sie seiner Vermutung nach ausgelöst hat, aufzeigen kann.

Der Patient kann die Beziehung in der analytischen Situation auf verschiedenartigste Weise erleben, und zwar sowohl im Hinblick auf sein Gefühl, daß die Situation sein Erleben rechtfertige, als auch in bezug auf das Ausmaß, in dem ihm der Stimulus, auf den er reagiert, bewußt ist. Seine Haltungen können von der subjektiven Gewißheit, daß sein Erleben durch die gegenwärtige Situation gerechtfertigt sei, bis zu der Überzeugung reichen, daß dies nicht der Fall ist. Er kann sich in dem Glauben wiegen, genau zu wissen, wodurch seine Reaktion ausgelöst wurde; ebensowohl aber ist es möglich, daß ihm nichts dazu einfällt. Natürlich muß der Analytiker die expliziten Hinweise, in denen der Patient sein Erleben der Beziehung und charakteristische Merkmale der analytischen Situation anspricht, sowie die Verbindungen, die er zwischen beiden Aspekten herstellt, sorgfältig beachten. Es ist jedoch kennzeichnend für die analytische Situation, daß der Patient sich dieser Aspekte entweder nur flüchtig bewußt ist oder sie nur gelegentlich und beiläufig erwähnt, weil sie Widerstand auslösen. Eine häufige Assoziationsabfolge besteht in einem kurzen Hinweis auf die Beziehung, dem sich dann die Erörterung einer außerhalb der Übertragung stehenden Situation anschließt, die indirekt Aufschluß über die Übertragungshaltungen gibt.

Man könnte fragen, ob zwischen der Auffassung, daß die Übertragungshaltungen des Patienten so plausibel wie möglich zu Anhaltspunkten in der realen Situation in Beziehung gesetzt werden, und der Tatsache, daß diese Anhaltspunkte häufig rasch verleugnet werden und aus dem Bewußtsein verschwinden, nicht ein Widerspruch besteht. Die Antwort lautet, daß sich der Widerstand gegen das Bewußtwerden von Übertragungshaltungen unweigerlich auch auf die damit zusammenhängenden Hinweise erstreckt. In der Verleugnung dieser Hinweise und Haltungen wiederholt sich vermutlich der frühere Versuch des Patienten, sein Verständnis bestimmter Erfahrungen zu verleugnen, welche die genetische Grundlage der Übertragungshaltung bilden.

Natürlich vermutet der Analytiker, daß der Patient auf irgendein bestimmtes Moment der analytischen Situation reagieren wird; das, was dieser dann tatsächlich registriert, ist aber unter Umständen etwas ganz anderes. Als Analytiker ist man häufig überrascht zu sehen, daß der Patient Aspekte überhaupt nicht wahrzunehmen scheint, die man selbst für entscheidende Merkmale der Situation hält; es ist jedoch wichtig, sich vor Augen zu führen, daß der Patient sie unter Umständen nur scheinbar nicht beachtet hat. Andererseits können Aspekte, die dem Analytiker trivial erscheinen, für den Patienten eine große Rolle spielen.

Diese unterschiedliche Bedeutung, die Patient und Analytiker einem Geschehen beimessen, führt häufig zu einer typischen Situation: In der Beziehung geschieht etwas, und der Patient scheint es völlig zu ignorieren. Der Analytiker reagiert darauf möglicherweise mit der Bemerkung, daß der Patient dem Thema offenbar auszuweichen versuche und ihm gewiß irgendwelche Gedanken dazu durch den Kopf gingen. Vielleicht hat der Analytiker recht, er kann sich jedoch auch irren. Es ist denkbar, daß das Geschehen für den Patienten tatsächlich nicht wichtig ist oder er – selbst wenn er es für bedeutsam hält – realitätsangemessen reagiert, so daß er es nicht für nötig erachtet, ein Wort darüber zu verlieren.

Nehmen wir jedoch an, daß der Analytiker zu Recht vermutet,

daß ein bestimmtes Ereignis Einfluß auf die Übertragung genommen hat. Wenn der Analytiker sich nun darüber beklagt, daß der Patient über die Art dieses Einflusses nichts mitteilt, erkennt er unter Umständen selbst nicht, daß das latente Thema der Assoziationen, die dem Patienten einfallen, auf die Bedeutung des vorangegangenen Ereignisses verweist. (Natürlich wird es dem Analytiker selbst dann, wenn er eine indirekte Bezugnahme auf das Geschehen zu finden versucht, nicht immer gelingen, sie tatsächlich zu entdecken, weil er entweder nicht in der Lage ist, die Verbindung herzustellen, oder weil sie durch den Widerstand zu sehr verdunkelt ist.) Darüber hinaus wird sich der Patient unweigerlich kritisiert fühlen, wenn der Analytiker das Ausbleiben relevanter Assoziationen beklagt. Da der Patient die Grundregel befolgen und alles aussprechen soll, was ihm durch den Kopf geht, sagt der Analytiker letztlich nichts anderes als: »Sie erzählen mir zwar, was Ihnen durch den Kopf geht, aber trotzdem bin ich nicht zufrieden, denn Ihre Gedanken sollten sich eigentlich mit etwas anderem beschäftigen.« Die intuitive Wahrnehmung des Analytikers, daß es dem Patienten widerstrebt, die Übertragung direkt zur Sprache zu bringen, hat dazu geführt, daß er mit den produzierten Assoziationen unzufrieden ist und darüber klagt, daß der Patient nicht so assoziiere, wie es sich gehört.

Auch Glover (1955) setzt sich mit diesem Problem auseinander und warnt vor dem Versuch, es zu lösen, indem man ohne irgendeine konkrete Vorstellung nach Assoziationen gräbt. Er hat die Erfahrung gemacht, daß der Patient es in aller Regel als Kritik auffaßt, wenn der Analytiker seine Aufmerksamkeit auf irgendein Ereignis zu lenken versucht, »nur um Assoziationen zu diesem Ereignis zu erhalten« (S. 178). Darüber hinaus stellt Glover fest, daß das Ereignis eine Eigenbedeutung erhält, auch wenn das Gefühl des Patienten, der Analytiker habe ihn kritisiert, analysiert wird. Taucht die Situation erneut auf, wird sich der Patient bewußt in einer bestimmten Weise verhalten, so als nehme er die Reaktion des Analytikers vorweg oder provoziere sie. Wir können hier eine Parallele herstellen zu unserer früheren Diskussion der Frage, inwieweit dem Agieren mit einem Verbot zu begegnen sei statt mit der Deutung, daß die Assoziationen, die der Patient gibt, möglicherweise indirekte Hinweise auf das Ereignis, an das der Analytiker denkt, enthalten.

Lipton (1974) hat darauf hingewiesen, daß die Klage, der Patient assoziiere nicht frei, überhaupt nur dann gerechtfertigt sei, wenn ohne jeden Zweifel klar ist, daß er Assoziationen absichtlich zurückhält. Solange der Patient das, was ihm bewußt durch den Kopf geht, verbalisiert, kann man ihn nicht beschuldigen, nicht »richtig« zu assoziieren, denn er hat nur die Instruktion, alles zu sagen, was ihm »durch den Kopf geht«.

Ein häufiger Fehler des Analytikers, der von der Wichtigkeit der Übertragung überzeugt ist, sie aber auf taktlose Weise deutet, besteht darin, dem manifesten Inhalt ausschließlich auf der Grundlage einer angenommenen Paralle zwischen Inhalt und Übertragung eine implizite Übertragungsbedeutung beizumessen, ohne sie unter Verweis auf irgendein Merkmal der analytischen Situation plausibel zu machen. Ebenso wie der Patient versucht, eine realistische Grundlage für sein Erleben der Beziehung zu finden, muß sich auch der Analytiker um eine möglichst plausible, realistische Grundlage für seine Deutungen dieses Erlebens bemühen. Indem er dies tut, bekräftigt er, wie wichtig es ist, das reale Geschehen aufmerksam zu beobachten.

Wenn in der analytischen Situation etwas geschehen ist, das nach Meinung des Analytikers die Art und Weise, wie der Patient die Beziehung erlebt, beeinflußt haben muß, die Assoziationen des Patienten ihm dies aber nicht bestätigen, kann er den Patienten jederzeit um Hilfe bitten. Er könnte zum Beispiel sagen: »Ich vermute, daß das, worüber Sie sprechen, irgendwie eine Fortsetzung des Geschehenen darstellt, aber ich kann die Verbindung nicht entdecken. Können Sie es?« Ebenso könnte der Analytiker den Patienten um Hilfe bitten, wenn dessen Assoziationen nachdrücklich auf eine parallele Erfahrung in der analytischen Beziehung zu verweisen scheinen, der Analytiker aber nicht erkennt, welche Aspekte der Situation als realistische Grundlage dieser Reaktion dienen. Er könnte sagen: »Thema dieser Stunde ist, daß Sie sich von jemandem kritisiert fühlen, und ich vermute, daß Sie sich von mir kritisiert fühlen; mir ist aber nicht klar, was ich gesagt oder getan habe, um Ihnen diesen Eindruck zu vermitteln. Fühlen Sie sich von mir kritisiert? Und wenn es der Fall ist, wodurch könnte dieses Gefühl Ihrer Meinung nach ausgelöst worden sein?«

In seiner Diskussion von Stracheys (1934) Beitrag über die therapeutischen Wirkungen der Psychoanalyse spricht sich Rosenfeld (1972) auch gegen mechanische Übertragungsdeutungen aus. Er erwähnt, daß manche Analytiker mitunter sämtliche Produktionen des Patienten zur Übertragung in Beziehung setzen. Sie geben automatisch Kommentare wie: »›Sie haben jetzt von mir den Eindruck, daß...‹ oder ›Sie wollen so und so auf mich einwirken‹.« Oder sie beschränken sich darauf, »die Worte des Patienten wie ein Papagei zu wiederholen und sie auf die Stunde zu beziehen«. Rosenfeld behauptet, eine solche »stereotype« Reaktion gebe sich zwar den Anschein einer »Deutung des Hier und Jetzt«, führe aber »Stracheys wertvollen Beitrag über die mutative Deutung ad absurdum« (S. 457).

Damit der Analytiker die Realitätsaspekte der Haltungen seines Patienten aufmerksam beobachten kann, muß er sich selbst als Beteiligten in einer Beziehung begreifen. Nur wenn er sich für eine »leere Leinwand« hält, kann er annehmen, daß die Reaktionen des Patienten ausschließlich durch dessen intrapsychische Situation bestimmt seien.

Wenn sich der Analytiker als Beteiligten in einer Beziehung sieht, so hat dies u.a. zur Folge, daß er nicht nur die Einstellung, die der Patient ihm gegenüber vertritt, aufmerksam verfolgt, sondern auch beobachtet, wie der Patient die Haltungen versteht, mit denen er selbst ihm begegnet. Wahrscheinlich widerstrebt es dem Patienten mehr, seine Spekulationen über die Haltungen des Analytikers auszusprechen oder sie sich auch nur bewußtzumachen, als über seine eigenen Haltungen gegenüber dem Analytiker zu sprechen. Es liegt auf der Hand, daß der Patient im allgemeinen das Gefühl haben wird, Spekulationen über die Haltungen des Analytikers liefen darauf hinaus, diesen zu analysieren und den Spieß herumzudrehen. Und vor allem wird der Patient vermutlich keine Haltungen des Analytikers zur Sprache bringen wollen, die dieser seiner Meinung nach lieber verleugnen möchte, die ihm der Patient aber mit einer gewissen Berechtigung unterstellt. Um so mehr ist der Analytiker verpflichtet, das, was der Patient seiner Ansicht nach über seine Gefühle ihm gegenüber denken mag, auszusprechen.

Zwischen den Gefühlen, die der Patient dem Analytiker gegenüber empfindet, und den Gefühlen, die der Patient dem Analytiker unterstellt, wird häufig nicht explizit unterschieden, Glover aber stellt beiläufig fest: »Natürlich könnte man zahlreiche der funktionalen Widerstände, die wir beschrieben haben, insoweit auch als Übertragungswiderstände bezeichnen, als die Aktivität eines jeden einzelnen Mechanismus durch die Reaktion des Patienten gegenüber dem Analytiker oder durch die Reaktionen, die der Patient im Analytiker vermutet, zum Ausdruck kommen« (1955, S. 67).

Der Analytiker darf nicht vergessen, daß er unter Umständen durchaus mehr oder weniger auf den Versuch des Patienten, seine Vergangenheit in der Übertragung zu wiederholen, eingegangen ist, indem sein eigenes Verhalten des Patienten Deutung der Beziehung zu rechtfertignen scheint (Levenson, 1972). Es ist nicht verwunderlich, daß der Analytiker den Übertragungswünschen des Patienten zwangsläufig in größerem oder geringerem Umfang und über einen längeren oder kürzeren Zeitraum nichtsahnend entspricht. Dies zu leugnen hieße auch, zu leugnen, daß die analytische Situation tatsächlich eine interpersonale Interaktion darstellt. Sandler (1976a; 1976b) hat dieses Thema vor einigen Jahren diskutiert und dabei von der Suche des Patienten nach »Wahrnehmungsidentität« und der »Bereitschaft zur Rollenübernahme« des Analytikers gesprochen.

Wenn man die Notwendigkeit betont, daß der Analytiker seine Teilnahme als reale Persönlichkeit anerkennt, stellt sich unweigerlich die Frage, ob eine solche Anerkennung von ihm auch verlangt, daß er die Vorstellungen, die der Patient über ihn entwickelt, bestätigt oder ihnen widerspricht. So beschreibt Greenson (1967) einen Patienten, der in einer späten Phase seiner Analyse endlich aussprechen konnte, daß Greenson einen etwas dogmatischen und redseligen Eindruck auf ihn mache. Greenson räumte ein, daß die Beobachtung des Patienten richtig sei, eine Übertragungsdeutung aber kommt ohne eine solche Bestätigung aus. Sie könnte die Aufmerksamkeit sogar von einer Untersuchung der Gründe, die den Patienten so lange daran gehindert haben, die ihm selbst korrekt erscheinende Beobachtung auszusprechen, ablenken, und dies scheint Greensons Bericht zufolge auch tatsächlich der Fall gewesen zu sein.[1]

Ein Eingeständnis seitens des Analytikers belastet den Patienten, weil es auf eine Abwehr von Kritik hinausläuft. Es scheint einzig im Fall einer signifikanten Gegenübertragung angebracht zu sein, die sich nach Meinung des Analytikers erschwerend auf die Behandlung auswirkt, weil sie nicht rechtzeitig bewußt wahrgenommen wurde. Es genügt, den Mutmaßungen des Patienten das Recht auf eine gründliche Untersuchung ihrer Plausibilität zuzubilligen.

Der Analytiker muß zwischen der Validierung einer Wahrnehmung und der Bestätigung einer Schlußfolgerung oder eines Urteils sowie zwischen der Bestätigung der »Richtigkeit« einer Schlußfolgerung und der Bestätigung ihrer Plausibilität unterscheiden. Eine gute Deutung vermag durchaus sowohl eine Wahrnehmung als auch die Plausibilität einer Schlußfolgerung zu bestätigen, ohne im Hinblick auf ihre »Richtigkeit« Stellung zu beziehen.

Der Versuch, die Gefühle zu leugnen, die der Patient dem Analytiker zuschreibt, ist noch weniger zu rechtfertigen als ihr Eingeständnis. Zum einen ist ein solcher Versuch nicht in jedem Fall überzeugend, und darüber hinaus gerät der Analytiker möglicherweise in die unhaltbare Position, zu leugnen, daß er durch irgend etwas, was ihm nicht bewußt ist, beeinflußt wird. Ich habe bereits darauf hingewiesen, daß eine selbstgewisse Einstellung des Analytikers generell verhängnisvolle Folgen haben kann. Wünschenswert erscheint es mir statt dessen, das, was den Patienten beschäftigt, soweit wie möglich aufzudecken und dabei auch Vorstellungen ins Blickfeld zu rücken, die der Patient vielleicht hegt, aber nicht ausspricht.

Ebensowenig ist es notwendig, daß der Analytiker – was Diskussionen dieser Art häufig zu implizieren scheinen – in irgendeiner Form Stellung dazu bezieht, inwieweit die Reaktion des Patienten intrapsychisch durch die Vergangenheit determiniert ist und inwieweit sie auf der realen interpersonalen Interaktion beruht. Erforderlich ist es einzig und allein, die Art und Weise, wie der Patient die analytische Situation erlebt, Schritt für Schritt aufzudecken. Dies ist

1 In einem Beitrag, der veröffentlicht wurde, nachdem ich dieses Kapitel geschrieben hatte, kommt Brenner (1979) in bezug auf Greensons Bericht zu demselben Ergebnis.

ein integraler Bestandteil des analytischen Prozesses. Indem sich der Analytiker mit plausiblen Hypothesen des Patienten auseinandersetzt, schafft er die dazu angemessene Atmosphäre.

Die sorgfältige Untersuchung der Frage, welche Merkmale der analytischen Situation den Deutungen des Patienten zugrunde liegen, kann eine zusätzliche und sehr wichtige Rolle bei der schwierigen Aufgabe des Analytikers spielen, sich seiner Gegenübertragung bewußt zu werden. Denn die Suche nach solchen Merkmalen führt ihm möglicherweise Aspekte seines eigenen Verhaltens vor Augen, die ihm bislang nicht bewußt gewesen sind.

Die Auflösung der Übertragung im Hier und Jetzt

An früherer Stelle (S. 55 f.) habe ich Freuds (1912b) Antwort auf die Frage, weshalb die Übertragung sich so hervorragend in den Dienst des Widerstandes stellen lasse, zitiert. Diese Antwort macht deutlich, daß die Übertragungsdeutung in zwei Schritten zu erfolgen hat. Der erste besteht darin, dem Patienten bewußtzumachen, daß er »seine Leidenschaften agieren« will (S. 374), d. h., man deutet den Widerstand gegen das Bewußtwerden der Übertragung; im zweiten Schritt versucht man, ihn »dazu [zu] nötigen, diese Gefühlsregungen in den Zusammenhang der Behandlung und in den seiner Lebensgeschichte einzureihen«, d. h., den Widerstand gegen die Auflösung der Übertragung zu deuten, indem man sowohl die analytische Situation als auch die genetische Vergangenheit deutet.

Strachey ([1934] 1935) konzipiert eine »mutative« Deutung, die ebenfalls zwei Schritte umfaßt. Im ersten Schritt wird »ein Teil der Es-Beziehung des Patienten zum Analytiker bewußtgemacht... kraft der Stellung des letzteren als Hilfs-Überich« (S. 501). Ich würde diesen Schritt folgendermaßen formulieren: Wenn die Übertragungsvorstellung noch nicht bewußt ist, bringt der Analytiker sie ins Bewußtsein, indem er indirekte Bezugnahmen auf die Übertragung, die in den expliziten, nicht die Übertragung betreffenden Assoziationen enthalten sind, deutet. Der zweite Schritt hängt von der »Fähigkeit [des Patienten] ab, im kritischen Augenblick des Bewußtwerdens der freigewordenen Triebregung zwischen dem

Phantasieobjekt und der realen Person des Analytikers zu unterscheiden« (S. 503). Ich habe betont, daß diese Unterscheidung ermöglicht wird, indem man die Übertragung als plausible Erklärung des Geschehens deutet, das zwischen dem Patienten und dem Analytiker tatsächlich stattgefunden hat – des realen Geschehens, das dem Patienten als Grundlage für seine Übertragungsausgestaltung dient.

Um die einzigartige Effektivität, durch die sich Übertragungsdeutungen vor Deutungen außerhalb der Übertragung auszeichnen, wieder ins Blickfeld zu rücken, beschreibt Strachey ([1934] 1935) zwei entscheidende Vorteile der Übertragungsdeutung. Zum einen wirkt die Deutung unmittelbar affektiv, weil sie eine Triebregung anspricht, die gegenüber derselben Person, welche die Deutung gibt, empfunden und zum Ausdruck gebracht wird. Der andere Vorteil ergibt sich aus dem Umstand, daß sich in keinem anderen Setting so deutlich wie in der analytischen Situation zeigt, daß die Haltung des Patienten nicht zwangsläufig aus der realen Situation resultiert. Die analytische Situation nämlich kennen beide Beteiligten aus erster Hand, und beide haben ein Interesse daran, sie objektiv einzuschätzen, was auf die Beurteilung einer Situation außerhalb der Übertragung nicht zutrifft. Um es mit Stracheys Worten zu formulieren, so ist »im Falle einer Nichtübertragungsdeutung das Objekt der Es-Regung, das ins Bewußtsein gebracht wird, nicht der Analytiker und also nicht unmittelbar anwesend... Zweitens aber ist es für den Patienten, nochmals dank der Tatsache, daß das Objekt der Es-Regung nicht wirklich anwesend ist, im Fall einer Nichtübertragungsdeutung weniger leicht, den Unterschied zwischen dem realen und dem Phantasieobjekt sofort zu merken« (S. 512). Die Wirksamkeit mutativer Deutungen, so Strachey, könne durchaus »von der Tatsache abhängen... daß in der analytischen Situation der Geber der Deutung und das Objekt der gedeuteten Es-Regung ein und dieselbe Person sind« (S. 514, Anm. 37).

Strachey (S. 515, Anm. 38) weist darauf hin, daß sein Beitrag »wenig mehr als eine Ausarbeitung« folgender Bemerkung Freuds darstelle: »Die Übertragung wird vom Analytiker dem Kranken bewußtgemacht, sie wird aufgelöst, indem man ihn davon überzeugt, daß er in seinem Übertragungsverhalten Gefühlsrelationen *wieder-*

erlebt, die von seinen frühesten Objektbesetzungen, aus der verdrängten Periode seiner Kindheit, herstammen« (Freud 1925d, S. 69). Genaugenommen aber betont Freud die Bedeutung, die der Vergangenheit für die Auflösung der Übertragung zukommt, weit stärker als Strachey.

Dreiunddreißig Jahre nach Erscheinen von Stracheys Beitrag kommt Stone (1967) zu denselben Ergebnissen. Auch er verweist auf »die einzigartige Wirksamkeit von Übertragungsdeutungen« und schreibt: »Keine andere Deutung ist frei von jener gewissen Zweifelhaftigkeit, die darauf beruht, daß man die Beteiligung der ›anderen Person‹ an der Liebe, an einem Streit, an einer Kritik oder um was immer es gehen mag nicht wirklich kennt. Und keine andere Situation gibt dem Patienten das Gefühl, kognitiv weiterzukommen und gleichzeitig als Person vollständig toleriert und akzeptiert zu werden; dieses Gefühl wird von einer Deutung vermittelt, die jenes Individuum gibt, auf das sich die im Augenblick aktiven Emotionen, Triebe oder sogar Abwehrformationen richten« (S. 35).

Ich habe bereits an früherer Stelle auf Stracheys Beobachtung verwiesen, daß die meisten Deutungen Nichtübertragungsdeutungen seien – ein Umstand, den er durchaus zu billigen scheint. Es ist denkbar, daß Strachey, wenn er von Nichtübertragungsdeutungen spricht, an Deutungen denkt, die Material, das nicht zur Übertragung gehört, zu ihr in Beziehung setzen; falls es sich so verhält, sind seine Ausführungen allerdings mißverständlich. Denn die Herstellung einer Verbindung zwischen Nichtübertragungsmaterial und Übertragung hat die Funktion, die Übertragung aufzulösen, und ist aus diesem Grund eben keine Nichtübertragungs-, sondern eine Übertragungsdeutung.

Eine noch genauere Formulierung dieses Unterschieds ermöglichen Rosenfelds (1972) Anmerkungen zu Stracheys Beitrag. Rosenfeld ist der Überzeugung, daß Übertragungsdeutungen »den mutativen Prozeß« initiieren, daran anschließend aber eine Phase des Durcharbeitens erforderlich sei, um diesen Prozeß zu konsolidieren und voranzutreiben. Rosenfeld gibt hier zu verstehen, daß sowohl die Übertragungsdeutung als auch das Durcharbeiten »nicht nur dazu dienen, die Phantasien und das Verhalten des Patienten in der Übertragung herauszuarbeiten«, sondern darüber hinaus »die Konflikte des Patienten detailliert zu seiner gegenwärtigen Lebenssituation und zu seiner Vergangenheit in Beziehung setzen« (S. 457). Rosenfeld betont auch, daß »bestimmtes analytisches Material auf den ersten Blick den Eindruck machen kann, als habe es mit der Übertragung nichts zu tun; dies muß der Analytiker durch seine Interventionen und Deutungen zunächst zu klären versuchen« (S. 458).

Was hierbei unter Umständen nicht beachtet wird, ist die Tatsache, daß Rosenfeld von drei verschiedenen Schritten der analytischen Arbeit spricht, ohne sie eindeutig gegeneinander abzugrenzen. Der erste Schritt besteht darin, Nichtübertragungsmaterial zu *klären*, um einen Anhaltspunkt für mögliche Hinweise auf die Übertragung zu finden. Im zweiten Schritt soll diese Übertragung bewußtgemacht werden, während der dritte in der Auflösung der Übertragung besteht. Unter dem »Herausarbeiten der Phantasien und des Verhaltens des Patienten in der Übertragung« versteht Rosenfeld vermutlich sowohl die Deutung weiterer Übertragungsaspekte, die noch nicht bewußt sind, als auch den Versuch, die Übertragung innerhalb der analytischen Situation selbst aufzulösen, indem sie den Merkmalen der realen analytischen Situation, die ihr als Ausgangspunkte dienen, gegenübergestellt wird. Das Aufzeigen von Verbindungen zwischen den »Konflikten des Patienten« – wie sie sich, so vermute ich, in der Übertragung äußern – und »seiner gegenwärtigen Lebenssituation und seiner Vergangenheit« bedeutet einerseits, daß die Übertragung durch Übertragungsdeutungen aufgelöst wird und andererseits durch genetische Deutungen Zusammenhänge aufgezeigt werden.

Dieser sorgfältige Vergleich zwischen den realen Merkmalen der analytischen Situation und der Art und Weise, wie der Patient sie interpretiert, setzt voraus, daß die Merkmale eindeutig benannt und ins Blickfeld gerückt werden. Somit ist klar, daß die Auflösung der Übertragung die Kenntnis dieser Merkmale voraussetzt, da sie nur durch die Arbeit in der analytischen Situation selbst erfolgen kann.

Die Überwindung des Widerstandes gegen die Auflösung der Übertragung bedeutet, daß der Patient den Übertragungscharakter bestimmter Haltungen erkennen muß; zumindest muß er sich bewußt werden, welche Rolle das, was er von vornherein in die Situation einbringt, für seine Haltungen spielt. Dies wird häufig folgendermaßen beschrieben: Der Patient muß erkennen, daß er die reale Situation entstellt oder daß die reale Situation in Wirklichkeit anders beschaffen ist, als er es sich bislang vorgestellt hat. Ich halte die Formulierung, daß der Patient die reale Situation »entstellt«, für nicht korrekt. Zutreffender wäre es zu sagen, daß er eine Hypothese entwickelt. Von einer »Entstellung« kann man nur dann sprechen, wenn die Beeinflussung durch die Vergangenheit im Widerspruch zur aktuellen Information steht. Wenn der Analytiker anerkennt, daß der Patient den Themen, die er zu bearbeiten hat, so rational wie möglich begegnet, respektiert er die Gesundheit des Patienten. Wenn er jedoch die Art und Weise, wie der Patient die Beziehung erlebt, in den Mittelpunkt der Aufmerksamkeit rückt, ohne nach realen Aspekten zu suchen, auf die der Patient möglicherweise reagiert, gibt er ihm indirekt zu verstehen, daß seine Erlebensweise jeder vernünftigen Grundlage entbehrt.

Statt des Begriffs »Entstellung« schlage ich folgende Formulierung vor: Die reale Situation läßt außer den Deutungen, die der Patient entwickelt hat, weitere Deutungen zu. Der Analytiker gibt zu bedenken, daß die Schlußfolgerungen des Patienten möglicherweise nicht eindeutig durch die reale Situation determiniert sind. Wenn man das Problem auf diese Weise betrachtet, statt von vornherein von »Entstellungen« auszugehen, wird man nicht so leicht dem Irrtum aufsitzen, daß es irgendeine Form absoluter äußerer Realität gäbe, deren »Wahrheit« es zu ergründen gelte. Es reicht, wenn der Analytiker zu bedenken gibt, daß die Situation verschiedene Deutungen zuläßt und daß es – weil die Schlußfolgerungen des Patienten nicht eindeutig durch die bestimmbaren Merkmale der Situation determiniert sind – klug wäre zu untersuchen, inwieweit seine Deutung auch durch das beeinflußt sein könnte, was er in die Situation mitgebracht hat. Zwar kann man im allgemeinen davon ausgehen, daß der Analytiker eine objektivere Perspektive einnimmt als der Patient, im Einzelfall aber trifft dies unter Umständen nicht zu. Der Analytiker kann sich nicht unbedingt sicher sein, daß er recht hat, und er kann die Richtigkeit seiner Sichtweise auch nicht beweisen. Eine selbstgewisse Haltung des Analytikers wird es dem Patienten noch schwerer machen, eine alternative Deutung ernsthaft in Erwägung zu ziehen.[2]

Die neue Erfahrung

Man muß sich klarmachen, daß die Auflösung der Übertragung im Hier und Jetzt nicht nur durch die Untersuchung der Beziehung zustande kommt, die zwischen den Haltungen des Patienten und jenen Merkmalen der realen analytischen Situation besteht, die ihnen als Ausgangspunkt dienen; ein weiterer wichtiger Aspekt ist die Tatsache, daß sich der Analytiker, indem er die Übertragung deutet, anders verhält, als der Patient es erwartet hat und sogar provozieren wollte. So schreiben zum Beispiel Kanzer und Blum (1967): »Wenngleich der Analytiker an seiner objektiven und sachlichen Position, die vor unkontrollierbarer Regression schützt, festhalten muß, bleiben seine Funktionen nicht auf die des Objekts und Deuters der Übertragungsneurose beschränkt, denn er ist dem Patienten in seinem Leiden und seinen Wiederbelebungen der Vergangenheit durch eine wohlwollende Allianz verbunden, die ihn zu einem Beteiligten an der Reaktivierung von Erfahrungen machen, welche die Persönlichkeit verändern« (S. 125). An anderer Stelle bestätigt Blum (1971) Loewalds ([1960] 1986) Charakterisierung des Analytikers als »beständiges und reifes neues Objekt« und erklärt: »Selbst in der Erwachsenenanalyse müssen wir berücksichtigen, daß der Analytiker nicht nur das Objekt der Übertragung ist, sondern auch ein reales neues Objekt darstellt und der Patient sich mit dem Analytiker und seinen analytischen Haltungen identifiziert« (S. 51).

Dieser Darstellung zufolge ist die neue Erfahrung mit dem Analytiker nicht nur unvermeidbar, sondern sogar wünschenswert; eine solche Sichtweise scheint unvereinbar mit den Bemühungen des Analytikers, nur zurückhaltend zu intervenieren, um der analy-

2 Ich bin Irwin Hoffman zu Dank verpflichtet, der mich auf diese Unterscheidung zwischen einer zwar plausiblen, aber nicht widerspruchsfreien Hypothese und einer Entstellung aufmerksam gemacht hat.

tischen Beziehung möglichst wenig Einfluß auf das Ergebnis einzuräumen. Dennoch wird in unserer Literatur zunehmend anerkannt, daß die Wirkungen einer Analyse nicht allein auf Einsicht, sondern auch auf das Erleben einer neuen Beziehung zurückzuführen sind. Loewalds ([1960] 1986) Darstellung der wichtigen Rolle, welche diese neue Beziehung zum Analytiker für das analytische Resultat spielt, wurde im großen und ganzen zustimmend aufgenommen. Auch andere Analytiker betrachten die neue Erfahrung mit dem Analytiker als mutativen Faktor. Sogar Glover, der standhafte Verfechter der »abwartenden« Analyse und der Übertragungsanalyse, erklärt: »*Die entscheidende Funktion der positiven Übertragung besteht tatsächlich darin, daß sie ein Wiedererleben früherer, ambivalenter Haltungen gegenüber den Eltern in nichtambivalenter Form ermöglicht*« (1955, S. 128).

Diese neue Beziehung unterscheidet sich erheblich von der bewußt angestrebten »korrigierenden emotionalen Erfahrung« à la Alexander, denn sie stellt keine spezifische technische Maßnahme dar, mit deren Hilfe Einfluß auf den Patienten ausgeübt werden soll. Gleichwohl läßt es sich nicht vermeiden, daß sowohl die technischen Interventionen des Analytikers als auch seine persönliche, nichttechnische Beziehung zum Patienten von diesem als wichtige interpersonale Einflüsse erlebt werden.

Die Gründe, die gegen die Bemühungen des Analytikers sprechen, möglichst wenig zu intervenieren, damit das Resultat auf Einsicht und nicht auf dieser Interaktion beruht, liegen nun auf der Hand. Interaktion ist unvermeidbar. Wenn der Analytiker es unterläßt, sie zu analysieren, erhöht er die Wahrscheinlichkeit, daß jedes Resultat, das erzielt wird, in einer unanalysierten Interaktion wurzelt. Die Resultate einer jeden Analyse beruhen in unterschiedlichem Maße sowohl auf Wirkungen, die infolge der Übertragungsanalyse zustande kommen, als auch auf der damit einhergehenden neuen Erfahrung sowie der weiterhin bestehenden Übertragung. Wir müssen anerkennen, daß die Wirkung einer Analyse – so sachkundig man die Übertragung auch analysieren mag – bis zu einem gewissen Grad auch auf die Befriedigung der nichtanalysierten und weiterhin bestehenden Übertragung zurückzuführen sein wird. Man kann nur hoffen, daß sich das Ergebnis in möglichst hohem

Maße der Übertragungsanalyse – sowie der in jedem Fall mit ihr verbundenen neuen Erfahrung – verdankt und in möglichst geringem Maße auf einer fortbestehenden Übertragung beruht. Weiterhin gilt der von Ferenczi ([1909] 1972) überlieferte Ausspruch Freuds, daß man »den Neurotischen behandeln mag wie immer: er behandelt sich immer psychotherapeutisch, das heißt mit Übertragungen« (S. 24).

Ich fasse meine Überlegungen zusammen: Ich trete nicht nur dafür ein, der Analyse des Widerstandes gegen das Bewußtwerden der Übertragung Priorität beizumessen, sondern plädiere darüber hinaus für eine weitere Akzentverschiebung. Auch nachdem ein bestimmter Aspekt der Übertragung bewußtgemacht worden ist, sollte man nicht der Auflösung einer solchen Übertragung durch Verbindung mit aktuellem oder genetischem Nichtübertragungsmaterial Priorität beimessen, sondern der weiteren Arbeit innerhalb der analytischen Situation. Diese Arbeit beinhaltet, daß andere, noch nicht bewußte Übertragungsaspekte aufgedeckt werden, d. h. der Widerstand gegen das Bewußtwerden der Übertragung eingehender gedeutet wird, und daß man die Übertragungshaltungen im Licht der Merkmale der realen analytischen Situation, die ihnen als Ausgangspunkt dienen, zu beurteilen versucht, d. h. Deutungen gibt, welche die Auflösung der Übertragung fördern. Beide Aspekte dieser Arbeit mit der Übertragung im Hier und Jetzt setzen voraus, daß man den Merkmalen der realen analytischen Situation besondere Aufmerksamkeit widmet. Einen ganz ähnlichen Standpunkt vertritt Robert Langs (1976; 1978). Er bezeichnet die Merkmale der realen analytischen Situation als »adaptiven Kontext«.

8 Übertragungsdeutung im Hier und Jetzt versus genetische Deutungen und Deutungen außerhalb der Übertragung

Historisch ist es von Interesse, daß im Jahre 1934 in ein und derselben Ausgabe des *International Journal of Psycho-Analysis* Sterbas berühmter Beitrag über »Das Schicksal des Ichs im therapeutischen Verfahren« und Stracheys Aufsatz über »Die Grundlagen der therapeutischen Wirkung der Psychoanalyse« erschienen. Auch Sterba konzipiert zwei Schritte der Übertragungsdeutung, die im wesentlichen mit den von Freud (1912b) und Strachey beschriebenen Phasen identisch sind; allerdings verweist Sterba auch auf die terminologische Konfusion zwischen Abwehr und Widerstand, die ich im Zusammenhang mit meiner These, daß der Widerstand immer in der Übertragung zum Ausdruck komme, dargestellt habe. Sterba schreibt:

»Der typische Weg... läuft so, daß zunächst eine Deutung der Abwehr erfolgt, wobei andeutungsweise das vom Analytiker bereits geahnte, abgewehrte Triebstreben genannt wird. Die Erkenntnis des Abwehrcharakters der Haltung in der Übertragung ermäßigt zunächst diese Abwehr. Die Folge davon ist das stärkere Vordrängen des Triebstrebens gegen das Ich. Die nunmehr vorzunehmende Deutung des infantilen Sinnes und Zieles der Triebstrebung führt auf dem Wege von Ich-Spaltung und folgender Synthese zur Korrektur an den realen Verhältnissen und im weiteren zur Abfuhr auf Grund der möglichen Triebmodifikationen« ([1934] 1975, S. 947).

Die Auflösung der Übertragung durch genetische Deutungen wird jedoch in den Schriften Freuds, Sterbas und Stracheys unterschiedlich gewichtet. Freud (1912b) spricht davon, die »Gefühlsregungen« des Patienten sowohl »in den Zusammenhang der Behandlung« als auch »in den seiner Lebensgeschichte einzureihen« (S. 374). Unter dem »Zusammenhang der Behandlung« verstehe ich Übertragungsdeutungen im Hier und Jetzt, unter dem lebensgeschichtlichen Kontext genetischer Übertragungsdeutungen. Sterbas Charakterisierung der Deutung »des infantilen Sinnes« ist eindeutig, während die Rolle der »realen Verhältnisse« der analytischen Situation in seiner Formulierung nicht recht klar wird. Strachey geht es in erster Linie um die Unterscheidung zwischen dem Phantasieobjekt und dem realen Analytiker; er erwähnt aber auch, daß der Patient als weitere »Folgeerscheinung« der zweiphasigen Übertragungsdeutung »Zugang zu dem infantilen Material erlangen [wird], das er in seiner Beziehung zu dem Analytiker wieder neu durchmacht« (S. 501). Er gibt ebenso wie Freud zu verstehen, daß das genetische Material relativ mühelos und spontan auftauchen werde, sobald der Widerstand überwunden ist.

Daß Strachey dem Durcharbeiten in der Übertragung im Hier und Jetzt große Bedeutung beimaß, beweist vielleicht auch der Nachdruck, mit dem er die für eine mutative Wirkung notwendige Spezifität der Übertragungsdeutung betont. Strachey zufolge muß eine mutative Deutung zugleich »eingehend und konkret« sein. Auch wenn der Analytiker anfangs möglicherweise weniger präzise, allgemeiner gehaltene Deutungen gibt, wird es schließlich »nötig sein, gelegentlich alle Einzelheiten des Phantasiesystems des Patienten herauszuarbeiten und zu deuten. In dem Maße, wie dies geschieht, werden auch die Deutungen mutativ werden« (S. 509). Strachey fügt hinzu, daß die Notwendigkeit, bereits gegebene Deutungen zu wiederholen, weniger dem Es-Widerstand des Patienten zuzuschreiben sei, als vielmehr »größtenteils durch das Bedürfnis erklärt werden« könne, »Einzelheiten zu ergänzen«. Zwar könnte man diese Sätze ausschließlich auf das schrittweise Ergänzen von Einzelheiten in den Übertragungsdeutungen im Hier und Jetzt beziehen; meiner Ansicht nach aber will Strachey zum Ausdruck bringen, daß »Einzelheiten des Phantasiesystems« auch durch Klärung und vielleicht Deutung von Material zu ergänzen seien, das nicht zur Übertragung gehört.

Festzuhalten ist darüber hinaus, daß Strachey, indem er das Ergänzen und Durcharbeiten von Details betont, eine Alternative zu Freuds Konzept des Es-Widerstandes oder, wie Freud es nannte, der Anziehung der infantilen Vorbilder entwickelt – aussagekräftiger als diese meiner Meinung nach metaphorische Formulierung ist das Konzept des Durcharbeitens. Ich habe das Konzept des Es-Widerstandes bereits an früherer Stelle mit der Begründung kritisiert, daß es eine Quelle des Widerstandes mit seinen realen Übertragungsmanifestationen verwechselt.

Ich behaupte nicht, daß auf die Gegenwart bezogene Deutungen außerhalb der Übertragung und genetische Übertragungsdeutungen nutzlos seien – allerdings besteht immer die Gefahr, daß sie als Flucht vor der Unmittelbarkeit der Übertragung in der analytischen Situation dienen. In weit höherem Maß als andere Deutungen bieten sie beiden Beteiligten Gelegenheit zu defensiver Intellektualisierung; die Gefahr, daß ihre Rückwirkungen auf die Übertragung unerforscht bleiben, ist groß. Damit will ich nicht bestreiten, daß aktuelles und genetisches Material unter Umständen *geklärt* und sogar gedeutet werden muß, weil es Hinweise enthalten kann, welche die Übertragung einsichtig machen. Fragwürdig erscheint es mir, mit Nichtübertragungsmaterial als solchem zu arbeiten, ohne irgendeinen Bezug zur Übertragung herzustellen. In diesem Sinn verstanden, mag Strachey zwar zu Recht behaupten, daß die Mehrzahl der Deutungen, die Analytiker tatsächlich geben, außerhalb der Übertragung bleiben. Auf wirklich gute analytische Arbeit aber trifft dies meiner Ansicht nach nicht zu.

In diesem Zusammenhang lohnt es sich, Stones Gegenüberstellung von genetischen Deutungen sowie Übertragungsdeutungen im Hier und Jetzt näher zu betrachten. Stone vertritt die Auffassung, daß übereilte genetische Deutungen den Widerstand verstärken und die Analyse der Übertragung im Hier und Jetzt »Vorrang vor der genetischen Rückführung« haben sollte. Abgesehen aber von solchen Fällen, in denen der augenblickliche Konflikt derart umfassend vermieden wird, daß nur noch eine direkte Konfrontation möglich erscheint, ist Stone der Ansicht, daß letztendlich »die genetische Analyse dieses Konflikts – in unserem unmittelbaren Bezugsrahmen, der Übertragungsneurose – eine Form des Verständnisses bewirken kann, die auf anderem Weg nicht zu erreichen ist und dazu beiträgt, die Übertragungsillusionen von der Person des Analytikers abzulösen« (1967, S. 46).

An einer anderen Stelle jedoch kommt Stones Betonung meiner eigenen wesentlich näher. Auch Stone weist nämlich darauf hin, daß nicht der Wiedergewinn von Erinnerungen an die Vergangenheit, sondern in erster Linie die detaillierte Untersuchung der Übertragung in der analytischen Situation den Patienten davon überzeuge, daß seine Übertragung tatsächlich eine Übertragung darstellt. Er erklärt: »Um es allzu verkürzt zu formulieren, so ist ein Großteil der analytischen Arbeit mit der Dynamik der Übertragungsneurose notwendigerweise dann geleistet, wenn bisher strukturalisierte Impulse oder allgemeine Reaktionstendenzen nicht nur in einem tentativ explanatorischen Sinn, sondern wirklich als Erinnerung, d. h. als Angelegenheiten der Vergangenheit anerkannt werden können. Man sagt sich von Liebes- oder Haßgefühlen, seien sie persönlicher oder nationaler Art, nicht ohne weiteres los, nur weil man erfährt, daß sie auf einer vernichtenden Niederlage aus weit zurückliegender Vergangenheit beruhen« (1973, S. 51).

Es ist im allgemeinen unumstritten, daß jedes einseitige Interesse des Analytikers den analytischen Prozeß verzerren kann. Ein spezielles Interesse für Träume zum Beispiel kann den Analysanden veranlassen, seine Träume nicht so zu schildern, wie es ihm spontan in den Sinn kommt; auch andere Auswirkungen auf die Übertragung sind möglich. Ebenso wird ein ausschließliches Interesse an der Übertragung Übertragungseffekte produzieren, die ihrerseits zum Gegenstand der Übertragungsanalyse werden sollten. Die Möglichkeit einer unbegrenzten rückläufigen Entwicklung liegt auf der Hand. Tatsächlich kann der Einfluß, den die Deutung in der Übertragung auf die Übertragung nimmt, dem Inhalt der Deutung exakt entsprechen. Wenn der Analytiker zum Beispiel deutet, daß der Patient seine Deutungen wie eine Verführung erlebt, versteht der Patient unter Umständen *ebendiese* Deutung als Verführung. Der Analytiker kann in eine Situation hineingezwungen werden, in der ihm scheinbar nichts anderes mehr übrigbleibt, als zu schweigen, wenngleich er natürlich auch deuten kann, daß der Patient ihn offenbar zum Schweigen verdammen wolle. Diese Situation ist bei einem Patienten denkbar, der nur dann spricht, wenn er sich dazu gedrängt fühlt. Er kann jede Intervention des Analytikers als ein solches Drängen auslegen. Dann ist es unter Umständen wirklich notwendig, daß der Analytiker schweigt und nur auf eindeutig spontane Mitteilungen des Patienten reagiert. Ich habe eine solche Situation zwar erlebt, vermute aber, daß sie nur dann auftaucht, wenn der Analytiker sich eine Zeitlang auf eine nicht erkannte und nicht gedeutete Übertragungs-Gegenübertragungs-Interaktion eingelassen hat. Wenn er dann schließlich eine Deutung gibt, besitzt diese die gleiche interaktive Signifikanz, wie sie implizit dem vorangegangenen Verhaltensdialog zukam. Ich vermute außerdem, daß die der analytischen Situation angemessene Übertragungsdeutung ausgeblieben ist, bevor sich ein solches Dilemma entwickelt. Der Analytiker muß eine Übertragung finden, die der Patient nicht einfach abtun kann, indem er seine Haltung ausschließlich mit der gegenwartigen analytischen Situation erklärt.

Glover (1955) warnt vor den Gefahren, die mit einer generellen Überbetonung der Übertragungsdeutung verbunden sind. Das strikte Festhalten an Übertragungsdeutungen, so Glover, läßt »theoretische wie auch klinische Erwägungen« geradezu überflüssig erscheinen. Zwar stellt er die wichtige Rolle, die der Übertragungsdeutung für die analytische Arbeit zukommt, nicht in Frage, behauptet aber, daß man »die Praxis der Analyse nicht unbedingt ins Lächerliche ziehen müsse, indem man für alle Phasen sämtlicher Analysen den automatischen Gebrauch von Übertragungsdeutungen empfiehlt« (S. 123). Hier unterstreicht Glover, daß die unbewußten Besetzungen des Patienten sowohl bei einem bestimmten Falltypus als auch bei verschiedenartigen Fällen unterschiedliche Auswirkungen haben können. »*Die Handhabung der Übertragung muß deshalb entsprechend der in jedem einzelnen Fall vorliegenden Manifestationen variieren*« (S. 123).

Des weiteren stellt Glover nachdrücklich fest: »Wir müssen uns sicher sein, daß unsere Übertragungsdeutungen, soweit es sich beurteilen läßt, korrekt sind« (S. 130). Inkorrekte Übertragungsdeutungen werden den Patienten unter Umständen veranlassen, eine »*Pseudo-Übertragungsneurose*« zu entwickeln. In einem solchen Fall beruhen die therapeutischen Resultate nicht auf analytischer Arbeit, sondern auf Suggestion. Und dies, so Glover, weckt die Gefahr eines blinden, »fetischisierenden« Vertrauens in Übertragungsdeutungen. »Sobald wir beginnen, die Übertragung zu deuten, können wir zweifellos alles, was in der Analyse geschieht, als Übertragungsmanifestation deuten. Aber wir dürfen unsere analytische Technik nie in eine Rapporttechnik verwandeln« (S. 130; siehe auch S. 137).

Ich habe bereits darauf hingewiesen, daß alles, was der Analytiker tut, Teil der realen Situation ist und man die Reaktionen des Patienten nicht als unkontaminierte Übertragung betrachten kann. Glover ignoriert das Prinzip, dem ich besonderes Gewicht beimesse – daß nämlich die Rückwirkung von Übertragungsdeutungen auf die Übertragung ebenfalls analysiert werden muß. Wenn eine Analyse, in der die Übertragung gedeutet wird, zu einer Rapporttherapie wird, zeigt dies möglicherweise, daß der Analytiker die Rückwirkungen seiner Übertragungsdeutungen auf die Übertragung nicht aufmerksam beobachtet hat. Dies könnte, wie bereits erwähnt, der Fall sein, wenn der Analytiker die Übertragung aggressiv deutet, ohne zu registrieren, wie seine Deutungsaktivität auf die Übertragung zurückwirkt. Nichtsdestoweniger räume ich ein, daß die Deutung dieser Rückwirkungen auf die Übertragung ihrerseits fehlschlagen kann, indem sie genau dieselben Auswirkungen zeitigt. Hier beweist sich einmal mehr, daß der Analytiker am interpersonalen Charakter der analytischen Situation nichts zu ändern vermag.

Der Analytiker sollte sich keinesfalls verpflichtet fühlen, generell nur Übertragungsdeutungen zu geben. Deutungen außerhalb der Übertragung können nicht nur sinnvoll sein; vielmehr ist ein spontanes Verhalten des Analytikers für die Durchführung einer Analyse sogar unerläßlich. Wenn der Analytiker eine Deutung außerhalb der Übertragung für eine plausible Möglichkeit zur weiteren Klärung hält, sollte er sie geben. Dabei sollte er gleichzeitig sorgfältig darauf achten, wie sie auf die Übertragung zurückwirkt – aber dies muß er schließlich auch tun, wenn er eine Übertragungsdeutung gegeben hat.

Als Resümee bleibt festzuhalten, daß Deutungen außerhalb der Übertragung – und erst recht die Abklärung außerhalb der Übertragung – in der Analyse eine Rolle spielen, Übertragungsdeutungen aber, was Zeit wie auch Wichtigkeit anbelangt, Priorität haben sollten. Dieser Grundsatz erscheint vielleicht eher akzeptabel, wenn ich betone, daß die Aufmerksamkeit sich zunächst auf den Widerstand gegen das Bewußtwerden der Übertragung richten sollte und das Durcharbeiten Deutungen außerhalb der Übertragung, Übertragungs- *und* genetische Übertragungsdeutungen erfordert, auch wenn die Deutung, die zur Auflösung der Übertragung führen soll, vorrangig innerhalb der analytischen Situation erfolgen sollte. Meine Kritik richtete sich in erster Linie gegen die Praxis, einzig und allein – ob gegenwartsbezogene oder genetische – Deutungen außerhalb der Übertragung zu geben, d. h. mögliche Übertragungsbedeutungen gar nicht erst nicht in Betracht zu ziehen.

Aufschlußreich sind in diesem Zusammenhang eine Aufsatz- und eine Buchveröffentlichung von Leites (1977; 1979), in denen sich der Autor explizit mit der Wichtigkeit von Übertragungsdeutungen bzw. Deutungen außerhalb der Übertragung außereinandersetzt, einem Problem, das, wie er zutreffend feststellt, in unserer Literatur nicht genügend diskutiert worden ist. Seiner Beobachtung, daß sich ein deutlicher Trend zur Betonung von Übertragungsdeutungen auf Kosten von Deutungen außerhalb der Übertragung abzeichne, kann ich mich allerdings nicht anschließen. Leites vertritt die Ansicht, daß sich »die Richtung der Übertragung erheblich geändert« habe, denn »sie verläuft nicht mehr nur vom elterlichen Objekt zum Analytiker, sondern auch vom Analytiker zu einer Person aus Vergangenheit oder Gegenwart des Patienten« (1977, S. 276). Die Übertragung »verläuft« nicht vom Analytiker zu Personen in der Vergangenheit oder Gegenwart – vielmehr können Assoziationen über diese Personen abwehrbedingt indirekte Hinweise auf die Übertragung enthalten, die herausgearbeitet werden müssen. Meiner Ansicht nach wird die »verhüllte Übertragung«, von der Leites spricht (die ich als Widerstand gegen das Bewußtwerden der Übertragung bezeichnet habe), in vielen Fällen tatsächlich nicht wirklich erkannt und bearbeitet. Leites hat etwas Wichtiges übersehen: Die besondere Gewichtung der Übertragungsbedeutung von Assoziationen, welche die Übertragung nicht manifest betreffen, dient nicht dazu, ihre Signifikanz für das Leben, das der Patient außerhalb der Behandlung führt, zu bagatellisieren. Leites' zentrales Anliegen wird nicht recht deutlich. Möglicherweise richtet sich seine Kritik gegen die vermeintliche Tendenz, der Analyse und dem Analytiker im Leben des Patienten einen allzu großen Stellenwert einzuräumen. Sicherlich besteht die Gefahr, daß die Analyse zu einem Selbstzweck pervertiert wird. Dies kann infolge einer Gegenübertragung passieren oder weil der Analytiker nicht wahrnimmt, daß die Analyse dem Patienten als Abwehr gegen ein Leben außerhalb der Behandlung und als Ersatzleben dient.

Freud schrieb: »Für die Genesung ist es nämlich recht gleichgültig, ob der Kranke in der Anstalt diese oder jene Angst oder Hemmung überwindet; es kommt vielmehr darauf an, daß er auch in der Realität seines Lebens davon frei wird« (1912b, S. 373).

Mein Modell konzipiert die Analyse der Übertragung *als* Analyse der Neurose; die therapeutische Wirkung beruht diesem Modell zufolge in erster Linie auf den kognitiven sowie erfahrungsbedingten Begleiteffekten der Übertragungsanalyse – wobei es sich sowohl um alte, wiedererlebte, als auch um neue Erfahrungen handelt. Dieses Modell weist der Übertragungsanalyse keine untergeordnete Rolle gegenüber der Analyse der Neurose zu; die therapeutische Wirkung beruht nicht in erster Linie auf der kognitiven Erinnerung der Vergangenheit.

Selbst einige Kritiker, die meine Betonung der Übertragungsanalyse insgesamt eher positiv beurteilen, haben den Eindruck, daß ich Deutungen außerhalb der Übertragung und genetischen Übertragungsdeutungen nicht genügend Gewicht beimesse. Ich denke nicht, daß es sich so verhält. Meiner Ansicht nach können sich Analysen, was die spontane Betonung der Gegenwart bzw. Vergangenheit betrifft, erheblich voneinander unterscheiden. Und schließlich sind wir, um weitere, notwendige Erfahrungen sammeln zu können, auf die Erforschung von Analysen angewiesen, die der Übertragung den zentralen Stellenwert einräumen, für den ich eintrete.

9 Die kleinianische Deutung der Übertragung

Einer der Gründe, weshalb kleinianische Analytiker die Deutung der Übertragung mit solchem Nachdruck befürworten, ist ihre Überzeugung, daß die Übertragung in den Assoziationen des Patienten häufig nur indirekt zum Ausdruck kommt – eine ähnliche Überzeugung also, wie sie von mir selbst und, wie wir gesehen haben, auch von Freud vertreten wird. Melanie Klein (1952) erklärt:

»Viele Jahre lang – und zu gewissem Grad verhält es sich auch heute nicht anders – verstand man unter der Übertragung nur die direkten, im Material des Patienten enthaltenen Bezugnahmen auf den Analytiker. Meine Theorie, daß die Übertragung in den frühesten Entwicklungsphasen und tiefen Schichten des Unbewußten wurzelt, beinhaltet somit ein wesentlich umfassenderes Übertragungsverständnis und macht eine Technik erforderlich, mit deren Hilfe die im gesamten Material enthaltenen *unbewußten Elemente* der Übertragung erschlossen werden können. So gewähren uns beispielsweise Berichte der Patienten über ihr Alltagsleben, über ihre Beziehungen und Aktivitäten nicht nur Einblick in die Funktionsweisen ihres Ichs; wenn wir ihren unbewußten Inhalt erforschen, geben sie darüber hinaus die Abwehrmechanismen gegen jene Ängste zu erkennen, die in der Übertragungssituation geweckt werden« (S. 437).

Wenn Hanna Segal ([1967] 1992) schreibt, daß der kleinianische Analytiker »als jemand betrachtet werden [könnte], der sich mit größter Sorgfalt nach der klassischen Methode Freuds richtet, und zwar sogar noch mehr als die meisten Freudschen Analytiker, die... ihre Analysetechnik in einigen essentiellen Punkten ändern mußten, wenn sie es mit präpsychotischen, psychotischen oder psychopathischen Patienten zu tun hatten« (S. 17), denkt sie in erster Linie an die Analyse der Übertragung. Sie weist auch darauf hin, daß der Analytiker die wichtigste Person in den Phantasien des Patienten ist. Vor diesem Hintergrund wird ihrer Ansicht nach deutlich, »daß jede Kommunikation [des Patienten] etwas enthält, was für die Übertragungssituation relevant ist« (S. 23). Dies stimmt mit meiner Arbeitshypothese überein, daß sämtliche Mitteilungen in einem Bezug zur Übertragung stehen.

Zetzel ([1956] 1974) stellt den kleinianischen Standpunkt zusammenfassend dar. Therapeutische Veränderung beruht demnach auf einer durch Übertragungsdeutungen bewirkten Veränderung der Objektbeziehungen. Zetzel zufolge treffen die Kleinianer keine klare Unterscheidung »zwischen der Übertragung als therapeutischem Bündnis und der Übertragungsneurose als Manifestation von Widerstand. Therapeutischer Fortschritt ist nach dieser Ansicht fast ausschließlich von Übertragungsdeutungen abhängig. Andere Deutungen werden, obwohl sie manchmal angezeigt sein mögen, im allgemeinen nicht als ein wesentlicher Zug des analytischen Prozesses angesehen« (S. 173). Aus diesem Grund, so gibt Zetzel zu verstehen, spielt die schon vor der Analyse vorhandene Ichstärke für kleinianische Psychoanalytiker im Hinblick auf die Analysierbarkeit des Patienten eine weniger wichtige Rolle als in der klassischen Analyse.

Kleinianer – zum Beispiel Segal (1967) – sagen häufig, daß sowohl die Phantasien des Patienten als auch sein gegenwärtiges Leben außerhalb der Analyse seine Assoziationen bestimmen. Melanie Klein selbst weist nachdrücklich darauf hin, daß der Analytiker der gegenwärtigen Erfahrung des Patienten ebenso große Aufmerksamkeit widmen müsse wie den frühen Situationen, die seinem aktuellen Erleben zugrunde liegen. »In Wahrheit nämlich«, so betont sie, »findet man zu den frühesten Gefühlen und Objektbeziehungen nur Zugang, indem man ihre Schicksale im Lichte der späteren Entwicklungen betrachtet. Nur indem man spätere Erfahrungen immer wieder mit früheren verknüpft und umgekehrt (eine mühevolle Arbeit, die große Geduld erfordert) und ihre Wechselwirkung konsequent untersucht, wird es dem Patienten möglich, die Kontinuität von Gegenwart und Vergangenheit zu erkennen« (1952, S. 437).

Gleichwohl ist die Überzeugung weit verbreitet, daß das gegenwärtige außeranalytische Leben des Patienten sowie seine gegenwärtige reale Beziehung zum Analytiker in kleinianischen Deutungen kaum eine Rolle spielen. Da analytische Fallberichte das Rohmaterial der Sitzungen nur selten ausführlich wiedergeben, läßt sich dieser Punkt kaum eindeutig klären. Zahlreiche der Übertragungsdeutungen, die in der kleinianischen Literatur beschrieben werden, beziehen sich auf primitive Phantasien; das reale Leben des Patienten außerhalb oder innerhalb der analytischen Situation wird dabei kaum oder gar nicht thematisiert. Hingegen postulieren nichtkleinianische Analytiker – selbst wenn sie der Auffassung widersprechen, daß eine Deutung der Übertragung von der Realität der analytischen Situation ausgehen sollte – eine Hierarchie der Übertragungshaltungen, die von primitiven Einstellungen bis zu den eher realitätsangepaßten Haltungen reicht.

Im folgenden möchte ich einige widersprüchliche Aussagen über die Realität der analytischen Situationen betrachten, die sich in den Schriften Paula Heimanns, einer kleinianischen Analytikerin, finden. Wenn der Analytiker die Wiederholung früherer Objekterfahrungen in der Übertragung des Patienten zu verstehen suche, so schrieb sie 1950, müsse er auch berücksichtigen, inwieweit er selbst die Reaktionen des Patienten auslöse oder beeinflusse. »Er muß sich vor Augen führen, daß seine eigene Person, seine persönlichen Eigenarten usw. in seinem Patienten Reaktionen – korrekte und verzerrte Wahrnehmungen – auslösen. Diese Reaktionen und seine spontanen Produktionen werden einander gegenseitig beeinflussen« (S. 307). Später jedoch, im Jahre 1962, zitiert sie die Theorie, daß angeborener Neid und angeborene Dankbarkeit Abwehrmechanismen, nämlich Spaltung und Projektion, aktivieren, in deren Folge sich komplexe psychische Prozesse entwickeln. In Anbetracht des Einflusses dieser »triebhaften« Emotionen, so Heimann, müsse der Analytiker die Bedeutung der frühen Mutter-Kind-Beziehung für die analytische Situation untersuchen. Und in diesem Zusammenhang schreibt sie dann, daß »ein entscheidender Teil der Aufgabe des Analytikers« darin bestehe, »die im Material seines Patienten enthaltenen Bezugnahmen auf ihn selbst aufmerksam zu verfolgen«. Daran anschließend verweist Heimann auf einen Fallbericht von Segal (1962), in dem sich ihrer Ansicht nach eine Akzentverschiebung der kleinianischen Technik zu erkennen gibt. Segals

Bericht zufolge scheinen, so Heimann, »die gegenwärtigen Ängste und Phantasien des Patienten, die auf den Beobachtungen beruhen, die er an seiner Analytikerin machte, für die Deutung keine besondere Rolle zu spielen; statt dessen konzentriert sich die Analytikerin auf den Neid, die Spaltungs- und Projektionsmechanismen des Patienten« (S. 231). Diese Äußerung bagatellisiert die Wichtigkeit der gegenwärtigen realen Beziehung zum Analytiker. Dennoch behauptet Heimann auf derselben Seite, daß Einsicht »nur dann wirksam sein« werde, »wenn die Erfahrung die emotionale Veränderung und *Besetzung* beinhaltet, die an die gegenwärtige Situation gebunden ist«. Und sie wiederholt: »Jede emotional signifikante Einsicht muß den Stempel der gegenwärtigen, unmittelbaren Realität tragen, und dies macht den Analytiker zu einem wichtigen kurativen Faktor. Er spielt eine doppelte Rolle als *Übertragungsobjekt* und *Übertragungsselbst* des Patienten« (S. 231).

Ich wende mich nun einer Reihe illustrativer kleinianischer Fallvignetten zu, die deutlich machen, daß die Realität der analytischen Situation – auch wenn beiläufig auf sie Bezug genommen wird – vom Analytiker als Grundlage für »tiefe« Deutungen benutzt wird, ohne daß irgendein Hinweis auf Material erfolgt, das Zusammenhänge aufzeigen und die in der Deutung enthaltene Schlußfolgerung rechtfertigen könnte.

Segal ([1962] 1992) berichtet über einen Patienten, der träumte, daß seine Wohnung von einer ganzen Horde starker Raucher heimgesucht worden sei. Seine Assoziationen zu diesem Traum enthielten eine auffällige Auslassung: »Er verwies mit keinem Wort auf die Tatsache, daß seine Analytikerin eine starke Raucherin ist« (S. 98). Daraus schließt Segal, daß die Analytikerin in dem Traum »in ein ideales äußeres Objekt außerhalb seiner Reichweite und in die inneren, gierigen, schmutzigen Raucher« aufgespalten ist (S. 98). Heimann stellt in ihrer Diskussion dieses Falls die Frage: »Was bedeutet es, daß der Patient einen *Traum* benutzen muß, um seiner Analytikerin zu vermitteln, wie sehr er sich von ihrem Rauchen verfolgt fühlt...? Ich kann nicht glauben, daß Segal diesem außerordentlich wichtigen Übertragungsinhalt keinerlei Aufmerksamkeit widmete; ihre Deutung aber bringt diesen Teil der Arbeit mit keinem Wort zur Sprache« (1962, S. 230). Darüber hinaus macht Heimann weitere

Einwände gegen Segals Deutung geltend, daß der Traum die Aufspaltung der Analytikerin in eine verfolgende und eine idealisierte, für den Patienten unerreichbare Gestalt repräsentiere. Ihrer Ansicht nach ist der einzige klare Hinweis auf die Analytikerin in folgendem Detail des Traumes enthalten: Der Patient erfährt von seiner Frau, daß sie an seiner Stelle in die Analysestunde gegangen sei. Heimann erläutert: »Die Person, die offensichtlich aufgespalten wird... ist der Träumer... Deshalb bringt der Traum in der Übertragung meiner Ansicht nach die Angst des Patienten vor einer oralen, analen und phallischen Mutter zum Ausdruck, vor der er seine Maskulinität verbergen muß, um seinen Penis zu schützen; er kann ihr nur sein weibliches Selbst gefahrlos zu erkennen geben. Die auffällige Auslassung in seinen Assoziationen, also die Tatsache, daß er die Rauchgewohnheiten seiner Analytikerin mit keinem Wort erwähnt, läßt vermuten, daß er sich zu gewissem Grad verstellt, indem er sich in femininer Gestalt präsentiert« (S. 230).

Insofern Segal die »auffällige Auslassung« in den Assoziationen des Patienten betont, scheint sie der gegenwärtigen Realität Bedeutung beizumessen. Gleichwohl aber wird zwischen der Realität ihres eigenen Rauchens und der mutmaßlichen Phantasie des Patienten, ein schmutziges, »qualmendes« Objekt in seinem Innern zu enthalten, in ihrer Deutung keinerlei Verbindung hergestellt. Auch Heimann scheint die gegenwärtige Realität zu betonen, indem sie die Aufmerksamkeit auf die Tatsache lenkt, daß der Patient einen Traum zu Hilfe nehmen muß, um seiner Analytikerin zu vermitteln, wie er ihr Rauchen empfindet. Sie gelangt zwar zu einer anderen Deutung als Segal; aber auch ihre komplexe Spekulation, daß der Patient die Rauchgewohnheiten seiner Analytikerin unerwähnt lasse, um ihr heuchlerisch sein weibliches Selbst zu präsentieren, wird durch das vorliegende Material nicht gestützt.

Mit einer weiteren Falldarstellung Segals beschäftigt sich Greenson ([1974] 1982) in einem Beitrag, der die freudianische und kleinianische Übertragungsdeutung miteinander vergleicht. Segal ([1967] 1992) beschreibt einen Kandidaten,.der in seiner ersten Sitzung sogleich seine Absicht bekundete, die Ausbildung »im Mindestzeitraum« hinter sich zu bringen und »in kürzester Zeit soviel wie möglich analysiert zu werden« (S. 25). Der Patient erwähnte seine Verdauungsschwierigkeiten und erzählte dann, in anderem Zusammenhang, von Kühen. Segal zufolge »präsentierte [er] damit ein so klares Bild seiner Phantasie über die Beziehung zur Analytikerin, daß ich mich als Kuh interpretieren konnte, die ihn stillte, wie die Mutter, und daß es ihm vorkam, er würde gierig und so rasch wie möglich all meine Analyse aus mir heraussaugen – die Milch; diese Deutung brachte sofort Material über seine Schuld im Hinblick auf Erschöpfung und Ausnutzung seiner Mutter hervor« (S. 25).

Greenson macht geltend, daß das für eine solche Deutung notwendige genetische Material nicht vorgelegen habe und die Deutung für den Analysanden deshalb nur auf intellektueller Ebene bedeutsam gewesen sein könne – auch wenn es richtig gewesen sei, das Bedürfnis des Patienten, in kürzester Zeit so viel wie möglich aus der Analyse herauszuholen, in den Mittelpunkt zu rücken. Zwar produziert der Patient im Anschluß an die Deutung weiteres Material, das mit seiner ausbeuterischen Beziehung zu seiner Mutter zusammenhängt; dennoch kann die Analytikerin ihre Deutung der analytischen Situation als Wiederholung der Stillsituation des Patienten einzig und allein auf die Erwähnung der Kuh stützen. Darüber hinaus greift sie kein einziges Element der gegenwärtigen analytischen Situation auf, das dem Patienten ihre Deutung, er fühle sich schuldig, weil er nun die Analytikerin gierig ausnutze, verständlich machen würde.

In einer Erwiderung auf Greensons Beitrag behauptet Rosenfeld (1974), daß Greenson die kleinianische Position nicht zutreffend wiedergegeben habe. Er beschreibt ein Beispiel für eine Deutung in einer ersten Sitzung, die in überzeugendem und plausiblem Zusammenhang mit der unmittelbaren realen Situation steht. Dennoch hat Greenson die wesentlichen Aspekte der kleinianischen Position meiner Ansicht nach korrekt erfaßt – auch wenn es gelegentlich kleinianische Fallbeispiele gibt, die der gegenwärtigen Realität offenbar tatsächlich angemessen Rechnung tragen.

Eine Variante meiner Kritik an Übertragungsdeutungen, welche die Realität der analytischen Situation nicht berücksichtigen, formuliert Glover (1955), der sich gegen Übertragungsdeutungen ausspricht, »die keine Verbindung zum Kontext der Symptome oder Charakterschwierigkeiten des Patienten herstellen« (S. 75). Er erläutert dies am Beispiel eines Analytikers, der – ausgehend von früheren anal-erotischen Reaktionen eines zwanghaften Patienten – sofort eine anal-erotische Übertragung deutet, als der Patient das Honorar zum erstenmal verspätet zahlt. Genaugenommen, so Glover, hat der Analytiker nur eine Charakterreaktion »kommentiert«, ohne einen Zusammenhang mit der frühen Erfahrung des Patienten aufzuzeigen. Infolgedessen wird der Patient mit der Deutung möglicherweise nichts anfangen können und statt dessen das Gefühl entwickeln, daß seine Integrität in Frage gestellt wird. Zudem betrachtet er diese Bemerkung unter Umständen als Beweis dafür, daß der Analytiker sich um sein Geld sorgt. Wie Glover schreibt, »ist die unbewußte symbolische Gleichsetzung von Geld und Fäzes unumstritten. Die Deutung der Symbolik aber ist das Mittel zum Zweck: Diesen Zweck sollten wir klar vor Augen haben, bevor wir anfangen zu deuten« (S. 75).

Gleichwohl kann ich Glovers Ansicht, daß eine Übertragungsdeutung *grundsätzlich* zu den Symptomen oder zum Charakter des Patienten in Beziehung gesetzt werden sollte, nicht zustimmen. Natürlich sollte eine Übertragungsdeutung sich nicht einfach auf irgendeine theoretische Prämisse des Analytikers stützen, dennoch aber würde ich behaupten, daß die Klärung der unmittelbaren Realität der analytischen Situation eine Übertragungsdeutung durchaus zu rechtfertigen vermag.

Die Betonung des zentralen Stellenwertes der Übertragungsdeutung wurde als derart charakteristisches Merkmal der kleinianischen Technik und ihrer Konzentration auf präverbale Phänomene betrachtet, daß manche Kritiker stillschweigend einen Zusammenhang zwischen der Übertragungsdeutung und der Analyse sehr früher Entwicklungsphasen postulierten. So verweist beispielsweise Anna Freud ([1969] 1980) mit Nachdruck auf die Kontroverse, die sich an Versuchen entzündete, »mit den Mitteln der Analyse in das erste Lebensjahr oder sogar die ersten Lebensmonate vorzudringen« (S. 2498). Daß Anna Freud hier an die Kleinianer denkt, scheint offenkundig, auch wenn sie sie nicht ausdrücklich erwähnt.

Unter Hinweis auf die technischen Veränderungen, die notwendig sind, um solche frühen Entwicklungsphasen zum Ziel der Analyse zu machen, erinnert Anna Freud an die Bedeutung des »intuitiven« Verständnisses »des Analytikers für die Symbolhandlungen und symbolischen Äußerungen des Patienten«. Da die Erfahrungen der Frühzeit »nicht als Wortspuren im Gedächtnis niedergelegt sind«, werden Wiederholung und Reinszenierung zu wichtigen Wegweisern. Dies erklärt ihrer Ansicht nach den häufig zu beobachtenden Versuch, »das Schwergewicht der Analyse zuungunsten von Erinnern, freier Assoziation und Traumdeutung auf das Agieren in der Übertragung zu verlegen« (S. 2500).

Anna Freud wendet sich gegen die Tendenz, der Übertragung die zentrale und entscheidende Bedeutung im psychoanalytischen Prozeß beizumessen. Ihr erscheint die Annahme, früheste Erfahrungen in der Übertragung reaktivieren zu können, fraglich, und sie bezweifelt, »daß die Übertragung wirklich die Macht hat, früheste Reaktionsweisen in ihrer ursprünglichen Form wiederzubeleben, d. h., den Patienten in einen Zustand zurückzuversetzen, in dem die psychischen Instanzen noch nicht voneinander differenziert sind und in dem seelisches und körperliches Erleben, Innenwelt und Außenwelt noch in eins zusammenfließen« (S. 2500 f.).

Ich hingegen vertrete folgende Auffassung: Man gibt den Übertragungsphänomenen nicht Vorrang vor Erinnerungen, freien Assoziationen und Träumen, indem man sie in den Mittelpunkt der Aufmerksamkeit rückt, denn *sämtliche* Erinnerungen, Assoziationen und Träume enthalten – ebenso wie Reinszenierungen – Hinweise auf die Übertragung. Und schließlich ist eine besondere Berücksichtigung der Übertragung auch nicht zwangsläufig gleichbedeutend mit einer besonderen Berücksichtigung von Störungen der frühen Entwicklung, wie Anna Freud zu vermuten scheint.

Im Zusammenhang mit der mutativen Wirkung von Übertragungsdeutungen konzentriert sich Strachey ([1934] 1935) auf Übertragungen des Über-Ichs, d. h. auf die Projektionen von Über-Ich-Haltungen auf den Analytiker. Ich würde die Übertragungsdeutung selbstverständlich nicht auf die Analyse von Über-Ich-Anteilen beschränken oder diese gar besonders hervorheben. Dennoch hat Fenichel (1938–1939) diesen Beitrag meiner Ansicht nach mißverstanden, wenn er annimmt, daß Strachey die Introjektion des gutartigen

Über-Ichs des Analytikers als entscheidendes Merkmal der Analyse betrachte. Stracheys eigentliches Anliegen ist die Deutung der Übertragung.

Es ist interessant, wie Strachey – der ja von Melanie Klein beeinflußt wurde – die tiefen Deutungen in seiner 1934 publizierten Arbeit beurteilt. »Tiefe« Deutungen behandeln seiner Definition zufolge »Material, das entweder genetisch früh und historisch entfernt von der gegenwärtigen Erfahrung des Patienten liegt oder das sich unter einer schweren Last von Verdrängung befindet – Material jedenfalls, das beim normalen Stand der Dinge für das Ich des Patienten überaus unzugänglich und weit von ihm entfernt ist« (S. 508). Im allgemeinen, so Strachey, taucht solches Material in einer Analyse erst spät und nur ganz allmählich auf. Dies bedeutet meiner Ansicht nach letztlich, daß das Material dann nicht mehr »weit entfernt« vom Ich des Patienten ist, selbst wenn es sich um genetisch frühes Material handelt oder es sich zuvor unter der »schweren Last von Verdrängung« befand – d. h., es ist nicht mehr »tief« in dem Sinn, daß es der Erfahrung des Patienten unzugänglich wäre. Wenn, wie es mitunter geschieht, ein Impuls drängend wird, obwohl es sich um eine »tiefe« Regung im Sinne von Stracheys Definition handelt, ist es Strachey zufolge weniger gefährlich, eine »tiefe« Deutung zu geben als gar keine – ungeachtet der Intensität der Angst, die möglicherweise geweckt wird. Auch durch eine oberflächliche Deutung drängenden Materials oder den Versuch der »Angstberuhigung« läßt sich diese Schwierigkeit, so Strachey, nicht umgehen. Ich halte es für sehr zweifelhaft, daß die von ihm beschriebene Situation überhaupt auftreten wird – d. h. daß es einen drängenden Impuls ohne eine Repräsentation geben kann, die der gegenwärtigen Erfahrung des Patienten zugänglich ist.

Meine Übereinstimmung mit der kleinianischen Theorie betrifft in erster Linie die Betonung der Ubiquität der Übertragung sowie die zentrale Rolle und die Priorität, die sie der Übertragungsdeutung beimißt. Meine Kritik macht sich an der Tatsache fest, daß die Kleinianer – trotz gegenteiliger Behauptungen – meiner Ansicht nach unangemessen tiefe Übertragungsdeutungen geben, die zur gegenwärtigen Realität der augenblicklichen analytischen Situation keine Verbindung herstellen.

Die besondere Gewichtung der Übertragung ist möglicherweise eine der Ursachen für die Anziehungskraft, welche die kleinianische Theorie auf viele Analytiker ausübt, die den Eindruck haben, daß die nichtkleinianische Psychoanalyse die Übertragung nur unzulänglich berücksichtigt. Im folgenden zitiere ich eine Fallvignette von Pearl King (1962), einer Kleinianerin; ihre Darstellung illustriert nicht nur die sorgfältige Berücksichtigung der Übertragung, sondern ist auch ein Beispiel für die Deutung einer Identifizierung in der Übertragung. An früherer Stelle habe ich mich bereits auf Liptons (1977b) Darstellung dieses Phänomens, das in freudianischen Beiträgen zur Übertragung kaum thematisiert wird, berufen.

»Lassen Sie mich ein Beispiel aus der Analyse eines Patienten schildern, dessen zentrale Kindheitserinnerung darin besteht, daß er in seinem Elternhaus umherirrt und nach seiner Mutter ruft, die mit ihm spielen soll. Der Patient konnte sich nicht erinnern, daß die Mutter seinem Wunsch jemals nachgekommen wäre, und nahm an, daß sie sich immer nur mit ihrem Haushalt beschäftigt hatte, nähte oder las. Monatelang behandelte er mich, als sei ich seine Mutter; er klagte, daß ich nichts für ihn tue, und bat mich, ihm Gefühle und Lebensfreude zu vermitteln. Deutungen schienen ihm Sinn zu machen und förderten weiteres Material in Form von Assoziationen oder Träumen zutage, das ihre Richtigkeit bestätigte. Dennoch fuhr der Patient fort, abwechselnd darüber zu klagen, daß die Analyse nichts bei ihm ausrichte, oder sich damit zu brüsten. Er sagte, er schüttele sie am Schluß der Sitzung einfach ab. Er könne nicht über mich oder die Analyse ›nachdenken‹ – wenn er es versuche, falle sofort ›der Rolladen‹. Nach vielen Monaten wurde mir klar, daß ich gelinde Wut verspürte, mich ausgeschlossen und nutzlos fühlte, und so begann ich, an meiner Technik zu zweifeln. Plötzlich dämmerte mir, daß ich zwar in dem verbalen Material des Patienten eindeutig die Mutter war, die sich weigerte, mit ihm (sexuell) zu spielen oder ihn jederzeit zu füttern, wenn er es wollte; gleichzeitig aber hatte er in seinem ›Verhaltensmaterial‹ die Rollen sozusagen umgekehrt, so daß ich zu dem Kind wurde, wie das Kind *empfinden* und am eigenen Leib erleben mußte, was er empfunden hatte. Mir wurde klar, daß mein vorübergehendes Gefühl der Wut mir als Hinweis gedient hatte, der es mir dann ermöglichte, die unbewußten Prozesse, die in dieser Beziehung innerhalb einer Übertragungsbeziehung aktiv waren, unter anderer Perspektive zu betrachten... Ich konnte ihm auch zeigen, daß dies sein unbewußter Versuch war, mir verständlich zu machen, wie es ihm erging, wenn seine Gefühle zu verwirrt waren, um in Worte gefaßt werden zu können, oder zu einem Teil seiner selbst gehörten, für den es keine Worte zu geben schien« (King, 1962, S. 226).

Diese Illustration demonstriert sehr anschaulich eine Reihe von Merkmalen, die eine gute Technik auszeichnen. Die Analytikerin erkennt, daß die gegenwärtige Beziehung, die der Patient zu ihr aufgenommen hat, nicht nur eine Verschiebung in der Übertragung darstellt (sie wird als die Mutter gesehen), sondern auch eine Identifizierung (sie wird als der Patient gesehen, während dieser selbst zur Mutter wird). Solange sie sich darauf beschränkte, »passende« Deutungen zu geben, setzte der Patient ihr Verhalten vermutlich mit der Weigerung seiner Mutter gleich, mit ihm zu spielen, während sein Gefühl, daß ihn ihre analytische Arbeit überhaupt nicht berühre, seiner Weigerung als Mutter entsprach, mit der Analytikerin zu spielen. Überaus deutlich demonstriert Kings Darstellung, wie beide Beteiligte die Übertragung in der gegenwärtigen realen Beziehung in Szene setzen. Darüber hinaus betont sie, daß ihr Gefühl der Wut (das wahrscheinlich nicht nur »vorübergehend« war) ihr als Hinweis diente, der ihr diese Inszenierung in der Übertragung einsichtig machte. Ich bezweifle jedoch, daß der Patient zu dem beschriebenen Verhalten Zuflucht nahm, weil seine Gefühle »zu verwirrt« waren. Der Widerstand gegen das Bewußtwerden der Übertragung vermag sein Verhalten hinreichend zu erklären.

Ich habe mich gefragt, ob eine Reaktion gegen die kleinianische Analyse für die mangelnde Gewichtung der Übertragung in der nichtkleinianischen Psychoanalyse eine signifikante Rolle spielen könnte. Aber diese Spekulation erscheint mir fragwürdig, und sei es nur aufgrund der Tatsache, daß kleinianische Autoren von Nichtkleinianern (zumindest im überwiegenden Teil der Vereinigten

Staaten) praktisch nicht zur Kenntnis genommen werden. Heinrich Racker (1959), ein argentinischer Kleinianer, hat eines der anregendsten und aufschlußreichsten Werke zur Übertragung verfaßt, das jedoch außerhalb der kleinianischen Schule kaum Beachtung fand.

10 Freuds Erbe

Wann hatte Freud seine endgültige Technik gefunden?

Meine These lautet, daß Freud seine Technik bald, nachdem die freie Assoziation an die Stelle gelenkter Assoziationen und die Analyse des Widerstandes und der Übertragung an die Stelle der Katharsis getreten waren – spätestens aber um 1900 –, definitiv festgelegt hatte. Darüber hinaus möchte ich behaupten, daß er diese technischen Grundprinzipien – auch wenn er sie möglicherweise geschickter zu handhaben lernte – zeit seines Lebens nicht veränderte und die analytische Technik nach seinem Tod nicht weiter verbessert wurde. Sofern überhaupt von einer Veränderung gesprochen werden kann, betrifft diese die zunehmende Zurücknahme der Responsivität des Analytikers bei entsprechender Überdehnung des Technikbegriffs sowie die Stilisierung des Schweigens zu einer Behandlungstechnik.

In Freuds »Erkenntnis von der grundlegenden Bedeutung der Übertragung« sehen Ferenczi und Rank (1924) den entscheidenden Schritt, der die psychoanalytische Technik über Breuers kathartische Methode hinausführte. Sie betrachten sämtliche technischen Fortschritte der Folgezeit nur als weitere »Ausgestaltung« dieser »Grundeinsicht« (S. 58).

Racker ([1959] 1978) weist die Auffassung, Freuds Technik habe im Anschluß an das erste Jahrzehnt unseres Jahrhunderts weitere Veränderungen erfahren, entschieden zurück. Er hebt Freuds aktive Beteiligung in den Behandlungen Doras (1905e) und des »Rattenmannes« (1909d) hervor. Besonders interessant erscheint Racker »die Tatsache, daß Freud ständig deutete, daß er ins einzelne gehende und manchmal auch umfassende, sehr ausführliche Deutungen gab (so daß er mehr oder weniger ebensoviel wie der Patient sprach), und die Sitzung zum echten Dialog wurde. Wer den Begriff

›klassische Technik‹ mit der Vorstellung verbindet, daß der Analytiker in den vorherrschenden Monolog des Patienten nur wenige und in der Regel kurze Deutungen einstreut, wird zu dem Schluß kommen müssen, daß Freud – wie ich schon festgestellt hatte – in dieser Hinsicht kein ›klassischer‹ Analytiker war« (S. 45 f.).

Mit Nachdruck macht Racker darüber hinaus geltend, es gäbe keinen Grund anzunehmen, daß Freud seine Technik später verändert habe oder zu der Überzeugung gelangt sei, er hätte sich anders verhalten müssen. »Da uns also das Gegenteil nicht zu beweisen ist, haben wir durchaus keinen Grund, unsere Ansichten zu ändern, dagegen habe wir gute Gründe, bei den oben dargelegten Behauptungen zu bleiben« (S. 46).

Lipton (1976) hat sämtliche Schriften Freuds, die nach 1920 entstanden, im Hinblick auf ihre technischen Implikationen untersucht. Er gelangt zu dem Schluß, daß Freuds »zentrales Interesse weniger der Entwicklung der psychoanalytischen Technik als vielmehr ihrer *Erhaltung* galt« (S. 90). Unter dieser Perspektive betrachtet, stellen einige angebliche technische Verbesserungen in Wahrheit Abweichungen von Freuds analytischer Technik dar, während sich andere zwar den Anschein von Neuerungen geben, in Wirklichkeit aber Versuche sind, Abweichungen rückgängig zu machen. Lipton (1977a) gelangt zu dem gleichen Resümee wie auch Racker, wenn er feststellt, daß die Technik sich vom ursprünglichen Dialog, vom Gespräch, auf einen Monolog verlagert habe.

Die Kritik, die in unserer Literatur an Freuds Technik geübt wird, richtet sich vor allem gegen Freuds unbefangenen persönlichen Umgang mit seinen Patienten und besagt im wesentlichen, daß er auf diese »nichtanalytischen« Verhaltensweisen hätte verzichten müssen. So wird ihm zum Beispiel vorgehalten, daß er dem »Rattenmann« einen Imbiß reichen ließ, ihm Komplimente machte, einen Gedanken zu erraten versuchte, den auszusprechen dem Patienten große Schwierigkeiten bereitete, daß er ihm eine Karte schickte und ihn bat, ihm ein Bild von seiner Freundin zu zeigen.

Wenn sich die Kritik an Freuds Technik tatsächlich vorrangig auf diese Art von Fakten stützt, kann man über die Frage, ob er sie im Laufe der Zeit verändert oder verbessert hat, kaum diskutieren. Daß Freud auch in späteren Jahren noch über den technischen Umgang hinaus persönliche Beziehungen zu seinen Patienten pflegte, belegen die Berichte, die seine Analysanden veröffentlich haben. Lipton (1977a) zeigt, daß er sich in diesen Behandlungen nicht anders verhielt als gegenüber dem »Rattenmann« (Wortis, 1954; Doolittle, 1956; Blanton, 1971; Riviere, 1939, 1956; Saussure, 1956; Alix Strachey [siehe Khan, 1973]; Kardiner, 1977).

Jene Autoren, die ihre Kritik an Freud auf diese Grundlage stützen, behaupten, er habe seine eigene Ermahnung zur Neutralität nicht befolgt und sich allzu interaktiv verhalten. Die Folge solcher Interaktionen bestand diesen Kritikern zufolge darin, daß seine Analysen in unbekanntem Maß von der Beeinflussung durch seine Persönlichkeit abhängig waren (Übertragungskur) – von Einflüssen auf die Übertragung, die er nicht analysierte. Nach Meinung dieser Kritiker praktiziert der zeitgenössische, weniger interaktive Analytiker eine reinere und effektivere Analyse. Auch ich werde nachzuweisen versuchen, daß Freud die Übertragung weniger gründlich analysierte, als es möglich gewesen wäre; allerdings führe ich dies nicht auf die Tatsache zurück, daß er neben der technischen Beziehung zum Patienten auch eine persönliche Beziehung gelten ließ. Wie bereits erwähnt, läßt sich in der gegenwärtigen Praxis meiner Ansicht nach eine starke Tendenz beobachten, die Existenz einer persönlichen Beziehung zu verleugnen, statt sie als Bestandteil der realen analytischen Situation anzuerkennen, die wir bearbeiten müssen, indem wir ihre Auswirkungen auf die Übertragung analysieren. Die Überzeugung, daß irgend etwas »schiefgelaufen« sei, veranlaßte eine Reihe von Analytikern, Bündniskonzepte zu entwickeln, die dann ihrerseits zu technischen Regeln erhoben wurden. Das eigentliche Problem wurde dabei übersehen: Indem man den Fehler beging, die gesamte Beziehung einzig und allein als Angelegenheit der Technik zu betrachten, blieben die Auswirkungen der realen Situation auf die Übertragung unanalysiert.

Behandlungstechnik seit Freud

Meine Perspektive ist mit der meiner Ansicht nach unter Analytikern allgemein verbreiteten Überzeugung, Freud selbst habe seine Technik zeit seines Lebens modifiziert und verbessert, nicht vereinbar; ebenso widersprechen möchte ich der Auffassung, daß seit seinem Tod fortlaufend Veränderungen und Verbesserungen erarbeitet worden seien. Es wird der Anschein erweckt, als sei sowohl in der Theorie als auch in der Technik ein kontinuierlicher Fortschritt zu verzeichnen, so als müßten sich Verbesserungen im Laufe der Zeit gewissermaßen zwangsläufig ergeben. Das Auftauchen neuer Begriffe wie »therapeutisches Bündnis« und »reale Beziehung« scheint dann neue behandlungstechnische Erkenntnisse und Weiterentwicklungen zu signalisieren. Dieser allgemeine Eindruck wird durch eine Reihe von Aussagen widerlegt, die bestätigen, daß die technischen Prinzipien seit Freud keine wesentliche Veränderungen erfahren haben.

So behaupten Kanzer und Blum (1967) zunächst ein wenig verschwommen, daß die klassische Psychoanalyse sich »seit Freuds Tod als Strukturtheorie konsequent« weiterentwickelt habe und der klinische Ansatz durch Hartmanns Beiträge um eine stärkere Betonung der Anpassungs- und selbstregulativen Funktionen des Ichs erweitert worden sei (S. 138). Dennoch weisen sie darauf hin, daß die klassische Analyse als Theorie wie auch als Therapie in ihren entscheidenden Grundlagen »nur relativ geringfügige Veränderungen erfahren« habe. Die Veränderung, die Kanzer und Blum wahrnehmen, »bemißt sich eher an der Art, wie der Analytiker seine Techniken beurteilt und einsetzt, als an ihren formalen Aspekten« (S. 138f.). Kanzer und Blum fassen die Grundtechniken folgendermaßen zusammen:

»1. Induktion und Entfaltung der Übertragungsneurose im analytischen Setting;

2. Organisation der Patient-Arzt-Beziehung vermittels einer verbalen Brücke, welche die Deutung zum spezifischen Werkzeug des Analytikers und die Einsicht zum wirksamen Faktor macht, der therapeutische Persönlichkeitskorrekturen einleitet und lenkt« (S. 139).

Auseinandersetzungen über die Frage, ob die Technik seit Freud verbessert worden ist oder nicht, sind möglicherweise zu gewissem Umfang durch Definitionsprobleme bedingt:

1. Sollte man die Verbesserung der Anwendung einer Technik als Veränderung der Technik selbst betrachten? Obwohl ich behaupte, daß Freud die Übertragung nicht konsequent analysiert hat, definiere ich den Unterschied zur heutigen Praxis nicht als technische Veränderung. Andere Autoren mögen dies tun. Ich werde diesen Punkt ausführlicher im Zusammenhang mit Kanzers (1980) Auffassung erläutern, daß Freuds Technik erst nach 1914 definitiv festgestanden habe – im Anschluß an die Behandlungen des »Rattenmannes« und des »Wolfsmannes«.
2. Sollte man die explizite Formulierung von technischen Aspekten, die zuvor für selbstverständlich gehalten wurden, als technischen Fortschritt betrachten? Ich würde dies, wie ich bereits im Zusammenhang mit der realen Beziehung zwischen Patient und Analytiker und den therapeutischen und Arbeitsbündnissen andeutete, nicht befürworten.
3. Ist es gerechtfertigt, zwischen wachsender Kenntnis der menschlichen Psyche und technischen Fortschritten zu unterscheiden? Freud (1910d) trifft diese Unterscheidung in »Die zukünftigen Chancen der psychoanalytischen Therapie«, wo er den »inneren Fortschritt« der Psychoanalyse in den Fortschritt des analytischen Wissens einerseits und den technischen Fortschritt andererseits unterteilt.

Es steht außer Frage, daß Freud unser Wissen über die menschliche Psyche zeit seines Lebens erweitert hat. Unter »Technik« aber verstehen wir nicht die Natur der menschlichen Psyche, sondern die methodischen Grundregeln, nach denen eine Analyse durchzuführen ist. Wenn wir die Abwehrmechanismen heutzutage besser verstehen, als es zur Zeit Freuds der Fall war, können wir die Technik effektiver einsetzen – das bedeutet aber nicht, daß sie sich verändert hat. Selbst größere Verlagerungen wie die Neubeurteilung der Bedeutung von ödipalen bzw. präödipalen Erfahrungen oder erotischen bzw. aggressiven Wünschen setzen keine Veränderungen der Technik, so wie ich sie definiere, in Gang. Sie zeigen dem Analytiker einzig und allein bestimmte Inhalte auf, denen er seine Aufmerksamkeit widmen sollte. Lipton (pers. Mitteilung) hat auf eine Analogie zur Chirurgie hingewiesen. Sterilität ist eine Normvorschrift der chirurgischen Technik. Die Entdeckung neuer und besserer Antiseptika konstituiert aber keine technische Veränderung.

Veränderungen der Theorie sind von Veränderungen der Technik zu unterscheiden. Bereits vor 1900 behauptete Freud, daß die Abwehrmechanismen unbewußt seien. Welchen Unterschied aber bedeutete es für die Technik, daß er sie mit der Ersetzung des topographischen Modells durch die Strukturtheorie nicht dem *Ubw*, sondern dem unbewußten Ich zuschrieb?

Hartmann ([1951] 1968) beschreibt die technischen Implikationen der Ichpsychologie. Auch er unterscheidet zwischen Wissenszuwachs und technischen Fortschritten: »Echte technische Entdekkungen – wie es das Abreagieren und die Widerstandsanalyse waren – kommen in der neueren Phase der Analyse nicht mehr vor; aber der Umfang des systematischen psychologischen und psychopathologischen Wissens hat sich erheblich erweitert« (S. 162 f.). Hartmann zufolge können neue Theorien es uns ermöglichen, »die Tatsachen zu entdecken ... und die Zusammenhänge zwischen den Tatsachen zu sehen« (S. 167). Mit anderen Worten: Die Theorie erweitert unser Wissen und vertieft unser Verständnis. Die technischen Konsequenzen aber beschränken sich laut Hartmann auf »eine Tendenz zu konkreterer, spezifischerer Deutung« (S. 168).

Kris ([1951] 1968) gelangt in seinem Beitrag »Ichpsychologie und Deutung in der psychoanalytischen Therapie« zu einem ähnlichen Ergebnis. Unter Hinweis auf die Strukturtheorie und moderne Konzeptualisierungen von Aggression und präödipalen Konflikten stellt er fest: »Eine historische Übersicht der psychoanalytischen Literatur würde, glaube ich, bestätigen, daß diese neuen Einsichten in der Therapie ihren Widerhall fanden, daß sie jedoch hauptsächlich den Inhalt der Deutung beeinflußten und nicht die therapeutischen Methoden im engeren Sinne« (S. 176).

Die gleiche Ansicht vertritt auch Glover (1931). Der potentiellen Kritik, daß die Psychoanalyse nur »eine andere Form der Suggestion« sei, begegnet er mit dem Hinweis auf die Kontinuität der analytischen Technik. Er betont, daß die Grundregeln der Therapie dieselben geblieben seien, auch wenn sich unser Wissen – das vollständigere Deutungen ermöglicht – vergrößert habe: »Die Analyse war immer bestrebt, die affektive analytische Bindung, und zwar sowohl die positive als auch die negative, möglichst vollständig aufzulösen. Sie hat ihre Deutungen immer am vorhandenen Maximum des objektiven Verständnisses ausgerichtet« (S. 361). Auch wenn das Wissen lückenhaft und die Deutungen infolgedessen unvollständig waren, verfolgte die Analyse immer das Ziel, »die Fesseln der Verdrängung zu lockern« und »alle bekannten schützenden Verschiebungen zu verhindern. Kurz gesagt... sie hat nie weniger als die verfügbare psychische Wahrheit angeboten« (S. 362). Abschließend stellt Glover fest, daß die Kritik an der Zulässigkeit der Frühanalyse nur im Fall der »schlechten Analyse« oder »Pseudoanalyse« berechtigt sei.

Im Vorwort seines Buches über die Technik formuliert Glover (1955) dasselbe Argument ein wenig anders. Er verweist auf die »natürlichen Grenzen«, die sich jeder Erweiterung der Technik entgegenstellen. Glover räumt zwar ein, daß bessere Kenntnisse über die an einer bestimmten Störung beteiligten Faktoren unter Umständen genauere und präzisere Deutungen ermöglichen, behauptet aber, daß »die analytische Situation als solche weiterhin einigen wenigen, einfachen Gesetzen unterliegt« (S. V). Seiner Ansicht nach werden sich die Patienten, ihre Störungen und die Analytiker »nicht wesentlich verändern«. Ebensowenig wird der Übertragungsverlauf durch theoretische Fortschritte verändert. Die grundlegenden technischen Regeln sind dieselben geblieben. Vor diesem Hintergrund betont Glover: »Auch wenn der Analytiker noch so viele Deutungen gibt oder sich nach Kräften bemüht, die analytische Situation auf die spezifische Krankheit abzustimmen, besteht doch keinerlei Hoffnung auf Erfolg, wenn das grundlegende Geschehen einer Psychoanalyse nicht wirklich verstanden wird« (S. V).

Freuds Beiträge zur Übertragung

Bislang habe ich mich mit der Etablierung von Freuds definitiver Technik beschäftigt. Ich behaupte, daß seine Technik keine signifikanten Veränderungen mehr erfuhr, nachdem er die Grundprinzipien der freien Assoziation sowie der Analyse von Übertragung und Widerstand formuliert hatte. Wenngleich Freud der Übertragungsanalyse im Laufe der Zeit wachsende Bedeutung beimaß und sie infolgedessen vermutlich auch durchführte, hat die Übertragungsanalyse in seiner Praxis nie jene vorrangige und zentrale Rolle gespielt, die ihr meiner Meinung nach zukommt. Um diese Behauptung zu belegen, werde ich seine Schriften zur Übertragung einer kritischen Sichtung unterziehen.

Da die Alternativen zur Übertragungsanalyse meiner Ansicht nach in der Beschäftigung mit der Dynamik der Neurose, so wie sie in der gegenwärtigen Lebenssituation des Patienten zutage tritt, und/oder der Suche nach Erinnerungen an Ereignisse der Vergangenheit besteht, welche die Gegenwart zu erklären vermögen, wende ich mich zunächst Freuds Aussagen über die Rolle der intellektuellen Faktoren in der Behandlung zu. Ich bezeichne die beiden beschriebenen Ansätze als intellektualistisch, weil es ihnen nicht gelingt, das affektive Dringlichkeitsmoment zu erfassen.

Kris ([1951] 1968) sieht zwischen neuen theoretischen Ansichten und einer größeren Betonung des Wiedererlebens in der Übertragung keinen Zusammenhang und scheint darüber hinaus intellektualisierende Tendenzen in der Analyse und Übertragungsanalyse als Gegensätze zu begreifen. Freuds »auffällige intellektuelle Belehrung des ›Rattenmannes‹«, so Kris, wurde »bald durch eine stärkere Betonung des Wiedererlebens in der Übertragung ersetzt... eine Verlagerung, die keine offenkundige direkte Beziehung zu bestimmten theoretischen Ansichten hat« (S. 175). Die bessere Handhabung der Übertragung führt Kris nicht auf »irgendeine neue theoretische Einsicht«, sondern auf größere klinische Erfahrung zurück. Er vergleicht diese Entwicklung mit »jenem Prozeß des allmählichen Erlangens einer sicheren Beherrschung der Methode, der das formative Jahrzehnt in der Entwicklung jedes Analytikers kennzeichnet« (S. 175).

Wenngleich Lipton (1977a) dem Urteil, daß der Fall des »Rattenmannes« eine »auffällige intellektuelle Belehrung« zu erkennen gebe, widerspricht, räumt Freud selbst ein, daß seine frühe Technik von intellektualistischen Aspekten nicht frei war – allerdings bleibt unklar, auf welchen Zeitraum er diese »frühe« Technik datiert (vgl.

1913c, S. 475). Was die Arbeit mit den intellektuellen Fähigkeiten des Patienten betrifft, so offenbart Freud sogar eine erhebliche Ambivalenz. Er weist häufig darauf hin, daß das intellektuelle Wissen des Patienten über seine Vergangenheit sich von dem Wissen, über das er nach Aufhebung der entsprechenden Widerstände verfügt, gravierend unterscheidet. Häufig aber gibt Freud in engem Zusammenhang mit dieser Abwertung der intellektuellen Einsicht zu verstehen, daß dem Patienten eine vom Analytiker nahegelegte Möglichkeit durchaus als »Erwartungsvorstellung« dienen könne, die ihm dabei hilft, sich an Verdrängtes zu erinnern. Anders gesagt: Freud ist in der Lage, intellektualisierende Ansätze zu kritisieren, um dann zu behaupten, daß sie einem sinnvollen Zweck dienen können – indem sie nämlich den Konflikt aktivieren. Ein klares Beispiel für diese Ambivalenz findet sich im Fall des »kleinen Hans«. Hier warnt Freud den Analytiker vor der Erwartung, den Kranken »mit der Mitteilung dieser Erkenntnis« des unbewußten Konfliktes heilen zu können. Im selben Satz aber heißt es, der Patient könne »das Mitgeteilte nur dazu verwenden... den unbewußten Komplex in seinem Unbewußten, *dort wo er verankert ist*, aufzufinden« (1909b, S. 353).

Ein ähnliches Beispiel enthält auch Freuds Bericht über die Behandlung des »Rattenmannes« (1909d). In diesem Text findet sich eine Passage, die man durchaus als intellektualisierend bezeichnen könnte. Dem hält Freud in einer Fußnote jedoch entgegen, daß das Ziel derartiger Diskussionen nicht darin bestehe, Überzeugung hervorzurufen: Vielmehr sollen sie »die verdrängten Komplexe ins Bewußtsein einführen, den Streit um sie auf dem Boden bewußter Seelentätigkeit anfachen und das Auftauchen neuen Materials aus dem Unbewußten erleichtern« (S. 405, Anm. 1). An einer anderen Stelle berichtet Freud, er habe zu einem Patienten gesagt, daß dieser »sich ja logischerweise für ganz unverantwortlich für alle diese Charakterzüge erklären müsse« (S. 408). In einer Anmerkung jedoch übt Freud an einer solch intellektualisierenden Vorgehensweise erneut Kritik: »Ich bringe diese Argumente nur vor, um mir wieder von neuem bestätigen zu lassen, wie ohnmächtig sie sind. Ich kann es nicht begreifen, wenn andere Psychotherapeuten berichten, daß sie mit solchen Waffen die Neurosen erfolgreich bekämpfen« (S. 408, Anm. 2).

Warum mußte er sich die Ohnmacht derartiger Argumente erneut beweisen? War er doch vielleicht nicht restlos von ihr überzeugt?

In »Über ›wilde‹ Analyse« (1910k) kommt Freud auf die irrtümliche Auffassung zu sprechen, »daß der Kranke infolge einer Art von Unwissenheit leide« und gesund werden müsse, »wenn man diese Unwissenheit durch Mitteilung ... aufhebe«. Er erklärt: »Nicht dies Nichtwissen an sich ist das pathogene Moment, sondern die Begründung des Nichtwissens in *inneren Widerständen*« (S. 123). Im Anschluß daran erläutert er, daß eine Mitteilung nicht eher erfolgen dürfe, »als bis zwei Bedingungen erfüllt sind. Erstens bis der Kranke durch Vorbereitung selbst in die Nähe des von ihm Verdrängten gekommen ist, und zweitens, bis er sich so weit an den Arzt attachiert hat (*Übertragung*), daß ihm die Gefühlsbeziehung zum Arzt die neuerliche Flucht unmöglich macht« (S. 123).

In seinen »Ratschlägen« (1912e) setzt sich Freud speziell mit der Frage auseinander, inwieweit man die »intellektuelle Mitarbeit« des Patienten in Anspruch nehmen solle. Er erklärt, daß die Beantwortung dieser Frage von der Persönlichkeit des Patienten abhänge, mahnt aber zu »Vorsicht und Zurückhaltung«. Seiner Ansicht nach hat der Patient »vor allem zu lernen, was keinem leichtfällt anzunehmen, daß durch geistige Tätigkeit von der Art des Nachdenkens, daß durch Willens- und Aufmerksamkeitsanstrengung keines der Rätsel der Neurose gelöst wird, sondern nur durch die geduldige Befolgung der psychoanalytischen Regel« (S. 385). Hier betont Freud die Notwendigkeit, insbesondere bei Patienten, die dazu neigen, »ins Intellektuelle auszuweichen«, strikt an der Grundregel festzuhalten. Er betont auch, daß die Patienten in erster Linie »an der eigenen Person« und nicht etwa durch Lektüre analytischer Schriften lernen sollten (S. 387).

1913 aber schreibt er, nachdem er dargestellt hat, auf welche Weise Patienten bewußtes Wissen mit Nichtwissen vereinen, »daß die bewußte Mitteilung des Verdrängten an den Kranken doch nicht wirkungslos bleibt. Sie wird nicht die gewünschte Wirkung äußern, den Symptomen ein Ende zu machen, sondern andere Folgen haben. Sie wird zunächst Widerstände, dann aber, wenn deren Überwindung erfolgt ist, einen Denkprozeß anregen, in dessen Ablauf sich endlich die erwartete Beeinflussung der unbewußten Erinnerung herstellt« (1913 c, S. 477). Im selben Beitrag bezeichnet er, wie bereits erwähnt, »das intellektuelle Interesse und Verständnis des Kranken« als behandlungsförderndes Moment. In unmittelbarem Anschluß daran aber stellt er klar, daß ein solches intellektuelles Verständnis angesichts »der Urteilstrübung, welche von den Widerständen ausgeht«, nur eine begrenzte Rolle spiele (S. 478).

Wenige Jahre später heißt es dann: »Wie schafft man den Widerstand weg?... Mit welchen Triebkräften arbeiten wir denn in einem solchen Falle? Erstens mit dem Streben des Patienten gesund zu werden, [...] und zweitens mit der Hilfe seiner Intelligenz, welche wir durch unsere Deutung unterstützen« (1916–1917 a, S. 453 f.).

Obwohl Freud intellektuellen Faktoren auch in dieser Bemerkung eine gewisse Bedeutung beizumessen scheint, liest sich eine seiner letzten Schriften, »Die endliche und die unendliche Analyse« (1937 c), ganz anders: »Man darf nur die Klarheit unserer eigenen Einsicht nicht zum Maß der Überzeugung nehmen, die wir beim Analysierten hervorrufen« (S. 74). Der Annahme, man könne das Interesse des Patienten für inaktive Konflikte wecken, »indem man von ihnen spricht und ihn mit ihrer Möglichkeit vertraut macht«, hält Freud entgegen: »Der erwartete Erfolg stellt sich nicht ein... Man hat sein Wissen vermehrt und sonst nichts in ihm verändert« (S. 78). Er vergleicht dies mit der Lektüre psychoanalytischer Schriften: »Der Leser wird nur bei jenen Stellen ›aufgeregt‹, in denen er sich getroffen fühlt, die also die in ihm derzeit wirksamen Konflikte betreffen. Alles andere läßt ihn kalt« (S. 79).

Diese Äußerungen geben meiner Ansicht nach zu erkennen, daß Freud die Möglichkeit, bei der Behandlung die »intellektuelle Mitarbeit« des Patienten in Anspruch zu nehmen, ambivalent beurteilte – einerseits war ihm ihre relative Ineffektivität bewußt, andererseits schrieb er ihr eine signifikante Bedeutung zu. Mit der definitiven Anerkennung der zentralen Rolle der Übertragungsdeutung – die zugleich eine entsprechend geringere Gewichtung des Intellekts als veränderndem Faktor zur Folge gehabt hätte – wäre diese Unschlüssigkeit zu lösen gewesen.

Ich werde Freuds Beschreibungen der Übertragungsanalyse nun in einem chronologischen Rückblick betrachten. Meine These lautet, daß die Übertragungsanalyse – auch wenn sich Freud ihrer zentralen Bedeutung zunehmend bewußt wurde – gegenüber der Arbeit außerhalb der Übertragung weiterhin eine untergeordnete Rolle spielte.

Beschrieben wird die Übertragung bereits in den *Studien über Hysterie* (Freud 1895d). Hier führt Freud die Übertragung der Patientin auf den Arzt auf eine »falsche Verknüpfung« oder »Mesalliance« zurück. Er ist der Meinung, daß die Patientin aufgrund eines Assoziationszwangs veranlaßt werde, den Wunsch mit dem Arzt zu verknüpfen. Anders formuliert: Freud erkennt nicht, daß sich mit dem Auftauchen der Übertragung auch der Widerstand einstellt. Für ihn ist entscheidend, daß dieser Wunsch übertragen wird, weil die bewußten »Erinnerungen an die Nebenumstände, die diesen Wunsch in die Vergangenheit verlegen konnten«, fehlen. Aufgrund der »falschen Verknüpfung« wacht dann »derselbe Affekt auf, der seinerzeit die Kranke zur Verweisung dieses unerlaubten Wunsches gedrängt hatte« (1895 d, S. 309).

Aber Freud kommt der Einsicht in die Unvermeidlichkeit und Universalität der Übertragung bereits nahe. Er spricht von der Häufigkeit und Regelmäßigkeit dieses »Vorkommnisses« (S. 308) und behauptet: »Man kann... in jeder ernsteren Analyse darauf rechnen« (S. 307). Mehr noch, ihm wird klar, daß die Übertragung ein weniger großes Hindernis darstellt, als er ursprünglich angenommen hatte: »Ich war anfangs über diese Vermehrung meiner psychischen Arbeit [aufgrund der Übertragung] recht ungehalten, bis ich das Gesetzmäßige des ganzen Vorganges einsehen lernte, und dann merkte ich auch, daß durch solche Übertragung keine erhebliche Mehrleistung geschaffen sei« (S. 311).

Zum zweitenmal setzt sich Freud mit der Übertragung im Fall »Dora« (1905e) auseinander. Obwohl er seinem definitiven Verständnis ihrer technischen Implikationen hier zweifellos nahekommt, ist er sich seiner Sache noch nicht wirklich sicher, denn die Flucht der Patientin aus der Behandlung läßt sich möglicherweise darauf zurückführen, daß er die Übertragung nicht rechtzeitig analysierte. Er schreibt, die Übertragung habe ihn »überrascht, und wegen des X, in dem ich sie [Dora] an Herrn K. erinnerte, rächte sie sich an mir, wie sie sich an Herrn K. rächen wollte, und verließ mich, wie sie sich von ihm getäuscht und verlassen glaubte« (S. 283).

Wie Muslin und ich (1978) gezeigt haben, finden sich im Fall »Dora« neben Hinweisen, daß Freud die Übertragung weiterhin als Hindernis betrachtete, gleichzeitig auch Anhaltspunkte dafür, daß er die Übertragungsanalyse nun in ihrer ganzen Bedeutung erkannte. In der folgenden Bemerkung erscheint die Übertragung eher als störender Faktor: »Ich überhörte aber diese erste Warnung, meinte, es sei reichlich Zeit, da sich andere Stufen der Übertragung nicht einstellten und das Material für die Analyse noch nicht versiegte« (S. 283). In Wahrheit waren bereits vor dieser »ersten Warnung« zahlreiche Übertragungsmanifestationen zutage getreten, und die Bemerkung, daß »das Material für die Analyse noch nicht versiegte«, verrät im Grunde seine Überzeugung, die analytische Arbeit, wenn auch nur vorläufig, ohne Berücksichtigung der Übertragung fortsetzen zu können.

Auch die folgende Behauptung läßt die Übertragung als Hindernis erscheinen: »Wo sich die Übertragungen frühzeitig in die Analyse einbeziehen lassen, da wird deren Verlauf undurchsichtig und verlangsamt, aber ihr Bestand ist gegen plötzliche unwiderstehliche Widerstände besser gesichert« (S. 283). Die Formulierung, der Analyseverlauf werde »undurchsichtig und verlangsamt«, gibt eindeutig zu erkennen, daß Freud die Arbeit mit der Übertragung für nebensächlich hielt.

Eine weitere Passage, in der Freud der Übertragung noch keine zentrale Bedeutung beimißt, findet sich im Zusammenhang mit Doras Träumen: »Ein ordentlicher Traum steht gleichsam auf zwei Beinen, von denen das eine den wesentlichen aktuellen Anlaß, das andere eine folgenschwere Begebenheit der Kinderjahre berührt« (S. 233). Aus dem Kontext wird deutlich, daß er unter dem »wesentlichen aktuellen Anlaß« ein Vorkommnis außerhalb der analytischen Situation versteht. Vor dem Hintergrund seines späteren Übertragungsverständnisses hätte er vermutlich geschrieben, daß der Traum eines Analysanden mit einem »dritten Bein« die Übertragung berühre.

Was die Bedeutung der Übertragungsanalyse betrifft, so lassen einige Aussagen im »Nachwort« zum Fall »Dora« auf ein neues Verständnis schließen: Freud beginnt, die Übertragung als unvermeidbares und notwendiges Charakteristikum der analytischen Arbeit zu betrachten. In offenkundigem Widerspruch zu seiner früheren Auffassung behauptet er: »Die Übertragung, die das größte Hindernis für die Psychoanalyse zu werden bestimmt ist, wird zum mächtigsten Hilfsmittel derselben, wenn es gelingt, sie jedesmal zu erraten und dem Kranken zu übersetzen« (S. 282). Er weist auch darauf hin, daß »die Überzeugungsempfindung für die Richtigkeit der konstruierten Zusammenhänge beim Kranken erst nach Lösung der Übertragung hervorgerufen wird« (S. 280).

Zusammenfassend können wir festhalten, daß Freud im Fall »Dora« durch die Übertragung tatsächlich »überrascht« wurde und sie »plötzliche unwiderstehliche Widerstände« weckte; ihm war so sehr daran gelegen, die intrapsychische Dynamik und die Entwicklungsgeschichte der Patientin zu untersuchen, daß er für die zahlreichen Übertragungsmanifestationen, die im Rahmen seiner Interaktion mit Dora zutage traten, blind war. Hätte er ihren Stellenwert erkannt, dann wäre die Analyse durch sie nicht »undurchsichtig« gemacht und »verlangsamt«, sondern beschleunigt und geklärt worden.

Die nächste Arbeit, die uns Aufschluß über Freuds Einstellung zur Übertragungsanalyse gibt, ist sein Bericht über die Analyse des »Rattenmannes« (1909d). Die Urteile über seine Arbeit mit diesem Patienten gehen weit auseinander. Der Grund dafür liegt auf der Hand. Da der Fallbericht nicht als technische Untersuchung geplant war, muß man verstreute Hinweise auf Freuds Technik zusammentragen, Hinweise, die so wenig eindeutig sind, daß der Text gewissermaßen zu einem Projektionstest für technisch interessierte Leser wird. Die Entdeckung eines Konvoluts von Notizen zu diesem Fall (1955a) förderte ebenfalls keine weiteren Erkenntnisse über Freuds Technik zutage, denn nicht anders als der eigentliche Fallbericht lassen auch diese Aufzeichnungen unterschiedlichste Interpretationen zu.

Ich selbst stimme im wesentlichen mit Liptons (1977a) Auffassung überein, daß die Technik, die Freud in diesem Fall anwandte, als seine definitive Technik zu betrachten ist, die darüber hinaus gegenüber einem Großteil der heutzutage praktizierten Verfahren eine Reihe von Vorteilen aufweist. Ich schließe mich, wie bereits erwähnt, auch Liptons Urteil an, daß Freuds Bereitschaft, neben seiner technischen Arbeit eine persönliche Beziehung zum Patienten zuzulassen, dem heutigen Versuch vorzuziehen ist, die Beziehung ausschließlich unter technischem Aspekt zu betrachten. Allerdings zeigt die Behandlung des »Rattenmannes« meiner Ansicht nach, daß Freud die Übertragung nicht so eingehend und konsequent deutete, wie ich es für notwendig erachte.

Muslin (1979a) nimmt zwischen den Autoren, die – wie Lipton – Freuds Technik in der Behandlung des »Rattenmannes« bewundern, und jenen, die ihr kritisch gegenüberstehen, eine mittlere Position ein. Ebenso wie ich selbst sieht auch Muslin einigen Grund, Freuds Handhabung der Übertragung in Frage zu stellen; allerdings ist er der Ansicht, daß Freuds Technik sich hier in einem Übergangsstadium befinde und später verbessert worden sei (wenngleich er einräumt, daß sich die Annahme, Freud habe die Übertragung jemals anders analysiert als in seiner Arbeit mit dem »Rattenmann«, nicht eindeutig beweisen läßt).

Eine entscheidende Schwierigkeit, Freuds Technik in der Behandlung des »Rattenmannes« zu beurteilen, besteht darin, daß man die Bedeutung dessen, was er offenbar *nicht* getan hat, nicht einschätzen kann. Die Tatsache, daß Freud diesen Bericht nicht als exemplarische Demonstration der Technik verfaßte, bedeutet nicht zwangsläufig, daß er etwas, was er nicht erwähnt, auch nicht getan hat. Dennoch halte ich meine Behauptung, Freud habe die Übertragung nicht hinreichend analysiert, aus folgendem Grund für berechtigt: Der Bericht enthält auffällige Beispiele für Übertragungsmanifestationen, und es fällt schwer zu glauben, daß Freud die Resultate einer Übertragungsanalyse, wenn sie durchgeführt worden wäre, nicht auch mitgeteilt hätte.

Die entscheidende Kritik an Freuds Vorgehen aber stützt sich auf angebliche Verstöße gegen die Technik – »unglaubliche« Verhaltensweisen, die er selbst beschreibt, wenn er zum Beispiel berichtet, daß er dem »Rattenmann« einmal einen Imbiß habe reichen lassen. Dinge dieser Art haben Kritiker wie Kanzer (1980) und Beigler (1975) zu der Behauptung veranlaßt, Freud habe die Übertragung als »menschliche Beeinflussung« (Kanzer) benutzt, um den Patienten zur Aufgabe seiner Widerstände zu bewegen. Ich kritisiere nicht, daß Freud diese Dinge tat, sondern daß er ihre Rückwirkungen auf die Übertragung – meiner Meinung nach – nicht immer analysierte.

Andererseits enthält der Fall ein sehr treffendes Beispiel dafür, daß Freud die Auswirkungen seines Verhaltens auf die Übertragung tatsächlich deutete, und zwar im Zusammenhang mit der Imbiß-Episode, seinem meistzitierten »Verstoß« gegen die korrekte Technik. Der Patient schilderte in einer der nächsten Sitzungen eine Phantasie über zwei Frauen und einen Hering, eine Phantasie, die Freud auf den Imbiß zurückführt. Noch auffälliger ist, daß Freud ein Detail dieser Phantasie auf eine Bemerkung bezieht, die er selbst einige Zeit zuvor gemacht hatte – eine Bemerkung übrigens, die dazu angetan ist, jeden Anhänger »korrekter« Technik erbleichen zu lassen. Der Patient hatte ihm erzählt, daß er die Schambehaarung seiner Freundin von hinten habe sehen können, als diese auf dem Bauch lag. Daraufhin hatte Freud erwidert, es sei bedauerlich, »daß die Frauen jetzt auf diese keine Sorgfalt verwendeten« (1955a, S. 564).

Kanzer (1980) zufolge zeigt die Behandlung des »Rattenmannes«, daß Freuds Übertragungsverständnis noch kaum entwickelt war. Er stützt seine Ansicht, daß Freuds Technik sich nach dem »Rattenmann« drastisch verändert haben müsse, auf eine Reihe von Zitaten aus den technischen Beiträgen, die zwischen 1911 und 1915 entstanden, und zwar vor allem auf Aussagen, die auch der gegenwärtigen Realität Rechnung tragen. So zitiert Kanzer Freuds Forderung, die Krankheit des Patienten »nicht als eine historische Angelegenheit, sondern als eine aktuelle Macht zu behandeln« (1914g, S. 131). Gleich im folgenden Satz aber schreibt Freud dann: »Stück für Stück dieses Krankseins wird nun in den Horizont und in den Wirkungsbereich der Kur gerückt, und während der Kranke es als etwas Reales und Aktuelles erlebt, haben wir daran die therapeutische Arbeit zu leisten, die zum guten Teile in der Zurückführung auf die Vergangenheit besteht« – eine Bemerkung, die nach meinem Dafürhalten zeigt, daß sich die Übertragungsanalyse nach wie vor primär an der Vergangenheit orientierte.

In Freuds Beitrag über »Die zukünftigen Chancen der psychoanalytischen Therapie« (1910d), verfaßt nach dem »Rattenmann« und vor den behandlungstechnischen Arbeiten, finden sich zwei Aussagen, die Kanzers Ansicht auf den ersten Blick zu stützen scheinen. Freud spricht von der »intellektuelle[n] Hilfe, die ihm [dem Patienten] die Überwindung der Widerstände zwischen Bewußtem und Unbewußtem erleichtert«, und fährt fort: »Ich bemerke Ihnen nebenbei, es ist nicht der einzige Mechanismus, der in der analytischen Kur verwendet wird; Sie kennen ja alle den weit kräftigeren, der in der Verwendung der ›Übertragung‹ liegt« (S. 105). Jene Verwendung der Übertragung, von der hier die Rede ist, hatte Freud aber bereits früher beschrieben, und sie findet sich unverändert auch noch in seinen späteren Schriften. Er spricht nämlich von der Inanspruchnahme der (unanstößigen positiven) Übertragung zur Überwindung des Widerstandes, die in seinen Augen durchaus nicht im Widerspruch zur gleichzeitigen Analyse des Übertragungswiderstandes steht.

Einer der Gründe für die irrtümliche Schlußfolgerung, Freuds Technik habe sich nach dem ersten Jahrzehnt dieses Jahrhunderts kontinuierlich weiterentwickelt, besteht darin, daß jene Beiträge, die am ehesten den Charakter behandlungstechnischer Richtlinien tragen, erst zwischen 1911 und 1915 entstanden. Daraus zieht man den Schluß, daß sich die Technik während dieser Zeit ebenso wie die Theorie weiterentwickelt haben müsse.

Dennoch zeigen die zahlreichen Hinweise auf das Hypnose-Modell, die sich in diesen Beiträgen finden, daß Freud die Übertragung nach wie vor auch als Hindernis verstand. So beschreibt er zum Beispiel »das ideale Erinnern des Vergessenen in der Hypnose« als einen »Zustand, in welchem der Widerstand völlig beiseite geschoben ist« (1914g, S. 131). Hier vergleicht Freud das mühelose Wiederfinden von Erinnerungen in den frühen Phasen der positiven Übertragung mit dem Wiedererinnern unter Hypnose. Dieses »ideale Erinnern« weiche dem Agieren und der Abwehr gegen die »Fortsetzung der Kur«, sobald die »Übertragung feindselig oder überstark« geworden sei (S. 131).

Diese Aussagen finden sich in Freuds Aufsatz über »Erinnern, Wiederholen und Durcharbeiten« (1914g). Die Arbeit beginnt mit einem historischen Rückblick auf die Entwicklung der psychoanalytischen Technik. Die erste Phase stand Freud zufolge im Zeichen von Breuers kathartischer Methode, deren Ziele das Erinnern und Abreagieren mit Hilfe der gelenkten Assoziation im hypnotischen Zustand waren. Die nächste Phase ist durch den Verzicht auf die

Hypnose gekennzeichnet; an die Stelle der Hypnose trat die »Aufgabe... aus den freien Einfällen des Analysierten zu erraten, was er zu erinnern versagte«. In dieser Phase versuchte man, wie Freud schreibt, den Widerstand »durch die Deutungsarbeit und die Mitteilung ihrer Ergebnisse an den Kranken« zu umgehen, wenngleich die Aufmerksamkeit weiterhin auf das Symptom und die »Situationen der Symptombildung« konzentriert blieb (S. 126). (Meiner Ansicht nach war ein *freies* Assoziieren unter diesen Umständen kaum möglich.) In der dritten Phase schließlich bildete sich die heutige Technik heraus, »bei welcher der Arzt auf die Einstellung eines bestimmten Moments oder Problems verzichtet, sich damit begnügt, die jeweilige psychische Oberfläche des Analysierten zu studieren, und die Deutungskunst wesentlich dazu benützt, um die an dieser hervortretenden Widerstände zu erkennen und dem Kranken bewußtzumachen« (S. 126).

Diese knappe Darstellung der Entwicklung der Technik bleibt auf einen Aspekt beschränkt: Freud beschreibt, daß die Suche nach Erinnerungen zunächst an einem bestimmten Punkt angesetzt hatte, dann aber den umständlichen Weg über die freien Assoziationen des Patienten und die Deutung des Widerstandes einschlagen mußte. Die Übertragung wird in diesem Zusammenhang nicht ausdrücklich erwähnt. Aber Freud dient diese Skizzierung der Phasen nur zur Vorbereitung der zentralen These dieser Arbeit – daß die Suche nach Erinnerungen allein nicht genügt, weil ein Großteil der Vergangenheit eben nicht als Erinnerung wiederauftaucht, sondern inszeniert, d.h. agierend wiederholt wird, und dieses Agieren (Wiederholen) konstituiert die Übertragung.

Während Analytiker im allgemeinen der Ansicht sind, daß Freuds Theorie der Übertragung in sämtlichen zwischen 1911 und 1915 entstandenen technischen Beiträgen unverändert blieb, entwickelt Kanzer (1966) eine interessante Überlegung. Er schlägt vor, diese sechs Beiträge in zwei Gruppen zu unterteilen: Der ersten Gruppe ordnet er den Beitrag zur Traumdeutung (1911 e), die Arbeit »Zur Dynamik der Übertragung« (1912 b) sowie die beiden ersten Aufsätze mit technischen Empfehlungen (1912 e; 1913 c) zu; der zweiten Gruppe die Arbeit über »Erinnern, Wiederholen und Durcharbeiten« (1914 g) sowie die »Bemerkungen über die Übertragungsliebe«

(1915a). Nur in den Beiträgen dieser zweiten Gruppe setzt sich Freud, so Kanzer, mit Aktion und Realität hinreichend auseinander. Kanzer weist darauf hin, daß die zwischen beiden Gruppen zu verzeichnende Veränderung zeitlich mit dem Bruch mit Jung und dem ersten Entwurf des Narzißmusbeitrags zusammenfällt – für Kanzer Zeichen einer »Neuorientierung der Psychoanalyse von einer Tiefenpsychologie zu einer Ichpsychologie, die nach innen und nach außen gerichtete Interessen zueinander in Beziehung setzt« (S. 528).

Ich kann Kanzers Ansicht, daß diese wichtige Veränderung in dem Beitrag über »Erinnern, Wiederholen und Durcharbeiten« manifest werde, nicht zustimmen. Vielmehr vertrete ich die gleiche Auffassung wie James Strachey, der in einer Anmerkung zur »Dynamik der Übertragung« darauf hinweist, daß Freud bereits hier eine Überlegung formuliert, die er in »Erinnern, Wiederholen und Durcharbeiten« weiterentwickelt. Die entscheidende Stelle im Beitrag »Zur Dynamik der Übertragung« lautet: »Die unbewußten Regungen wollen nicht erinnert werden, wie die Kur es wünscht, sondern sie streben danach, sich zu reproduzieren, entsprechend der Zeitlosigkeit und der Halluzinationsfähigkeit des Unbewußten«, d. h. mit dem Anspruch auf »Gegenwärtigkeit und Realität« (1912b, S. 374). Tatsächlich hat Freud, wie Strachey in einer anderen Anmerkung (1914g, S. 129, Anm. 2) zeigt, das Konzept des Agierens im gleichen Sinn bereits im Fall »Dora« formuliert. Er schrieb über Doras Entschluß, die Behandlung abzubrechen: »Sie *agierte* so ein wesentliches Stück ihrer Erinnerungen und Phantasien, anstatt es in der Kur zu reproduzieren« (1905e, S. 283).

Kanzer ist der Ansicht, seine These auf Freuds Darstellung der drei Entwicklungsphasen der Technik in *Jenseits des Lustprinzips* (1920g) stützen zu können. Laut Freud »konnte der analysierende Arzt [zuerst] nichts anderes anstreben, als das dem Kranken verborgene Unbewußte zu erraten, zusammenzusetzen und zur rechten Zeit mitzuteilen. Die Psychoanalyse war vor allem eine Deutungskunst« (1920g, S. 16). In der zweiten Phase erwies es sich als notwendig, »den Kranken zur Bestätigung der Konstruktion durch seine eigene Erinnerung zu nötigen«. Nun konzentrierte sich der Analytiker darauf, die Widerstände des Patienten aufzudecken

»und ihn durch menschliche Beeinflussung (hier die Stelle für die als ›Übertragung‹ wirkende Suggestion) zum Aufgeben der Widerstände zu bewegen« (S. 16). Weil der Patient einen Großteil des Verdrängten nicht einfach erinnern kann, sondern ihn wiederholen muß, wurde die Analyse der Übertragungsneurose zum zentralen Merkmal der Technik, wie sie sich in der dritten Phase herausbildete. Hier stellt Freud das Wiederholen dem Erinnern gegenüber und verweist dabei auf seinen Beitrag über »Erinnern, Wiederholen und Durcharbeiten« (1914g). Aber er verzichtet auf jede Datierung dieser drei Phasen.

Weil Freud sich im Jahre 1920 auf den 1914 entstandenen Beitrag beruft und der Begriff »Übertragungsneurose« statt einfach »Übertragung« erstmals in dem Beitrag aus dem Jahre 1914 auftaucht, gelangt Kanzer zu dem Schluß, daß Freud die Analyse der Übertragungsneurose vor 1914 nicht definitiv konzeptualisiert und praktiziert habe. Bis zu diesem Zeitpunkt, so Kanzer, wurde die Übertragung als Suggestion eingesetzt, um den Patienten zur Überwindung seiner Widerstände zu bewegen; in dieser Auffassung sieht sich Kanzer, wie bereit erwähnt, durch Freuds Technik in der Behandlung des »Rattenmannes« bestätigt.

Meiner Ansicht nach unterläuft Kanzer ein Irrtum. Die Übertragung wurde nicht nur in den frühen Anfängen als Suggestion verwandt, um den Patienten, wie ich es im Zusammenhang mit dem »Rattenmann« (1909d) gezeigt habe, zur Aufgabe seines Widerstandes zu veranlassen. Sie behielt diese Funktion auch dann noch bei, als Freud sie zu analysieren begann.

In seinem 1920 veröffentlichten Buch zitiert Freud den Beitrag aus dem Jahre 1914, weil er den Zusammenhang zwischen Wiederholen und Erinnern hier detailliert herausgearbeitet hatte und nun das Thema des Wiederholungszwangs entwickelt. Darüber hinaus hat es Freud, wie wir bereits gesehen haben, mit der Unterscheidung zwischen »Übertragung« und »Übertragungsneurose« nie sehr genau genommen – der Begriff »Übertragungsneurose« taucht, nachdem er einmal eingeführt wurde, praktisch nicht mehr auf. Es ist durchaus möglich, daß Freud ihn nur in seiner anderen Bedeutung verwenden wollte – eine Neurose, die es dem Patienten erlaubt, eine arbeitsfähige Übertragung zu entwickeln; in diesem Sinn benutzt er den Begriff mindestens ein halbes dutzendmal in den *Vorlesungen zur Einführung in die Psychoanalyse* (1916–1917a).

Ich wiederhole meine Ansicht, daß Freud seine definitive Technik sehr früh, zweifellos aber bis zum Jahr 1900, gefunden hatte und die dritte Phase, die er in seinem 1920 verfaßten Rückblick beschreibt, bereits zu einem sehr frühen Zeitpunkt in der Geschichte der Psychoanalyse erreicht war. Meiner Ansicht nach interpretiert Kanzer in die Beiträge zur Technik eine theoretische und klinische Handhabung der Übertragung hinein, die dem höchsten Niveau heutiger Technik entspricht – einem Niveau, das Freud selbst nie erreicht hat. Das besagt allerdings nicht, daß sich Freuds Verständnis und seine Handhabung der Übertragungsanalyse mit zunehmender Erfahrung nicht weiterentwickelt hätten.

Der Fall des »Wolfsmannes« war 1914 abgeschlossen (wurde aber erst 1918 publiziert), und man wird davon ausgehen dürfen, daß die Behandlungsmethode, die er hier praktizierte, mit den Ansichten übereinstimmte, die er in seinen zwischen 1911 und 1915 entstandenen technischen Beiträgen formulierte. Kanzer (1980) ist jedoch der Meinung, daß »Erinnern, Wiederholen und Durcharbeiten« (1914g) aufgrund der Erfahrungen, die Freud sammelte, nachdem er die Analyse des »Wolfsmannes« in Angriff genommen hatte, einen Fortschritt gegenüber der in diesem Fall tatsächlich praktizierten Technik repräsentiere. Die entscheidende Schwierigkeit zu beurteilen, wie Freud die Übertragung im Fall des »Wolfsmannes« handhabte, besteht darin, daß er sie als solche praktisch nicht thematisiert. Seine Niederschrift ist ausdrücklich nicht als Untersuchung des Prozesses konzipiert. Sie ist ein Bericht über die Resultate des Prozesses, und selbst als solcher bleibt sie in erster Linie auf einen spezifischen Aspekt jener Resultate, nämlich die Einsicht in die infantile Neurose, beschränkt. Jede Untersuchung dieses Prozesses scheint an unüberwindliche Grenzen zu stoßen. Es ist sicher nicht angemessen, Freud wegen dieser oder jener Auslassung Vorwürfe zu machen, da er explizit darauf hinweist, den Leser nicht über die vollständige Geschichte des Prozesses informieren zu können. Trotz dieser Einschränkung enthält dieser Bericht ebenso wie der über den »Rattenmann« meines Ermessens nach signifikante indirekte Hinweise auf die Art und Weise, wie die Analyse durchgeführt wurde.

Ich halte es für wichtig, diese Hinweise genau zu untersuchen, weil ich zeigen möchte, daß Freud den Fall nicht optimal handhabte.

Es gibt berechtigte Gründe anzunehmen, daß nicht die Übertragung, sondern in erster Linie die Dynamik der Neurose im Mittelpunkt der Arbeit stand. Offenbar betrachtete Freud die Übertragung nach wie vor in signifikantem Maß als Hindernis für die analytische Arbeit, ungeachtet seiner Einsicht in ihre Unvermeidlichkeit und Unverzichtbarkeit. Freud schreibt: »So oft er vor Schwierigkeiten der Kur auf die Übertragung zurückwich, drohte er mit dem Auffressen« (1918b, S. 141). Zwar wird die Übertragung hier eindeutig als Widerstand erkannt, gleichzeitig aber besagt diese Bemerkung, daß die eigentliche Arbeit außerhalb der Übertragung stattfindet. Ich stimme mit Muslins (1979b) Ansicht überein, daß explizit das wiedererinnerte Material – ohne jeden Hinweis auf Entwicklung und Auflösung der Übertragungsneurose – als mutativer Faktor betrachtet wird. Freud erklärt, die Analyse habe »all das Material [geliefert], welches die Lösung seiner Hemmungen und die Aufhebung seiner Symptome ermöglichte« (S. 35).

Natürlich behaupte ich nicht, daß Freud mit der Übertragung nicht gearbeitet habe. Vielmehr geht es mir um die Frage, wo er den Schwerpunkt setzte. Dem möglichen Einwand, Freud verstehe unter dem Material, »welches die Lösung seiner Hemmungen und die Aufhebung seiner Symptome ermöglichte«, das Übertragungsmaterial, möchte ich eine weitere Aussage über die signifikanten Faktoren der Kur entgegenhalten: »Aus dieser letzten Zeit der Arbeit, in welcher der Widerstand zeitweise verschwunden war und der Kranke den Eindruck einer sonst nur in der Hypnose erreichbaren Luzidität machte, stammen auch alle die Aufklärungen, welche mir das Verständnis seiner infantilen Neurose gestatteten« (S. 35) – in der Tat eine bemerkenswerte Aussage, wenn man bedenkt, daß niemand anderes als Freud selbst entdeckt hatte, daß Widerstände sich unvermeidlich einstellen werden, wenn signifikante Arbeit geleistet werden soll! Und sie erscheint noch bemerkenswerter im Licht der folgenden Behauptung: »Die Hypnose verdeckt den Widerstand und macht ein gewisses seelisches Gebiet frei zugänglich, dafür häuft sie den Widerstand an den Grenzen dieses Gebietes zu einem Walle auf, der alles Weitere unzugänglich macht » (1910a, S. 23).

Den vielleicht überzeugendsten Beweis für meine Behauptung, daß die Übertragung nicht zu ihrem Recht kam, liefert jedoch Freuds Zuhilfenahme der Terminsetzung, die er selbst als »unerbittlichen Druck« bezeichnet. Er berichtet, daß er sich aufgrund »einer Einstellung von gefügiger Teilnahmslosigkeit«, hinter der sich der Patient regelmäßig »verschanzte«, zu dieser extremen Maßnahme gezwungen sah (1918b, S. 33). Heutzutage wären sich vermutlich alle Analytiker darin einig, daß eine solche Einstellung in der Übertragung intensiv bearbeitet werden muß; Freud teilt uns jedoch nicht mit, daß dies geschehen sei. Gleichgültig, ob sie bearbeitet wurde oder nicht und wenn ja, in welchem Umfang – Tatsache ist und bleibt, daß Freud sie eigenem Bekunden zufolge durch eine Manipulation unter Kontrolle brachte. Mit der Behauptung, daß Freud Maßnahmen, über die er nichts mitteilt, auch nicht ergriffen habe, begebe ich mich einmal mehr auf dünnes Eis, dennoch aber erscheint es mir höchst unwahrscheinlich, daß er sich über die Analyse der Bedeutung, die der »unerbittliche Druck« dieser Terminsetzung in der Übertragung hatte, völlig ausgeschwiegen haben würde, wenn er sie tatsächlich durchgeführt hätte.

Darüber hinaus teilt er ausdrücklich mit, daß er die Übertragung manipulierte. Er schreibt: »Ich mußte warten, bis die Bindung an meine Person stark genug geworden war, um ihr [der Scheu vor selbständiger Arbeit] das Gleichgewicht zu halten, dann spielte ich diesen einen Faktor gegen den anderen aus« (S. 33). Der gleiche Vorschlag findet sich in seinem Beitrag über »Wege der psychoanalytischen Therapie« (1919a), in dem er im Zusammenhang mit »schweren Fällen von Zwangshandlungen« schreibt: »Es scheint mir wenig zweifelhaft, daß die richtige Technik hier nur darin bestehen kann abzuwarten, bis die Kur selbst zum Zwang geworden ist, und dann mit diesem Gegenzwang den Krankheitszwang gewaltsam zu unterdrücken« (S. 192). Was er hier empfiehlt, ist keine Analyse, sondern Übertragungsmanipulation. Seine Anregung fiel nicht auf fruchtbaren Boden; sie hat sich in der analytischen Technik nicht durchsetzen können.

Einen anderen – und zugegebenermaßen ebenfalls indirekten – Weg zum Verständnis der Rolle, welche die Übertragung für Freuds Arbeit mit dem »Wolfsmann« spielte, eröffnet dessen spätere Behandlung bei Ruth Mack Brunswick (1929). Die Tatsache, daß ihr Bericht sich in erster Linie mit seiner Übertragung auf Freud beschäftigte, zeigt, was Freud versäumt hatte. Aber selbst Mack Brunswick schreibt: »Ein Umstand unterstützt unsere Annahme, daß der Patient die Beziehung zum Vater im Verlauf der ersten Analyse nicht erledigte« (S. 4). Auffallend ist auch, daß sie in erster Linie die Übertragung auf Freud bearbeitete; über die Übertragung auf *sie selbst* erfahren wir kaum etwas. Somit geht auch *ihre* Betonung der Übertragung am entscheidenden Problem vorbei.

Ich enthalte mich absichtlich jeder Mutmaßung über den Charakter der Übertragung, wenngleich sich eine Fülle von Material zu solchen Spekulationen anbietet. Wenn man an derartigen Spekulationen interessiert ist, sollte man nach einer Übertragung suchen, die sowohl gegenüber Freud als auch gegenüber Brunswick zum Ausdruck kam. Dies würde hier von meinem eigentlichen Anliegen, auf das ich nun zu sprechen kommen werde, ablenken. Ich halte es in gewisser Weise für bedauerlich, daß der Fall des »Wolfsmannes« in der analytischen Ausbildung eine so bedeutsame Rolle spielt, denn der Fallbericht begünstigt eine Überbetonung der Resultate auf Kosten des Prozesses und insbesondere auf Kosten der Rolle, welche die Übertragung in diesem Prozeß spielt. Trotz Freuds ausdrücklichem Hinweis, mit seinem Bericht nur die infantile Neurose beschreiben zu wollen, kann er den Ausbildungskandidaten sehr wohl veranlassen, dem Prozeß zu wenig Bedeutung beizumessen.

Ich möchte jedoch noch ein kurzes Wort zur Gegenübertragung sagen, weil Freuds Arbeit mit dem »Wolfsmann« möglicherweise aufgrund bedeutsamer Gegenübertragungsaspekte für seine damalige Praxis nicht typisch war. Freud teilt uns zu Beginn mit, daß er ein wichtiges Ziel verfolgte, das mit der Analyse des »Wolfsmannes« gar nichts zu tun hatte. Die Fallgeschichte wurde nämlich kurz nach Beendigung der Behandlung, »unter dem damals frischen Eindruck der Umdeutungen, welche C. G. Jung und Alf. Adler an den psychoanalytischen Ergebnissen vornehmen wollten«, niedergeschrieben (1918b, S. 29, Anm. 1). Man darf annehmen, daß er, während er den Fall durchführte, nach Material suchte, mit dem sich diese »Umdeutungen« schlüssig widerlegen ließen, und ihn dieses Ziel von der Übertragung ablenkte.

Den Verdacht einer Gegenübertragung legt auch Freuds späteres Verhalten gegenüber dem »Wolfsmann« nahe. Ich denke an die jährlichen Geldsammlungen und die weitere kostenfreie Behandlung durch andere Therapeuten. Es hat beinahe den Anschein, als habe die gesamte analytische Community eine Gegenübertragung auf den »Wolfsmann« entwickelt.

Im allgemeinen geht man davon aus, daß der »Wolfsmann« an einer schweren Störung mit signifikanten narzißtischen Merkmalen litt. Wenn seine Grübeleien über seine Nase keine Wahnideen waren, so grenzten sie zumindest ans Wahnhafte. Ich zweifle nicht an den therapeutischen Resultaten, die bei ihm erzielt wurden, und würde noch nicht einmal sagen, daß eine gründlichere Übertragungsanalyse zwangsläufig zu besseren Ergebnissen geführt hätte. Ich behaupte jedoch, daß es eindeutige Anhaltspunkte dafür gibt, daß die Übertragung in dem Prozeß nicht den Stellenwert einnahm, der ihr in einer gut durchgeführten Analyse meines Erachtens zukommen sollte.

Die Schwierigkeit, vor der man steht, wenn man, ohne über das Geschehen detailliert informiert zu sein, die Handhabung der Übertragung zu beurteilen versucht, wird an einem von Freuds weniger bekannten Fällen deutlich, nämlich seinem Bericht »Über die Psychogenese eines Falles von weiblicher Homosexualität« (1920a). Hier erläutert Freud, daß die Rachewünsche, welche die Patientin gegenüber ihrem Vater hegte, ihr »ihre kühle Reserve ermöglichte[n]«. Daran anschließend kommt er auf die scheinbar nicht vorhandene Übertragung auf den Analytiker zu sprechen. Er korrigiert diese Beobachtung jedoch augenblicklich mit dem Hinweis, daß sich doch immer »irgendein Verhältnis zum Arzt« herstellen müsse, »und dies... zu allermeist aus einer infantilen Reaktion übertragen sein« werde. In diesem Fall besteht die Übertragung darin, daß die Patientin seit einer frühen Enttäuschung durch ihren Vater jeden Mann zurückweist. Statt die Aufmerksamkeit aber nun auf die Notwendigkeit zu lenken, eine solche negative Übertragung zu analysieren, scheint Freud das Problem zu umgehen:

»Die Erbitterung gegen den Mann hat es in der Regel leicht, sich am Arzt zu befriedigen, sie braucht keine stürmischen Gefühlsäußerungen hervorzurufen, sie äußert sich einfach in der Vereitlung all seiner Bemühungen und im Festhalten am Kranksein. Ich weiß aus Erfahrung, wie schwierig es ist, den Analysierten zum Verständnis gerade dieser stummen Symptomatik zu bringen und solche latente, oft exzessiv große Feindseligkeit ohne Gefährdung der Kur bewußtzumachen. Ich brach also ab, sobald ich die Einstellung des Mädchens zum Vater erkannt hatte, und gab den Rat, den therapeutischen Versuch, wenn man Wert auf ihn legte, bei einer Ärztin fortführen zu lassen« (S. 292).

An Freuds Erfahrung zu zweifeln mag vermessen erscheinen, es nicht zu tun aber bedeutet, sich ohne jeden Vorbehalt auf seine Autorität zu verlassen. In Wahrheit gibt es gewisse Anhaltspunkte dafür, daß er die negative Übertragung sogar bei dieser Patientin zu analysieren versuchte. Er beschreibt zum Beispiel seine Zweifel an einer Reihe von Träumen: »Der Widerspruch gegen ihre gleichzeitigen Äußerungen im Wachen war sehr groß.« Nachdem er ihr erklärt hatte, daß ihre Träume »lügnerisch oder heuchlerisch« seien und sie versuche, ihn »zu betrügen, wie sie den Vater zu betrügen pflegte«, blieben Träume dieser Art aus. Freud erklärt die Richtigkeit seiner Deutung, fährt dann jedoch fort: »Ich glaube aber doch, neben der Absicht der Irreführung lag auch ein Stück Werbung in diesen Träumen; es war auch ein Versuch, mein Interesse und meine gute Meinung zu gewinnen, vielleicht um mich später desto gründlicher zu enttäuschen« (S. 293).

Ist es nur ein Zufall, daß er mit ganz ähnlichen Worten erklärt hatte, was seiner Meinung nach vermutlich geschehen wäre, wenn er Dora zur Fortsetzung der Behandlung überredet hätte? Ist es möglich, daß eine spezifische Gegenübertragung aktiv war? Oder daß Freud eine solche Übertragung mit größerem Erfolg hätte analysieren können, wenn er anders vorgegangen wäre? Was er dieser Patientin seinem eigenen Bekunden nach zum Beispiel über ihre Träume sagt, wirkt isoliert; nichts weist darauf hin, daß die Deutung aus der realen analytischen Situation hervorgegangen wäre. Und hat er untersucht, welche Übertragungsbedeutung die Tatsache hatte, daß diese Träume nach seiner Deutung nicht mehr auftauchten?

Freuds Ausführungen zur Übertragung in den *Vorlesungen zur Einführung in die Psychoanalyse* (1916–1917 a) stimmen weitgehend mit seinen Darstellungen in den behandlungstechnischen Beiträgen überein. Allerdings rückt die »Übertragungsneurose«, so wie er den Begriff hier verwendet, in weit höherem Maß als zuvor ins Zentrum der Technik. Wie wir bereits gesehen haben, stellt er fest: »Hat sich die Übertragung erst zu dieser Bedeutung aufgeschwungen [daß »die gesamte Neuproduktion der Krankheit sich auf eine einzige Stelle wirft, nämlich auf das Verhältnis zum Arzt«], so tritt die Arbeit an den Erinnerungen des Kranken weit zurück« (S. 462).

In den im Anschluß an die *Vorlesungen zur Einführung in die Psychoanalyse* entstandenen Schriften weist nichts darauf hin, daß Freud seine Sichtweise der Übertragungsanalyse geändert hätte. Im fünften Kapitel von *Die Frage der Laienanalyse* (1926 e) erläutert Strachey in einer Fußnote: »Das Material dieses Kapitels ist zu großen Stücken, in einigen Passagen fast wörtlich, Freuds früheren Arbeiten über die Technik entnommen« (S. 260, Anm. 1). Vermutlich bedeutet dies nichts anderes, als daß Freuds Sichtweise unverändert blieb; dennoch gibt Lipton (1967) zu bedenken, daß dieses Buch für ein Laienpublikum verfaßt wurde. Es enthält die folgende, in ihrer prägnanten Verdichtung bemerkenswerte Zusammenfassung der analytischen Technik: »Der Analytiker bestellt den Patienten zu einer bestimmten Stunde des Tages, läßt ihn reden, hört ihn an, spricht dann zu ihm und läßt ihn zuhören« (S. 213).

Daß Freud seine optimistische Hoffnung, die analytische Technik weiter verbessern zu können – eine Hoffnung, die in »Wege der psychoanalytischen Therapie« (1919 a) zum Ausdruck gekommen war – mittlerweile verloren hatte, zeigt die folgende Stelle aus *Die Frage der Laienanalyse*: »Ich muß leider konstatieren, alle Bemühungen, die analytische Kur ausgiebig zu beschleunigen, sind bisher gescheitert. Der beste Weg zu ihrer Abkürzung scheint ihre korrekte Durchführung zu sein« (1926 e, S. 255).

Einige Jahre später, nämlich 1933, gegen Ende seines Lebens, konstatiert er die Grenzen der Psychoanalyse sogar noch nachdrücklicher:

»Der therapeutische Ehrgeiz mancher meiner Anhänger hat sich die größte Mühe gegeben, über diese Hindernisse hinwegzukommen, so daß alle neurotischen Störungen durch die Psychoanalyse heilbar würden. Sie haben versucht, die analytische Arbeit in eine verkürzte Dauer zu zwängen, die Übertragung so zu steigern, daß sie allen Widerständen überlegen wird, andere Arten der Beeinflussung mit ihr zu vereinigen, um die Heilung zu erzwingen. Diese Bemühungen sind gewiß lobenswert, aber ich meine, sie sind vergeblich. Sie bringen auch die Gefahr mit sich, daß man selbst aus der Analyse hinausgedrängt wird und in ein uferloses Experimentieren gerät« (S. 165).

Da es durchaus möglich ist, daß der Leser auch mich zu jenen Analytikern zählt, die ein maßloser »therapeutischer Ehrgeiz« antreibt, weise ich ausdrücklich darauf hin, daß ich nicht jede Psychopathologie für heilbar halte. Ebensowenig plädiere ich für eine Verkürzung der analytischen Arbeit, für eine Steigerung der Übertragung oder eine Verbindung mit anderen Formen der Beeinflussung. Vielmehr spreche ich mich dafür aus, den indirekten Hinweisen auf die Übertragung sowie der Rolle, die der realen analytischen Situation zukommt, in der Übertragungsanalyse größere Aufmerksamkeit zu widmen.

In seiner *Neuen Folge der Vorlesungen zur Einführung in die Psychoanalyse* (1933a, S. 162) gibt Freud auch zu verstehen, daß seine theoretischen Formulierungen über die psychoanalytische Technik bereits in den *Vorlesungen zur Einführung* (1916–1917a) enthalten und seither unverändert geblieben seien. Und tatsächlich finden wir, was die Analyse der Übertragung betrifft, in Freuds spätem zusammenfassenden »Abriß der Psychoanalyse« (1940a) relativ wenig bzw. nichts Neues.

Die Tatsache, daß Freud nur so wenige Schriften über die Technik verfaßt hat, versucht man gewöhnlich mit seinem Widerstreben zu erklären, Regeln für eine Situation vorzugeben, die aufgrund ihrer großen Variabilität keine routinemäßige Handhabung zuläßt – er sei davon überzeugt gewesen, daß die Persönlichkeit des Analytikers unweigerlich eine wichtige Rolle in dieser Situation spiele und man ihm aus diesem Grund nicht vorschreiben solle, wie er sich zu verhalten habe. Gänzlich anders als die oben zitierten, mit nachdrücklicher Entschiedenheit vorgetragenen Aussagen klingt zum Beispiel der Kommentar zu seiner Entscheidung, seine »Regeln als ›Ratschläge‹ auszugeben und keine unbedingte Verbindlichkeit für sie zu beanspruchen« (1913c, S. 454). Freud verweist auf die Verschiedenheit psychischer Konstellationen und die Vielzahl von Faktoren, die bei jeder Erkrankung eine Rolle spielen, und gelangt zu dem Schluß, daß es keine Regel gibt, die in jedem Fall zum Erfolg führt – die von ihm empfohlenen Leitlinien hätten sich als »durchschnittlich zweckmäßig« (S. 454) erwiesen. An anderer Stelle heißt es: »... aber ich muß ausdrücklich sagen, diese Technik hat sich als die einzig zweckmäßige für meine Individualität ergeben; ich wage es nicht in Abrede zu stellen, daß eine ganz anders konstituierte ärztliche Persönlichkeit dazu gedrängt werden kann, eine andere Einstellung gegen den Kranken und gegen die zu lösende Aufgabe zu bevorzugen« (1912e, S. 376).

Es ist schwierig zu beurteilen, mit welcher Gründlichkeit und Systematik Freud die Übertragung in seiner Arbeit analysierte – und wir wissen auch nicht, wie er die Übertragungsanalyse durchführte. Ein Grund dafür ist die bereits erwähnte Tatsache, daß Freuds Fallberichte keinen Einblick in die Details seiner Technik und insbesondere seiner Analyse der Übertragung erlauben. Ihm war mehr daran gelegen, die Dynamik der Neurose zu beschreiben, und er hielt es für unmöglich, auf all die zahllosen Details einzugehen, anhand deren sich die analytische Arbeit nachvollziehen ließe. Er hat nie eine umfassende oder ausführliche technische Studie verfaßt; die behandlungstechnischen Schriften machen nur einen kleinen Teil seines Gesamtwerks aus. Besonders auffällig ist, daß Freud die Technik in seinen Briefen an Fließ (1887–1902), die in der Phase des Übergangs von der kathartischen Methode zur Psychoanalyse entstanden, so gut wie nicht erwähnt, obwohl er sogar kurzzeitige und bald wieder fallengelassene theoretische Spekulationen eingehend erörtert.

Freud hat selbst ausdrücklich darauf hingewiesen, daß eine Beschreibung der Technik in keinem seiner Fallberichte im Vordergrund stand. Was den »kleinen Hans« (1909b), der nicht eigentlich von Freud selbst behandelt wurde, und Schreber betrifft, den Freud

(1911 c) nur anhand seiner Autobiographie analysierte, können wir mit Informationen über seine Handhabung der Technik überhaupt nicht rechnen. Deshalb werde ich hier auf diese Fälle nicht eingehen.

Zum Fallbericht über Dora (1905 e) erklärt Freud, daß die Technik, »abgesehen von den Träumen, nur an einigen wenigen Stellen enthüllt worden« sei (S. 170).

»Es lag mir in dieser Krankengeschichte daran, die Determinierung der Symptome und den intimen Aufbau der neurotischen Erkrankung aufzuzeigen; es hätte nur unauflösbare Verwirrung erzeugt, wenn ich gleichzeitig versucht hätte, auch die andere Aufgabe zu erfüllen. Zur Begründung der technischen, zumeist empirisch gefundenen Regeln müßte man wohl das Material aus vielen Behandlungsgeschichten zusammentragen. Indes möge man sich die Verkürzung durch die Zurückhaltung der Technik für diesen Fall nicht besonders groß vorstellen. Gerade das schwierigste Stück der technischen Arbeit ist bei der Kranken nicht in Frage gekommen, da das Moment der ›Übertragung‹, von dem zu Ende der Krankengeschichte die Rede ist, während der kurzen Behandlung nicht zur Sprache kam« (S. 170).

Daß Freud die Übertragung im Zusammenhang mit der Darstellung dieses Falles, in dem sie ja praktisch nicht bearbeitet wurde, zum erstenmal erwähnt, läßt eine Überlegung gerechtfertigt erscheinen, die Kanzer (1980) in seiner Studie über Freuds Behandlung des »Rattenmannes« formulierte. Kanzer ist nämlich der Meinung, daß die Erfahrungen, die Freud in dieser Behandlung gesammelt hatte, ihm ein gründlicheres Verständnis der Technik erlaubten, die Behandlung selbst aber von diesem Fortschritt noch nicht profitiert habe.

In seinem Bericht über die Analyse des »Rattenmannes« erklärt Freud (1909 d), daß es – würde er die analytische Arbeit selbst detailliert darstellen – für den Leser unmöglich wäre, die neurotische Struktur »durch die Auflagerungen der Behandlung hindurch« zu erkennen (S. 382). Ein Jahr später trifft er eine ähnliche Feststellung: »Auch brauche ich bei Ihnen den Einwand nicht zurückzuweisen, daß in der heutigen Praxis der Kur die Beweiskraft für die Richtigkeit unserer Voraussetzungen verdunkelt wird; Sie vergessen nicht, daß diese Beweise anderswo zu finden sind und daß ein therapeutischer Eingriff nicht so geführt werden kann wie eine theoretische Untersuchung« (1910d, S. 105).[1] Tatsächlich klingt in diesen Worten seine Bemerkung aus dem Fall »Dora« nach: »Wo sich die Übertragungen frühzeitig in die Analyse einbeziehen lassen, da wird deren Verlauf undurchsichtig und verlangsamt« (1905e, S. 283).

In seinem Bericht über den »Wolfsmann« (1918b) betont Freud: »Nur diese infantile Neurose wird der Gegenstand meiner Mitteilungen sein« (S. 29). An etwas späterer Stelle begründet er, weshalb er auf eine detaillierte Darstellung der Behandlungsmethode verzichtet: »Es hat sich bekanntlich kein Weg gefunden, um die aus der Analyse resultierende Überzeugung in der Wiedergabe derselben irgendwie unterzubringen. Erschöpfende protokollarische Aufnahmen der Vorgänge in den Analysenstunden würden sicherlich nichts dazu leisten; ihre Anfertigung ist auch durch die Technik der Behandlung ausgeschlossen« (S. 36). Ich denke, in meiner »Einleitung« deutlich gemacht zu haben, daß ich diesen beiden letztgenannten Aussagen nicht zustimme.

Eine der wenigen Passagen, die einen detaillierten Einblick in Freuds Technik erlauben, findet sich in der *Neuen Folge der Vorlesungen* (1933a) – ich meine das Fallmaterial zur Gedankenübertragung, die im Zusammenhang mit dem Namen »Forsyth« zur Sprache kommt (S. 51–58). Die Darstellung illustriert den Widerstand gegen das Bewußtwerden der Übertragung. Dieser Widerstand tritt in der betreffenden Sitzung in drei Assoziationen zutage. Zunächst fällt dem Patienten ein, daß eine Freundin »ihn den Herrn von *Vorsicht* zu nennen pflegt«, weil er vor einer sexuellen Beziehung mit ihr zurückschreckt. Daraufhin zeigte Freud dem Patienten die Visitenkarte eines Dr. Forsyth, eines Engländers, der ihn eine Viertelstunde zuvor aufgesucht hatte. (Der Patient wußte, daß seine Sitzungen befristet waren und er den Platz würde räumen müssen, sobald, mit Ende des Ersten Weltkrieges, wieder Patienten aus dem Ausland zu

1 An früherer Stelle (S. 112) habe ich diese Aussage im Zusammenhang mit Freuds Unterscheidung zwischen Therapie und Forschung diskutiert.

Freud kommen würden.) Der Patient bemerkte dazu: »Ich bin auch ein Forsyth, das Mädchen nennt mich ja so.« Freud erklärt: »Es ist schwer, die Mischung von eifersüchtigem Anspruch und wehmütiger Selbstherabsetzung zu verkennen, die sich in dieser Äußerung Ausdruck schafft. Man wird nicht irregehen, wenn man sie etwa so vervollständigt: Es kränkt mich, daß Ihre Gedanken sich so intensiv mit dem Ankömmling beschäftigen. Kehren Sie doch zu mir zurück, ich bin ja auch ein *Forsyth* – allerdings nur ein Herr von *Vorsicht*, wie das Mädchen sagt« (S. 54).

Freud vermutet auch einen möglichen Zusammenhang mit der Tatsache, daß der Patient ihm mehrere Bände von Galsworthys *Forsyte Saga* ausgeliehen hatte; allerdings bringt er diesen Umgang, der ja über den üblichen professionellen Kontakt hinausgeht, nicht explizit mit dem Thema Eifersucht in Verbindung.

Freud beschreibt zwei weitere Assoziationen aus dieser Sitzung, die seiner Ansicht nach auf dasselbe Thema anspielen. Die erste betrifft die Frage, ob eine Dame namens Freud-Ottorego, die Englischkurse abhielt, eine Verwandte Freuds sei. Zum erstenmal in der Analyse aber unterläuft dem Patienten ein, wie Freud hinzufügt, ansonsten häufiger Irrtum: Er verspricht sich und sagt »Freund« statt »Freud«. Die Verbindung zwischen dieser Assoziation mitsamt der Fehlleistung und der Eifersucht des Patienten besteht nach Freud darin, daß er selbst kurze Zeit zuvor einen Freund namens Freund besucht hatte, der, wie sich herausstellte, im selben Haus wie der Patient wohnte.

Die dritte Assoziation tauchte am Ende der Sitzung auf, als der Patient einen Traum schilderte, den er als Alptraum bezeichnete. Er erzählte Freud, daß er vor nicht langer Zeit das Wort »Alptraum« falsch ins Englische übersetzt habe. Freud aber wurde dadurch an ein bestimmtes Ereignis erinnert: Einen Monat zuvor war die Sitzung des Patienten durch die Ankunft von Dr. Ernest Jones unterbrochen worden – und Jones hatte ein Buch über Alpträume geschrieben.

Freuds Bericht scheint keinen Zweifel daran zu lassen, daß er diese Assoziationen zumindest in der betreffenden Sitzung nicht deutete; aus diesem Grund steht uns kein Material zur Verfügung, anhand dessen sich seine recht komplexen Spekulationen beurteilen ließen. Tatsächlich bringt Freud diese Vignette im Zusammenhang mit seiner Untersuchung einer möglichen Gedankenübertragung. Dennoch aber legen seine Erläuterungen die Frage nahe, ob die Assoziationen des Patienten nicht vielleicht durch eine Reihe realer Anhaltspunkte ausgelöst wurden. Freuds Vermutung, daß Assoziationen, welche die analytische Beziehung nicht direkt betreffen, sehr wohl auf sie anspielen können, kommt in seiner Deutung des Ausspruchs: »Ich bin auch ein Forsyth, das Mädchen nennt mich ja so«, sehr klar zum Ausdruck (S. 54). So drängt sich die Schlußfolgerung auf, daß Freud die Übertragung durchaus analysierte, wenn auch nicht immer konsequent in der von mir befürworteten Weise.

Vor diesem Hintergrund steht außer Frage, daß das Prinzip der Übertragungsanalyse zwar früh formuliert wurde, einen zentralen technischen Stellenwert aber erst allmählich erlangte. Zu diesem Ergebnis kommen auch Laplanche und Pontalis (1967) in ihrer Diskussion von Freuds Definition der Übertragung. Exakt dieser Umstand mag für die kontroverse Beantwortung der Frage, *wann* Freuds Technik definitiv feststand, verantwortlich sein. Wenn man unter »definitiv« die Entdeckung des Prinzips versteht, muß man ein frühes Datum ansetzen, wenn »definitiv« aber die umfassende Integration des Prinzips in die Technik bezeichnen soll, ein spätes. Diesen letztgenannten Standpunkt vertritt, wie ich bereits gezeigt habe, Kanzer (1966) in seiner Interpretation der Darstellung, die Freud 1920 über die Entwicklung seiner Technik verfaßte. Wie ich bereits erwähnt habe, kann ich Kanzers Schlußfolgerung, daß Freud das Konzept der Übertragungsneurose erst 1914 entwickelt habe, nicht zustimmen. Kanzer geht aber zu Recht davon aus, daß Freud die Übertragung weiterhin zur Überwindung des Widerstandes benutzte – nämlich die unanstößige positive Übertragung, denn sie ist der Verbündete, auf den wir während des gesamten analytischen Prozesses angewiesen sind; sie sollte aber nicht zur Überwindung des Widerstandes benutzt werden, sondern als Grundlage der Beziehung dienen, ohne die der Übertragungswiderstand nicht analysiert werden kann.

Daß Freud die Analyse der Übertragung einerseits der Arbeit außerhalb der Übertragung unterordnete und sie andererseits für den zentralen Faktor hielt, mit dessen Hilfe der Patient von dem, was außerhalb der Übertragung gedeutet wurde, überzeugt werden kann (wie ich es im 3. Kapitel ausgeführt habe), zeigt, daß er sich ihrer Bedeutung nicht recht sicher war. Es ist bemerkenswert, mit welcher Konsequenz Freud an dieser zwiespältigen Beurteilung festhielt. Wie wir gesehen haben, schreibt er im Fall »Dora«, daß »die Überzeugungsempfindung für die Richtigkeit der konstruierten Zusammenhänge beim Kranken erst nach Lösung der Übertragung hervorgerufen« werde (1905e, S. 280). Im Bericht über den »Rattenmann« erklärt er: »Er mußte sich also die Überzeugung, daß sein Verhältnis zum Vater wirklich jene unbewußte Ergänzung erforderte, erst auf dem schmerzhaften Wege der Übertragung erwerben« (1909d, S. 428). In seinen Vorlesungen, die er 1909 an der Clark University hielt, betont er, daß die Übertragung »nicht nur für die Überzeugung des Kranken, sondern auch für die des Arztes entscheidend in Betracht kommt« (1910a, S. 56). Später, in *Jenseits des Lustprinzips* (1920g), erklärt er, daß der Patient »von der Richtigkeit der ihm mitgeteilten Konstruktion« nicht zu überzeugen sei, wenn er sich nicht erinnern kann (S. 16). Und noch einmal im selben Text: Wenn der Patient »die anscheinende Realität... immer wieder als Spiegelung einer vergessenen Vergangenheit« zu erkennen vermag, »ist die Überzeugung des Kranken... gewonnen« (S. 17). Im »Abriß« (1940a) schließlich heißt es, daß der Patient nicht wieder vergißt, was er »in den Formen der Übertragung erlebt hat... das hat für ihn stärkere Überzeugungskraft als alles auf andere Art Erworbene« (S. 103).

Weil Freud seine Analyse der Übertragung dazu nutzte, den Patienten von der Richtigkeit der Rekonstruktion seiner Vergangenheit zu überzeugen, ging er meiner Ansicht nach allzu rasch dazu über, die Parallelen zur Vergangenheit aufzuzeigen, statt zunächst den Zusammenhang zwischen Übertragung und realer analytischer Situation eingehend zu untersuchen. Diese Untersuchung ist Teil der Auflösung der Übertragung und kommt, wie ich zu zeigen versucht habe, im allgemeinen zu kurz. Ein Beispiel dafür bieten die »Originalnotizen« über den »Rattenmann« (1955a) – ich denke an Freuds Reaktion auf die Phantasie des Patienten, daß Freuds Mutter gestorben sei und seine beabsichtigte Kondolenzkarte sich in eine

Glückwunschkarte verwandelt habe. Ich kann nicht nachdrücklich genug betonen, daß wir nicht wissen, was Freud in seinen Notizen ausgelassen hat – seine unmittelbare Reaktion auf die Schilderung des Patienten besteht diesen Notizen zufolge jedenfalls in der Frage, ob der Patient sich jemals überlegt habe, daß er, sollte seine eigene Mutter sterben, würde heiraten können. Der Patient antwortete mit einer Bemerkung, deren Übertragungscharakter auf der Hand liegt. Er sagte nämlich, daß Freud sich an ihm – vermutlich weil er seine Phantasie ausgesprochen habe – räche. Freud verliert kein Wort darüber, wie er dieser unverhohlenen Beschuldigung begegnete. Noch auffälliger aber ist die Tatsache, daß in den Notizen keine einzige Situation auftaucht, in der Freud auf der Grundlage von Assoziationen, welche die Übertragung nicht manifest betrafen, eine Übertragungsdeutung gegeben hätte – abgesehen von der bereits beschriebenen Episode, in der es um die Schambehaarung der Freundin geht (vgl. S. 184). Offenbar war es immer der Patient, der Übertragungsaspekte explizit zur Sprache brachte. Selbst wenn man Freuds Verhaltensweisen akzeptiert, die verschiedene Analytiker mit der Begründung kritisiert haben, daß sie eher dem Bereich der persönlichen als dem der technischen Beziehung angehörten, muß man doch nach möglichen Rückwirkungen auf die Übertragung forschen. Die einzigen Konsequenzen, die Freud erwähnt, sind solche, die der Patient ausdrücklich anspricht – zum Beispiel sein Traum über den Hering, der durch den Hering in dem Imbiß angeregt wurde, den Freud ihm hatte reichen lassen.

Daß Freud die Bedeutung der realen Situation als Auslöser für Übertragungsausgestaltungen *systematisch* untersucht hätte, läßt sich nur schwer belegen; im Einzelfall hat er es zweifellos getan. So schreibt er in seinem Bericht über Dora, sein Rauchen habe der Patientin als Grundlage einer Übertragungsausgestaltung gedient. Im Fall des »Rattenmannes« heißt es, der Patient habe ein Mädchen, dem er auf der Treppe begegnet sei, zu Freuds »Tochter erhoben« und die Phantasie entwickelt, daß dieser »ihn zum Schwiegersohne wünsche« (1909d, S. 420). Aber auch diese Information geht unmittelbar auf den Patienten selbst zurück. Nichts in dem Fallbericht deutet darauf hin, daß Freud aktiv nach solchem Material geforscht hätte.

In den *Vorlesungen zur Einführung in die Psychoanalyse* spielt die reale Situation für die Übertragung keine Rolle. Freud schreibt: »...wir überwinden die Übertragung, indem wir dem Kranken nachweisen, daß seine Gefühle nicht aus der gegenwärtigen Situation stammen und nicht der Person des Arztes gelten, sondern daß sie wiederholen, was bei ihm bereits früher einmal vorgefallen ist« (1916–1917a, S. 462).

Ich habe bereits eine Passage aus seinen 1913 veröffentlichten »Ratschlägen« zitiert, die eine deutliche konzeptuelle Trennung zwischen der realen Beziehung und der Übertragung nahezulegen scheint. Auch hier wird deutlich, daß Freud nicht nach möglichen realen Vorfällen sucht, die der Übertragung als Grundlage dienen. Er wiederholt seinen Rat, »den Kranken auf einem Ruhebett lagern zu lassen, während man hinter ihm, von ihm ungesehen, Platz nimmt«, und erklärt, daß diese »Maßregel... die Absicht und den Erfolg hat, die unmerkliche Vermengung der Übertragung mit den Einfällen des Patienten zu verhüten, die Übertragung zu isolieren, und sie zur Zeit als Widerstand scharf umschrieben hervortreten zu lassen« (1913c, S. 467).

Man könnte einwenden, daß ich diesen Äußerungen allzu großes Gewicht beimesse und Freud die Bedeutung der Gegenwart einfach nicht erwähnt habe. Ich behaupte aber folgendes: Derart verabsolutierende Bemerkungen würden niemandem unterlaufen, der von der Rolle, welche die Gegenwart für sämtliche Übertragungsmanifestationen spielt, wirklich überzeugt ist. Es geht um die Frage der richtigen Betonung.

Andererseits gibt eine Reihe von Aussagen zu erkennen, daß sich Freud der Bedeutung der realen Situation für die Übertragung bewußt war. Erstens stellt er fest, daß der Übersetzung einer Neurose in die Übertragung unter Umständen gewisse Grenzen gezogen seien. Ich beziehe mich hier wiederum auf seine Beobachtung: »Wenn irgend etwas aus dem Komplexstoff (dem Inhalt des Komplexes) sich dazu eignet, auf die Person des Arztes übertragen zu werden, so stellt sich diese Übertragung her« (1912b, S. 369). Das bedeutet, daß es auch Dinge gibt, die aufgrund der Realität der Situation nicht zur Übertragung auf die Person des Arztes geeignet sind. In ähnlicher Weise betont er in den *Vorlesungen zur Einfüh-*

rung, daß in der Übertragungsneurose alle »Symptome des Kranken ... ihre ursprüngliche Bedeutung aufgegeben und sich auf einen neuen Sinn eingerichtet [haben], der in einer Beziehung zur Übertragung besteht. Oder es sind nur solche Symptome bestehen geblieben, denen eine solche Umarbeitung gelingen konnte« (1916–1917a, S. 462).

An anderen Stellen heißt es, daß die reale Situation unter Umständen zwar eine gewisse Modifizierung der Übertragung erfordere, bevor diese an den Analytiker geknüpft werden kann, solche Modifizierungen aber mitunter tatsächlich vorgenommen werden. So schreibt er über Dora:

»Es gibt solche Übertragungen, die sich im Inhalt von ihrem Vorbilde in gar nichts bis auf die Ersetzung unterscheiden. Das sind also, um in dem Gleichnisse zu bleiben, einfache Neudrucke, unveränderte Neuauflagen. Andere sind kunstvoller gemacht, sie haben eine Milderung ihres Inhaltes, eine *Sublimierung*, wie ich sage, erfahren und vermögen selbst bewußt zu werden, indem sie sich an irgendeine geschickt verwertete reale Besonderheit an der Person oder in den Verhältnisses des Arztes anlehnen. Das sind also Neubearbeitungen, nicht mehr Neudrucke« (1905e, S. 280).

Freuds Auffassung, daß bestimmte Anteile zur Übertragung ungeeignet seien, impliziert auch, daß die Ubiquität der Übertragung an Grenzen stößt und das Prinzip des Primats der Übertragungsdeutung nicht uneingeschränkt gilt. In »Die endliche und die unendliche Analyse« (1937c) beschreibt Freud, welche Grenzen der Übertragung gesetzt sind. Im Zusammenhang mit der Frage, ob latente Triebkonflikte bearbeitet werden können, schreibt er: »Der Analysierte selbst kann nicht alle seine Konflikte in der Übertragung unterbringen; ebensowenig kann der Analytiker aus der Übertragungssituation alle möglichen Triebkonflikte des Patienten wachrufen« (S. 78). Man könne zwar die Eifersucht des Patienten wecken, aber, so betont Freud, dies müsse spontan, ohne technische Absicht, geschehen. Mit anderen Worten: Man sollte dem Patienten nicht absichtlich unfreundlich begegnen, denn dadurch »schädigt man die zärtliche Einstellung zum Analytiker, die positive Übertragung, die das stärkste Motiv für die Beteiligung des Analysierten an der gemeinsamen Arbeit ist« (S. 78).[2]

Ich sage nicht, daß eine »vollständige« Analyse möglich sei, die signifikanten Konflikte aber können und werden meiner Ansicht nach in der Übertragung zutage treten. Ebensowenig wende ich mich gegen Freuds Warnung vor einer Manipulation der Übertragung.

Die Auffassung, daß die Neurose in der Übertragung nicht vollständig reproduziert werden könne, spiegelt sich auch in Freuds Meinung wider, daß der Übertragungsverlauf nicht zwangsläufig die zentralen Probleme der Neurose wiederholen müsse (1912b). Sobald man davon ausgeht, daß es eine Vielfalt von Verhüllungsmöglichkeiten gibt und die Übertragung der realen Situation gemäß modifiziert werden kann, muß man annehmen, daß jeder signifikante Konflikt in der Übertragung auftauchen kann und wird und es keine unüberwindbare Barriere gibt, die den Analytiker an der Aufdeckung solcher Tarnungen hindert.

Lipton (1977b) hat die Verhüllung der Übertragung durch Identifizierung im Gegensatz zu der häufiger erkannten Verhüllung durch Verschiebung erläutert (vgl. das 1. Kapitel über die Prinzipien der Übertragungsdeutung). Wenn man genauer untersucht, in welcher Weise indirekte Bezugnahmen auf die Übertragung in verhüllter Form in Material enthalten sein können, das die Übertragung nicht manifest betrifft, wird man möglicherweise erkennen, daß alle signifikanten Merkmale der Krankheit sich in der Übertragung Ausdruck verschaffen und der Zentralität der Übertragungsdeutung im analytischen Prozeß somit ein noch größeres Gewicht zukommen muß, als Freud ihr beimaß. Selbst wenn sich dies nicht bewahrheiten sollte, wäre es gut, wenn der Analytiker von der Arbeitshypothese ausginge, daß sämtliche signifikanten Merkmale der Krankheit in der Übertragung zum Ausdruck kommen werden, denn eine solche Hypothese wird ihm helfen, sich von der Suche nach diesen Merkmalen nicht ablenken zu lassen.

Einen weiteren Anhaltspunkt dafür, daß Freud dem umfassenden

2 Wie wir sehen, beruht Freuds Verwendung der Begriffe »Übertragung« und »positive Übertragung« in diesem späten Beitrag auf derselben Unterscheidung zwischen »Übertragungswiderstand« und »unanstößiger positiver Übertragung«, die ich hier generell betone.

Charakter der Übertragung gewisse Grenzen setzte, liefert seine Erörterung des Gegensatzes zwischen der Analyse der männlichen Passivität und des weiblichen Penisneides. Freud (1937c) verweist auf den starken Übertragungswiderstand des Mannes: »Der Mann will sich einem Vaterersatz nicht unterwerfen, will ihm nicht zu Dank verpflichtet sein, will also auch vom Arzt die Heilung nicht annehmen.« Mit Nachdruck aber stellt er unmittelbar anschließend fest: »Eine analoge Übertragung kann sich aus dem Peniswunsch des Weibes nicht herstellen.« Er beschreibt die depressiven Reaktionen der Frau, die auf ihrer Überzeugung beruhen, »daß die analytische Kur nichts nützen wird und daß der Kranken nicht geholfen werden kann« (S. 98 f.). Es fällt schwer zu begreifen, weshalb Freud diese Reaktion nicht als *Übertragung* verstand, »analog« zu der von ihm beschriebenen Einstellung des Mannes. Wenn wir Freuds Text folgen, sehen wir, daß der Mann nicht vom Arzt geheilt werden will, weil er die Passivität nicht akzeptiert, und daß sich die Frau einer Heilung durch den Arzt widersetzt, weil er ihr das, was sie begehrt, nicht gegeben hat. Ohne weiter auf die Kontroverse über den »Penisneid« einzugehen, möchte ich hier vor allem betonen, daß Freud nicht sämtliche Konfliktformen für übertragungsfähig hielt. Im Gegensatz dazu behaupte ich, daß *sämtliche* Konflikte in der Übertragung zum Ausdruck kommen können. Freud fährt fort:

»Man lernt aber auch daraus, daß es nicht wichtig ist, in welcher Form der Widerstand auftritt, ob als Übertragung oder nicht. Entscheidend bleibt, daß der Widerstand keine Änderung zustande kommen läßt, daß alles so bleibt, wie es ist. Man hat oft den Eindruck, mit dem Peniswunsch und dem männlichen Protest sei man durch alle psychologische Schichtung hindurch zum ›gewachsenen Fels‹ durchgedrungen und so am Ende seiner Tätigkeit. Das muß wohl so sein, denn für das Psychische spielt das Biologische wirklich die Rolle des unterliegenden gewachsenen Felsens. Die Ablehnung der Weiblichkeit kann ja nichts anderes sein als eine biologische Tatsache, ein Stück jenes großen Rätsels der Geschlechtlichkeit« (S. 99).

Diese Stelle ist deshalb so bedeutend, weil sie zeigt, in welcher Weise Freuds biologische Orientierung seine analytische Arbeit beeinträchtigte. Er scheint sich bereitwillig geschlagen zu geben, indem er sagt, daß wir uns nicht mehr auf dem Boden der Psychologie, sondern auf dem der Biologie bewegen, wo die Psychoanalyse nichts auszurichten vermag. Eine ähnliche Einstellung vertritt Freud gegenüber der negativen therapeutischen Reaktion. In diesem Fall führt er die Aussichtslosigkeit psychoanalytischer Bemühungen allerdings nicht auf die beteiligten biologischen Faktoren zurück, sondern begründet sie mit dem theoretischen Konzept des Wiederholungszwangs. Ich bin, das möchte ich noch einmal betonen, nicht der Ansicht, daß wir als Analytiker nie eine Niederlage erleiden oder uns nie geschlagen geben dürften. Vielmehr meine ich folgendes: Wenn wir scheitern, sollten wir daraus nicht zwangsläufig den Schluß ziehen, daß das Problem nicht psychologischer Natur sei oder sich nur mit Hilfe eines speziellen Prinzips erklären lasse.

Eine Anmerkung zu Freuds Ausführungen über das »große Rätsel der Geschlechtlichkeit« unterstreicht seine Überzeugung von einer biologischen Grundlage (S. 99, Anm.). Er weist darauf hin, daß Männer, welche die passive Einstellung gegenüber anderen Männern ablehnen, sich Frauen gegenüber häufig passiv verhalten, und zieht daraus den Schluß, daß diese Männer sich nicht gegen die Passivität an sich wehren, sondern mit ihrem »männlichen Protest« ihre »Kastrationsangst« offenbaren. Ebenso wie seine Bemerkung über die Frauen legt auch diese Äußerung nahe, daß die Kastrationsangst, insoweit sie biologisch begründet ist, keine Analyse der beteiligten psychologischen Faktoren erlaubt. Zweifellos aber gibt es auch wichtige psychologische und kulturelle Faktoren, die einen Mann veranlassen können, eine passive Einstellung gegenüber der Frau, nicht aber gegenüber anderen Männern, zu akzeptieren; die Berufung auf eine biologische Erklärung erscheint deshalb überflüssig.

Gleichwohl warnt Freud im selben Beitrag vor ebendieser Biologisierung psychologischer Konzepte, indem er an Fließ erinnert, »der geneigt war, den Gegensatz der Geschlechter für den eigentlichen Anlaß und das Urmotiv der Verdrängung zu halten«. Er selbst hingegen, so Freud, lehne es nach wie vor ab, »die Verdrängung in solcher Weise zu sexualisieren, also sie biologisch anstatt nur psychologisch zu begründen« (S. 98).

Fenichel (1941) stellt Freuds Verständnis der Biologie als »unterliegenden gewachsenen Felsen« ebenso in Frage wie ich selbst. Er schreibt über Freuds »Die endliche und die unendliche Analyse«:

»Im letzten Absatz dieses Beitrags heißt es, daß wir jene Widerstände, die in den biologischen Bereich hineinreichen – und Freud denkt hier an die Bisexualität – nur unter größten Schwierigkeiten überwinden können... Beim Mann beruht diese Schwierigkeit auf seiner hartnäckigen Angst, weiblich zu sein... Bei der Frau geht sie darauf zurück, daß sie an der *lustvollen* Vorstellung festhält, männlich zu sein... Ich halte diesen Unterschied für außerordentlich wichtig. Vielleicht kann er uns auch als Warnung davor dienen, uns voreilig auf die Biologie zu berufen, solange erfahrungsbedingte und soziale Faktoren aktiv sein können« (S. 121 f.).

Der Versuch, die Bisexualität mit psychologischen statt biologischen Faktoren zu erklären, soll die Schwierigkeiten, die sich der Überwindung der aus ihr resultierenden Widerstände entgegenstellen, nicht bagatellisieren; ein solcher Ansatz besagt nur, daß diese Widerstände in der Übertragung Ausdruck finden und infolgedessen psychologischen Einflüssen zugänglich sein können; betrachtet man sie aber als biologisch bedingt, klammert man diese Möglichkeit von vornherein aus. Zweifellos wird jegliche theoretische Voreingenommenheit des Analytikers seine Aufmerksamkeit für die Frage, wie der Konflikt in der Übertragung zum Ausdruck kommt, beeinträchtigen, d.h. sein Verhalten in der analytischen Situation beeinflussen.

Auch andere Autoren haben an Freuds Schriften zur Übertragung und der Art und Weise, wie er ihr in der Praxis begegnete, Kritik geübt. Brian Bird (1972) ist der Ansicht, daß Freuds frühe Diskussionen der Übertragung von größerer Einsicht zeugen als die späteren. Die bescheidene Rolle, die sie in seinen Schriften spielt, stehe in keinem Verhältnis zu ihrer Bedeutung: »Auch wenn die Übertragung weithin als *Sine qua non* der Analyse galt und gilt und Freud sie von Anfang an in diesem Sinn beschrieben hat, wurde sie als Faktor, der den Charakter der Psychoanalyse grundlegend veränderte, nie wirklich anerkannt. Die Einführung der freien Assoziation in die Analyse – eine weit weniger einschneidende Veränderung – fand und findet noch heute weit größere Anerkennung« (S. 269).

Bird zählt die Bemerkungen zur Übertragung im Bericht über Dora »zu den wichtigsten Schriften Freuds überhaupt; sie wiegen weit schwerer als der Beitrag, dem sie hinzugefügt wurden« (S. 272). Aber Bird gibt zu verstehen, daß Freud seine Gewißheit rasch wieder verlor. »Nichts, was er danach über die Übertragung schrieb, hat dieses Niveau wieder erreicht; die meisten seiner späteren Stellungnahmen blieben hinter ihm zurück« (S. 273). Auch Bird spricht von Freuds »schwankender Beurteilung« der Übertragung, von den »Widersprüchlichkeiten und Auslassungen, seiner Einsicht und seiner offensichtlichen Begriffsstutzigkeit« (S. 277). Unter Hinweis auf Freuds Bemerkung in »Die endliche und die unendliche Analyse«, für die Hypnose habe sich kein Ersatz gefunden, stellt Bird die interessante Frage, weshalb Freud die Übertragung nicht als adäquaten Ersatz betrachtete (S. 275).

Vor einigen Jahren erschien Kardiners ([1977] 1979) Bericht über seine Analyse bei Freud in den Jahren 1921 bis 1922. Soweit seine Darstellung zuverlässig ist, illustriert sie, daß Freud die Übertragung manchmal analysierte, manchmal nicht. Zum Beispiel schilderte Kardiner Freud einen Traum aus einer früheren Analyse. Freud deutete diesen Traum im Rahmen des Ödipuskomplexes, ohne auf die Übertragung einzugehen. Er betonte das Gefühl des Patienten, von seinem Vater gedemütigt und herabgesetzt worden zu sein, seine mörderischen Wünsche gegenüber dem Vater sowie seinen Wunsch, dessen sexuelle Rolle bei seiner Stiefmutter zu übernehmen. In der folgenden Nacht träumte Kardiner von Menschen, die einen Graben aushoben. Er bat sie, mit dem Graben aufzuhören. Freud gab ihm eine Übertragungsdeutung: Kardiner wolle nicht, daß er seine Vergangenheit ausgrabe.

Daraufhin fragte Kardiner Freud, weshalb er das Bild seines Vaters »retuschiert« habe, so daß er ihn nun bewußt verehre, worauf Freud ihm zur Antwort gab, daß er sich vor ihm gefürchtet habe und unterwürfig und gehorsam geblieben sei, »um nicht den schlummernden Drachen, den zornigen Vater, zu wecken« (S. 68). Freuds grundlegender Fehler kam Kardiner erst Jahre später zu Bewußtsein: »Der Mann, der den Begriff der Übertragung erfunden hatte, erkannte die Übertragung nicht, als sie hier eintrat. Er hat einen Umstand übersehen. *Ja, als Kind hatte ich Angst vor meinem Vater, aber der, den ich nun fürchtete, war Freud selbst.* Er konnte mich aufbauen oder zerstören, was mein Vater nicht mehr konnte. Durch seine Anmerkung schob er die ganze Reaktion in die Vergangenheit, so daß die Analyse eine historische Rekonstruktion wurde« (S. 69). Kardiner betont, daß seine verborgene Aggression sowohl seinem Vater als auch Freud galt: »Ich schloß einen stillschweigenden Pakt mit Freud. ›Ich werde weiterhin fügsam sein, vorausgesetzt, daß du mich deinen Schutz genießen läßt.‹ Wenn er mich ablehnte, würde mir die Chance verlorengehen, in diesen magischen Berufskreis einzutreten. Dieses stillschweigende Akzeptieren meinerseits entzog einen wichtigen Teil meines Charakters der prüfenden Durchforschung« (S. 69).[3]

Um den Unterschied zwischen behandlungsfördernder und störender Übertragung deutlich zu machen, habe ich mich an früherer Stelle auf ein Zitat aus Freuds technischen Beiträgen berufen, das ich nun noch einmal anführen werde, weil es meiner Meinung nach auch zeigt, daß die Arbeit an der Übertragung für Freud eine untergeordnete Rolle spielte und nur als Wegbereiter für die Arbeit außerhalb der Übertragung diente:

»Somit erübrigen Übertragung und Unterweisung (durch Mitteilung) als die neuen Kraftquellen, welche der Kranke dem Analytiker verdankt. Der Unterweisung bedient er sich aber nur, insofern er durch die Übertragung dazu bewogen wird, und darum soll die erste Mitteilung abwarten, bis sich eine starke Übertragung hergestellt hat, und fügen wir hinzu, jede spätere, bis die Störung der Übertragung durch die der Reihe nach auftauchenden Übertragungswiderstände beseitigt ist« (1913 c, S. 478).

3 Dennoch gibt es Ursache, Kardiners Erinnerungen, die er Jahre später zu Papier brachte, in Zweifel zu ziehen. Er berichtet nämlich auch von einer Deutung, die Freud ihm im Zusammenhang mit seinem früheren Analytiker gab. Er habe, so Freud, gefürchtet, die Liebe und Unterstützung jenes Analytikers zu verlieren, wenn er ihm von seinen Mordabsichten erzählte, so wie er es früher von seinem Vater gefürchtet habe (S. 65).

Die »Mitteilung«, eindeutig außerhalb der Übertragung, nicht die Analyse der Übertragung, ist das Entscheidende. Auf nichts anderes läßt auch die Charakterisierung der Übertragung als Widerstand schließen.

Vielleicht ist die Tatsache, daß Freud der Übertragungsanalyse nicht den Vorrang einräumte, der ihr im analytischen Prozeß zukommen sollte, mit dafür verantwortlich, daß Analytiker die Übertragung nicht aktiver deuten – obwohl er selbst es war, der die Übertragungsanalyse einführte und ausdrücklich darauf hinwies, daß sämtliche Konflikte des Patienten letztendlich in der Hitze der Übertragung herausgearbeitet werden müssen.

11 Eine Konzepthierarchie[1]

Diese Monographie war 1984 Thema einer Ausgabe des *Psychoanalytic Inquiry*. Acht Psychonalytiker unterschiedlicher theoretischer Richtungen kommentierten meine Überlegungen, und ich setzte mich in einer »Erwiderung« mit ihren Positionen auseinander. Nach der amerikanischen Erstveröffentlichung des Buches im Jahre 1982 wurde mir der Stellenwert, den es in der Hierarchie theoretischer und klinischer psychoanalytischer Entwicklungen einnimmt, zunehmend bewußt. Die Entwicklung mit den umfassendsten Implikationen ist die Überlegung, Freuds positivistische Epistemologie durch eine sozialkonstruktivistische Perspektive in der Psychoanalyse zu ersetzen. Irwin Hoffman hat diese Bezeichnung für einen auf die Psychoanalyse angewandten Konstruktivismus vorgeschlagen und war einer ersten Theoretiker, die eine solche psychoanalytische Epistemologie unter besonderer Berücksichtigung ihrer behandlungstechnischen Implikationen entwickelten. Diese Konzeption ist etwas anderes als die Hypothese, daß die Psychoanalyse keine Naturwissenschaft, sondern eine hermeneutische Disziplin darstelle, denn eine hermeneutische Position kann positivistisch oder konstruktivistisch sein. Ich werde hier nicht nachzuweisen versuchen, daß die Psychoanalyse zu einer hermeneutischen Wissenschaft werden kann.

Mit der zunehmenden Tendenz, den Analytiker als Beteiligten an der analytischen Situation zu betrachten, wurde die nächste Ebene der Entwicklungshierarchie, wie ich sie verstehe, erreicht. Späte-

1 Ich habe dieses Kapitel speziell für die deutsche Ausgabe des Buches verfaßt. Ich danke Dr. Michael Rotmann, Leutersberg-Schallstadt, der sich dafür eingesetzt hat, daß das Buch in deutscher Sprache erscheinen konnte, und mir wertvolle Anregungen für dieses neue Kapitel gab.

stens seit Ferenczi (1933) ist das Thema des Analytikers als Teilnehmer am analytischen Prozeß eine Quelle fortwährender Kontroversen über die analytische Technik. Der »Mainstream« der Psychoanalyse hielt an Freuds Bild vom Analytiker als möglichst neutralem, unbeteiligtem, distanziertem Interpreten fest, aber es fanden sich immer auch Befürworter der These, daß der Analytiker unweigerlich aktiv beteiligt sei. Ein wichtiger Vertreter dieser Sichtweise ist Racker (1959). Sein Buch, das eine dritte Hierarchieebene markiert, führt das Thema im Kontext der Übertragung aus. Auch Harry Stack Sullivan (1947) erkannte, daß der Analytiker nicht nur Beobachter, sondern »teilnehmender Beobachter« ist. Nicht erkannt aber hat Sullivan die Notwendigkeit, die behandlungstechnischen Implikationen einer Situation zu analysieren, in welcher der Analytiker sowohl Teilnehmer als auch Beobachter ist. Ich habe in meinem Buch einige Konsequenzen, die sich aus dieser Einsicht für die Technik ergeben, untersucht.

Andererseits hatte Freud sehr wohl verstanden, daß die Art und Weise, wie der Patient den Analytiker erlebt, im analytischen Prozeß ernstgenommen und thematisiert werden sollte. Er bezeichnete dies als Analyse der Übertragung und betrachtete sie als zentralen Bestandteil der Technik. Zum Teilnehmer aber wird der Analytiker für Freud nur dann, wenn er eine Gegenübertragung zum Ausdruck bringt, indem er von der sogenannten Neutralität abweicht. Die vorrangige Aufgabe meines Buches bestand darin, eine Verbindung zwischen den Einsichten Freuds und der Position jener Autoren herzustellen, die den Analytiker in jedem Fall als Teilnehmer begreifen. Das heißt, ich mußte zu zeigen versuchen, daß die Beteiligung des Analytikers die Übertragung beeinflußt und ihre Analyse tatsächlich einen zentralen Bestandteil der Technik darstellt. Seit Erscheinen des Buches ist mittlerweile mehr als ein Jahrzehnt vergangen, und während dieser Zeit trat die von mir beschriebene Perspektive zunehmend in den Vordergrund psychoanalytischer Technikdiskussionen (vgl. zum Beispiel das zweibändige Werk von Thomä und Kächele [1985/1988] sowie Natterson [1991]). Von dieser Perspektive heißt es häufig, daß sie die Ein-Personen-Psychologie um den Zwei-Personen-Aspekt ergänze (Gill 1993), d.h. dem sowohl interpersonalen als auch intrapsychischen Charakter der analytischen Situation Rechnung trage. Theoretisch herausgearbeitet und fundiert wurde die interpersonale Perspektive von Hoffman (1983) in seinem klassischen Beitrag »The patient as interpreter of the analyst's experience«. Diese Arbeit entzog dem traditionellen Bild vom Analytiker als »leerer Leinwand« jegliche Grundlage. Die »maßgebenden Einwände« besagen nach Hoffman: 1. »daß die Art und Weise, wie der Patient den Analytiker wahrnimmt, grundsätzlich glaubwürdig und kompetent ist und einen Bestandteil seines Erlebens bildet, den Freud (1912b) der Kategorie der unanstößigen positiven Übertragung zuordnete«; sowie 2. »daß der Patient relativ unverkennbare Äußerungen der neurotischen und antitherapeutischen Gegenübertragung des Therapeuten wahrnimmt und auf sie reagiert« (S. 392). Viele Analytiker sind der Ansicht, daß diese beiden Erfahrungskategorien nicht Teil der Übertragung seien. Wie ich jedoch in meinem Buch gezeigt habe, betrachte ich die erste in Übereinstimmung mit Freud als unanstößige positive Übertragung. Die zweite konzipiere ich nun, einen Vorschlag Nella Guidis (1994) aufgreifend, als unanstößige negative Übertragung. Selbstverständlich decken die Begriffe positiv und negativ breite Spektren ab, die all die unzähligen Nuancen der menschlichen Interaktion umfassen.

Hoffman beschreibt darüber hinaus konservative und radikale Einwände gegen die »leere Leinwand«. Zunächst die konservative Kritik: Ihre Vertreter »machen geltend, daß eine oder beide der maßgebenden Einschränkungen, die gegen den Analytiker als ›leere Leinwand‹ sprechen... im Hinblick auf ihre Rolle im analytischen Prozeß untergewichtet oder unzulänglich ausgearbeitet worden seien... sie gehen nach wie vor davon aus, daß ein entscheidender Aspekt der Art und Weise, wie der Patient den Analytiker erlebt, zu dessen tatsächlichem Verhalten oder seiner tatsächlichen Haltung in kaum einer oder gar keiner Beziehung steht« (S. 393).

Hoffmans Beschreibung der radikalen Kritik an der Theorie der »leeren Leinwand« führt zu einer bedeutsamen Verlagerung der epistemologischen Perspektive. Er bezeichnet die konservative Kritik als »individuellen« oder a-sozialen und die radikale Kritik als »sozialen« Ansatz. Wie bereits erwähnt, definierte er seine Position später (1991) als »Sozialkonstruktivismus«; auf diese Weise verband er seine Sichtweise mit konstruktivistischen Theorien anderer humanwissenschaftlicher Disziplinen. Das sozialkonstruktivistische Paradigma, wie es die radikale Kritik Hoffmans (1983) an der Theorie der »leeren Leinwand« exemplifiziert, postuliert, daß das »interpersonale *Verhalten* des Analytikers... als Indikator für die Natur seines Erlebens insgesamt immer mehrdeutig« sei und »immer eine Vielzahl plausibler Deutungen« zulasse, »während das persönliche Erleben des Analytikers... kontinuierlich von der Art und Weise, wie sich der Patient ihm gegenüber verhält und sich am Prozeß beteiligt, beeinflußt wird und auf diesen Einfluß reagiert« (S. 407). Man sollte Hoffmans Beitrag vollständig lesen, da er eine detaillierte Untersuchung dieser Position und aufschlußreiche Beispiele für konservative und radikale Kritiken enthält.

Dem kritischen Leser wird aufgefallen sein, daß mein Buch – wie Hoffman (1983) zeigte – in meiner eigenen Entwicklung zu einer sozialkonstruktivistischen Perspektive eine Übergangsposition einnimmt. Retrospektiv ist mir bewußt, daß ich das Konzept einer Zwei-Personen-Psychologie, die man nach wie vor als positivistisch betrachten kann, und das Konzept eines sozialkonstruktivistischen Verständnisses der analytischen Situation gedanklich noch nicht klar gegeneinander abgegrenzt hatte. Die ersten sechs Kapitel – insbesondere das sechste – gehen weiterhin von einer Dichotomie zwischen realistischen und unrealistischen Aspekten der Erlebensweise des Patienten aus. Aber eine solche Dichotomie ist positivistisch. In jenem Kapitel, das sich mit dem Zusammenhang zwischen sämtlichen Übertragungserscheinungen und der realen analytischen Situation beschäftigt, schrieb ich zum Beispiel von einem »Zusammenwirken« der »realistischen und Übertragungshaltungen des Patienten« (S. 131). Tatsächlich habe ich die »realistisch-unrealistische« Dimension mit keinem Wort hinterfragt. Andererseits aber habe ich, und zwar ausgerechnet im sechsten Kapitel, geschrieben: »Wenn ich von der realistischen Beziehung spreche, schwebt mir keine absolut gesetzte äußere Realität vor. Insbesondere denke ich dabei nicht an eine Realität, über die der Analytiker gebietet. Vielmehr denke ich an ein konsensuell validiertes Konzept der realen Situation, das durch Diskussion und ›Verhandlung‹ zwischen den beiden Beteiligten der analytischen Situation entwickelt wird« (S. 119).

Eindeutig an der konstruktivistischen Position orientiert ist das siebte Kapitel, das die Rolle der realen analytischen Situation in der Übertragungsanalyse behandelt. In diesem Kapitel habe ich, mit einem dankenden Hinweis auf Hoffman, das Konzept der Übertragung als »Entstellung« kritisiert: »Es reicht, wenn der Analytiker zu bedenken gibt, daß die Situation verschiedene Deutungen zuläßt und daß es – weil die Schlußfolgerungen des Patienten nicht eindeutig durch die bestimmbaren Merkmale der Situation determiniert sind – klug wäre zu untersuchen, inwieweit seine Interpretation auch durch das beeinflußt sein könnte, was er in die Situation mitgebracht hat« (S. 145).

Wie sollte man diese unvermeidbare und fortwährende Teilnahme des Analytikers an der analytischen Situation bezeichnen? Man hat von Interpersonalität, Interaktion oder auch Intersubjektivität gesprochen. Der Begriff »interpersonal« hat den Nachteil, daß man ihn allzu leicht mit der interpersonalen Schule der Psychoanalyse in Verbindung bringt, die auf Sullivan zurückgeht. Der Begriff »interaktiv« hat den Vorteil, einen wichtigen Aspekt der Beziehung zu betonen, nämlich die Tatsache, daß jeder Beteiligte ständig versucht, den anderen von seiner eigenen Weltsicht zu überzeugen. Im Hinblick auf die Fähigkeit des Analysanden, den Analytiker zur Übernahme seiner Sichtweise zu veranlassen, hat Sandler (1976) von der »Rollenresponsivität« des Analytikers gesprochen. Der Begriff »intersubjektiv«, der im Werk Stolorows (1992) eine wichtige Rolle spielt, hat den Vorteil, die Subjektivität der Beiträge beider Teilnehmer zu betonen. Mir scheint, als seien die Bezeichnungen »interaktiv« und »intersubjektiv« vorzuziehen, auch wenn alle drei Begriffe in derselben Bedeutung benutzt werden sollten.

Es ist bedauerlich, daß immer wieder eine Dichotomie zwischen Intrapsychischem und Interpersonalem postuliert wird. In der Analyse wird sowohl das, was jeder Beteiligte in die Begegnung einbringt (das Intrapsychische), als auch die gegenwärtige Begegnung (die Interaktion) wechselseitig von beiden Teilnehmern geprägt.

Definition der Übertragung

Der aufmerksame Leser wird bemerkt haben, daß ich die Übertragung und die Art und Weise, wie der Patient die Beziehung erlebt, mitunter gleichsetze und bei anderen Gelegenheiten zwischen ihnen zu differenzieren scheine. Ich bin überzeugt, diese mutmaßliche Konfusion klären zu können, indem ich zeige, daß Freud den Begriff »Übertragung« ebenfalls in dieser verwirrenden Doppelsinnigkeit benutzte.

Freuds indirekte Definition der Übertragung in seinem Beitrag »Zur Dynamik der Übertragung« (1912b) ist so wichtig, daß ich sie wörtlich zitieren möchte. Ich spreche von seiner »indirekten Definition«, weil Freud nicht sagt: »Das und das ist Übertragung«; der Kontext beweist jedoch, daß es sich tatsächlich um seine Definition handelt: »Machen wir uns klar, daß jeder Mensch durch das Zusammenwirken von mitgebrachter Anlage und von Einwirkungen auf ihn während seiner Kinderjahre eine bestimmte Eigenart erworben hat, wie er das Liebesleben ausübt, also welche Liebesbedingungen er stellt, welche Triebe er dabei befriedigt und welche Ziele er sich setzt. Das ergibt sozusagen ein Klischee (oder auch mehrere), welches im Laufe des Lebens regelmäßig wiederholt, neu abgedruckt wird, insoweit die äußeren Umstände und die Natur der zugänglichen Liebesobjekte es gestatten... Unsere Erfahrungen haben nun ergeben, daß von diesen das Liebesleben bestimmenden Regungen nur ein Anteil die volle psychische Entwicklung durchgemacht hat; dieser Anteil ist der Realität zugewendet, steht der bewußten Persönlichkeit zur Verfügung und macht ein Stück von ihr aus. Ein anderer Teil... ist in der Entwicklung aufgehalten worden, er ist von der bewußten Persönlichkeit wie von der Realität abgehalten« (S. 364 f.). Das gleiche würden wir heute natürlich auch in bezug auf die Aggressionsäußerungen des Menschen sagen.

Daß Freud sowohl den bewußten als auch den unbewußten Anteil in seiner Übertragungsdefinition mitberücksichtigen wollte, wird wenige Seiten später durch seine Unterteilung in positive, negative und unanstößige positive Übertragung bestätigt. Letztere hat die »volle psychische Entwicklung durchgemacht«, die beiden erstgenannten jedoch nicht.

Wenn alle drei als Übertragung betrachtet werden, dann sind sämtliche gewohnheitsmäßigen »Klischees« des Individuums Bestandteil der Übertragung. Wenn nur die erotischen und negativen Übertragungen als solche bezeichnet werden, bekommt die Übertragung tatsächlich jenen Charakter, den man gewöhnlich mit ihr in Verbindung bringt, nämlich den neurotischen. Wenn alle drei Formen als Übertragung betrachtet werden, umfaßt diese nichtneurotische ebenso wie neurotische Muster. Die übliche Verwendung des Begriffs konnotiert nur die neurotischen Muster. Einen weiteren Anhaltspunkt dafür, daß Freud tatsächlich die bewußten wie auch die unbewußten Muster zur Übertragung zählte, liefert seine nosologische Klassifizierung von Übertragungsneurosen versus narzißtische Neurosen. Erstere bezieht sich auf Patienten, die imstande sind, Übertragungen herzustellen, was in diesem Zusammenhang bedeutet, daß sie bedeutsame menschliche Beziehungen aufnehmen können. Es greift aber zu kurz, die nichtneurotischen Muster auf die unanstößigen positiven Muster zu reduzieren. Darüber hinaus ist zu berücksichtigen, daß die Übertragung, selbst wenn man das Konzept erweitert und auch die unanstößigen positiven Muster mit einbezieht, nicht gleichbedeutend ist mit der Art und Weise, wie der Patient die Beziehung erlebt. Denn in ihrer alten Bedeutung bezeichnete »Übertragung« das, was der Patient aus der Vergangenheit in die Beziehung mit einbrachte, sein Erleben der Beziehung aber wird sowohl durch seine Vergangenheit als auch durch seine gegenwärtige Interaktion mit dem Therapeuten beeinflußt. Somit können die Begriffe nicht äquivalent sein, da ihnen unterschiedliche Bezugsrahmen zugrunde liegen und sie eine entscheidende Veränderung der Übertragungsdefinition beinhalten.

Gegenübertragung wird gewöhnlich definiert als das gelegentliche, unangemessene Eindringen neurotischer Tendenzen des Analytikers; daß aber der Analytiker die Beziehung ständig in sowohl neurotischer als auch nichtneurotischer Weise mitgestaltet, ist eine Redefinition der Gegenübertragung, wie sie zum Beispiel der Titel von Nattersons Buch *Beyond Countertransference* (1991) impliziert. Man könnte fragen, ob es vielleicht klug wäre, den Begriff Übertragung durch einen anderen zu ersetzen oder ganz darauf zu verzichten, von Übertragung zu sprechen, und statt dessen die Formulierung »Erleben der Beziehung« zu verwenden. Ein ähnliches Problem stellt sich bei der Verwendung der Begriffe Subjekt und Objekt (Hoffman 1991). Ebenso wie Hoffman bin ich zu der Überzeugung gelangt, daß es vorteilhafter ist, den Begriff, wenn auch in neudefinierter Form, beizubehalten, als auf ihn zu verzichten. Im Sinne dieser Neudefinition sind demnach Übertragung und die Art und Weise, wie der Patient die Beziehung erlebt, identisch. Entsprechendes sollte dann auch in bezug auf die Bedeutung des Begriffs »Gegenübertragung« gelten.

Man sollte jedoch eine Einschränkung beachten, auf die Freud aufmerksam macht: Er sagt nämlich, daß diese Beziehungs-»Klischees« zum Ausdruck gebracht werden, »insoweit die äußeren Umstände und die Natur der zugänglichen Liebesobjekte es gestatten«. Seine Aussage ist in sich widersprüchlich, denn es liegt in der Natur eines Klischees, daß es die gegenwärtige Situation nicht berücksichtigt; Freud sagt jedoch auch, daß der gegenwärtigen Situation Rechnung zu tragen sei. Derart paradoxe Formulierungen aber lassen die Lesart, daß Freud intrapsychischen Aspekt und Objektbeziehungen zumindest gelegentlich zueinander in Beziehung setzte, gerechtfertigt erscheinen.

Man könnte vermuten, daß Freuds »Ergänzungsreihen«, in denen die gesamte psychische Aktivität das Resultat miteinander zusammenhängender innerer und äußerer Faktoren darstellt, der konstruktivistischen Position entspricht. Dies ist jedoch nicht der Fall, denn Freuds Konzept ist ein additives, während die konstruktivistische Position besagt, daß nicht nur jeder Faktor den anderen prägt, sondern sie darüber hinaus nicht eindeutig bestimmbar seien.

Zudem ist festzuhalten, daß Freud die bewußte unanstößige Übertragung als realitätszugewandt bezeichnete, von der erotischen und negativen Übertragung, d. h. den neurotischen Übertragungen, aber sagte, sie seien von der Realität »abgehalten«. Ebendiese Unterscheidung zwischen realistischem und unrealistischem Erleben kommt zum Ausdruck, wenn die gewöhnliche neurotische Übertragung als »Entstellung« einer realen Beziehung zwischen Analytiker und Analysand betrachtet wird – und diese Sichtweise ist auch in der heutigen Psychoanalyse weiterhin bestimmend. Das bedeutet, daß das realistische Erleben im allgemeinen als Nichtübertragung, das unrealistische hingegen als Übertragung verstanden wird. Wie bereits gesagt, konstituiert diese Perspektive das positivistische Verständnis der analytischen Interaktion.

Es gibt zumindest zwei Möglichkeiten, die Übertragung plausibel zu definieren. Man kann die Art und Weise, wie der Patient die Beziehung erlebt, mit der Übertragung gleichsetzen, oder man kann den Begriff »Übertragung« einem pathologischen Erleben dieser Beziehung vorbehalten, also einem Beziehungsklischee, das sich selektiv behauptet oder, anders gesagt, von sich verändernden äußeren Umständen nicht beeinflußt wird. Wenn man sich dafür entscheidet, den Begriff Übertragung für die pathologischen Muster zu reservieren – wie soll man dann das nichtpathologische Erleben der Beziehung bezeichnen? Meine Einwände gegen die Möglichkeit, in diesem Fall von einem realistischen Erleben der Beziehung zu sprechen, habe ich bereits geltend gemacht. Freud nannte das nichtpathologische Erleben die unanstößige positive Übertragung. Die nichtpathologische Erlebensweise kann aber eindeutig wesentlich mehr als nur positive Gefühle umfassen. Nella Guidi (1993) hat, wie erwähnt, den Begriff und das Konzept der unanstößigen negativen Übertragung eingeführt. Aber ich habe auch bereits gesagt, daß selbst »positiv« und »negativ« globale Begriffe für eine unter Umständen komplexe, nuancierte Erlebensweise sind. Vielleicht sollte man schlicht und einfach von unanstößiger Übertragung sprechen oder, wie ich es in einem früheren Kapitel getan habe, von der behandlungsfördernden im Gegensatz zur neurotischen oder störenden Übertragung. Die Charakterisierungen »behandlungsfördernd« und »störend« orientieren sich natürlich am Ziel des analytischen Prozesses. Es ist wichtig festzuhalten, daß eine mutmaßlich unanstößige positive Übertragung unter Umständen keine behandlungsfördernde, sondern in Wirklichkeit eine störende Übertragung darstellt (Stein, 1981).

Die Originalausgabe dieses Buches setzt vielleicht einen falschen Akzent, indem sie die Betonung von der Neudefinition der Übertragung auf die Bedeutung der Übertragungsanalyse verschiebt.

Spezifische Kritikpunkte

Gravierende Kritik löste meine Betonung der Analyse der Übertragung im Hier und Jetzt aus. Man wandte ein, daß sie gegen die Regel der gleichschwebenden Aufmerksamkeit verstoße, welche die innere Haltung des Analytikers in der Sitzung bestimmen sollte. In extremer Form wird dieses Gebot von Bion (1962) formuliert: Der Analytiker sollte sich zu Beginn der Behandlungsstunde jeder Erinnerung, jeden Wunsches oder vorgefaßten Verständnisses enthalten. Ich stimme zu, daß es Gefahren in sich birgt, die Produktionen des Patienten ausschließlich unter einem bestimmten Blickwinkel zu beurteilen. Dennoch aber bin ich der Ansicht, daß sich der Analytiker unmöglich in einen Zustand völliger Unvoreingenommenheit, den man dann auch wieder als »Neutralität« bezeichnen könnte, versetzen kann. Jeder Analytiker wird immer dazu neigen, eine bestimmte Art von Material besonders stark zu gewichten. Solche Vorlieben beruhen sowohl auf dem theoretischen System, an dem er sich orientiert, als auch auf seiner persönlichen Psychologie.

Das Stichwort »Konflikt« erinnert mich an eine Kritik, die mit besonderem Nachdruck von J. und A. M. Sandler an meinem Buch geübt wurde. Sie bemängelten, daß nicht wirklich klar werde, daß alles, was der Patient in die analytische Begegnung einbringt – oder, anders gesagt, seine intrapsychische Struktur –, eine Kompromißbildung zwischen Wunsch und Abwehr darstellt. Dasselbe gilt natürlich für die intrapsychische Struktur des Analytikers.

Wenn wir davon ausgehen, daß die Neutralität ein unrealisierbares Ideal bleibt, müssen wir auch anerkennen, daß das Festhalten an einem solchen Ideal den Blick dafür, wie der Analytiker die Übertragung und der Analysand die Gegenübertragung beeinflußt, verstellt. Selbst wenn man mit dem Begriff Übertragung nur die neurotische Übertragung bezeichnet, wird auch diese – ebenso wie die nichtneurotische Übertragung – von beiden Beteiligten beeinflußt.

Meine Behauptung, daß beide Beteiligte die Übertragung mitgestalten, wurde gelegentlich mißverstanden. Ich bin nicht der Ansicht, daß beide sie in gleichem Maße beeinflussen. Für den Analytiker scheint es häufig sehr klar zu sein, daß der Analysand sich an einem trivialen Detail festbeißt und daraus bedeutsame Schlußfolgerungen zieht. Der Analytiker kann sogar den Eindruck haben, daß der Analysand irgend etwas erfindet, sich zum Beispiel einbildet, das »Guten Tag« des Analytikers habe weniger herzlich als gewöhnlich geklungen. Aber man muß sich vergegenwärtigen, daß wir es mit psychischer, nicht mit materieller Realität zu tun haben. Was der eine Beteiligte für eine triviale Angelegenheit hält, kann für den anderen durchaus entscheidende Bedeutung haben. Wenn der Analytiker meint, daß der Patient »aus einer Mücke einen Elefanten« mache, wird er natürlich noch eifriger – und womöglich törichterweise – nach genetischem Material suchen, das die Reaktion des Patienten zu erklären vermag. Es sollte also klar sein, daß ein Unterschied besteht zwischen der Art und Weise, wie ein äußerer Beobachter den jeweiligen Einfluß der beiden Beteiligten auf die Übertragung einschätzen würde und wie er von den Teilnehmern selbst beurteilt wird.

Manche Darstellungen der Patient-Analytiker-Interaktion versuchen tatsächlich nachzuweisen, daß beide Beteiligte die Übertragung gleichermaßen prägen. Dies gilt insbesondere dann, wenn die Autoren der unbewußten Phantasie für die Beiträge des Analytikers und des Analysanden besonderes Gewicht beimessen. Dies ist zum Beispiel bei Natterson (1991) der Fall, der sogar behauptet, daß ich den Einfluß des Analytikers in dieser Hinsicht bagatellisiert hätte.

Es ist nicht zwangsläufig richtig, daß alle Analytiker in gleichem Maße Einfluß ausüben. Ihre Persönlichkeiten sind höchst unterschiedlich. Einige werden sich tatsächlich immer stärker auf ihre Patienten einlassen als andere. Es kann sein, daß Analytiker ihre eigene Erfahrung um so stärker verallgemeinern, je involvierter sie sind. Zudem läßt sich der Analytiker weder auf alle Patienten gleichermaßen ein, noch bleibt sein Engagement bei einem einzelnen Patienten in sämtlichen Phasen der Analyse unverändert. Jeder hat seine blinden Flecken und reagiert auf bestimmte Aspekte jeweils besonders sensibel. Die einzige zulässige Verallgemeinerung ist vielleicht folgende: Wir sollten die Möglichkeit, daß wir immer zumindest zu einem gewissen Grad auf eine Weise involviert sind, die wir selbst nicht kennen, nie aus dem Auge verlieren. Deshalb müssen wir besonders darauf achten, ob die Assoziationen des Patienten indirekte Hinweise auf die Art und Weise, wie er uns erlebt, enthalten. Nur so können wir die Möglichkeit ernst nehmen, daß wir selbst zu diesem Erleben beigetragen haben, und zu ergründen versuchen, wie dies geschehen ist. Das heißt nicht, daß ich für einen Zustand ständiger Unsicherheit plädiere, auch wenn alle Analytiker gelegentlich und manche tatsächlich regelmäßig von einer solchen Unsicherheit heimgesucht werden.

Mir wurde – meiner Meinung nach zu Unrecht – vorgeworfen, die Rolle der Übertragungsdeutungen im Hier und Jetzt auf Kosten anderer Deutungen überzubewerten. Wie Strachey (1934) vor vielen Jahren sagte, braucht es mehr als Rosinen, um einen Kuchen zu backen. Allerdings aber betrachte ich die Übertragungsdeutung im Hier und Jetzt als *Primus inter pares*. Grundsätzlich sollte man jedoch davon ausgehen, daß Übertragungsdeutungen im Hier und Jetzt, Deutungen von aktuellem, nicht zur Übertragung gehörendem Material und genetische Übertragungsdeutungen einander ergänzen und wechselseitig erhellen.

Einer der Gründe, weshalb ich für die Zentralität der Übertragungsanalyse im Hier und Jetzt plädiert habe, lautet, daß hier der am einfachsten zugängliche und intensivste Affekt liegt. Dies trifft zwar häufig, aber nicht immer zu. Zum Beispiel ist es möglich, daß der dringlichste Affekt mit einem wichtigen äußeren Vorfall zusammenhängt. Wenn der Analytiker darauf besteht, diesen Vorfall zugunsten der Suche nach einer Übertragungsbedeutung zu ignorieren, zwingt er dem Patienten einfach seine Sichtweise auf, und diese Manipulation wird die Übertragungs-Gegenübertragungs-Interaktion signifikant beeinflussen. Hier liegt natürlich eine der Gefahren eines jeden prädeterminierten, routinemäßigen Fokus.

In meiner »Erwiderung« an meine Kritiker habe ich (1984 a) bestritten, daß meine modifizierte Übertragungsdefinition auf ein neues psychoanalytisches Paradigma hinausläuft. Rückblickend wird mir klar, daß man dieses neue Paradigma – wenn von einem solchen tatsächlich die Rede sein kann – zutreffender als konstruktivistisches Paradigma bezeichnen sollte; denn wie eingangs erwähnt, kann das Konzept, daß beide Beteiligte die Übertragung beeinflussen, sowohl positivistisch als auch konstruktivistisch angewendet werden. Natürlich kann man im Sinne von Kuhns Definition strenggenommen erst dann von einem neuen Paradigma sprechen, wenn es sich als solches in der wissenschaftlichen Community durchgesetzt hat. Zweifellos findet das konstruktivistische Paradigma immer mehr Anhänger, von einer allgemeinen Akzeptanz in der psychoanalytischen Gemeinschaft aber ist es noch weit entfernt.

Behandlungstechnische Implikationen

Wenn man die radikale Kritik übernimmt, d. h. anerkennt, daß die analytische Situation grundsätzlich sowohl eine Zwei-Personen- als auch eine Ein-Personen-Situation ist, ergeben sich tiefgreifende technische Implikationen. Wie bereits erwähnt, kommt Hoffman ein entscheidendes Verdienst dabei zu, diese Implikationen herausgearbeitet zu haben. Den Analytiker als Beteiligten zu verstehen bedeutet auch, seine persönliche Expressivität als Teil seiner Arbeit zu betrachten. Die Dialektik zwischen dieser Expressivität und der analytischen Arbeit wird dann zu einem höchst individuellen Ausdruck eines jeden Analytiker-Analysanden-Paares. Aufgrund der Intensität und Ubiquität der analytischen Situation wird dem Therapeuten sein eigener Beitrag zur Übertragung zum weitaus größten Teil erst retrospektiv bewußt. Erst nachdem er sich eine gewisse Zeitlang auf ein Interaktionsmuster eingelassen hat, nimmt er es bewußt wahr (Renik, 1993). Auch die Tendenz zu einem zunehmend egalitären Verständnis der analytischen Situation vermag an ihrer Asymmetrie nichts zu ändern. Die detaillierte Analyse dieser Asymmetrie wird daher zu einem unverzichtbaren Aspekt der Theorie der Technik. Diese Überlegungen führen geradewegs zu einem dialektischen Verständnis der analytischen Situation (Hoffman, 1994). Ein solches Verständnis zwingt uns, so Hoffman, nicht nur die »offenkundig gegensätzlichen Merkmale konventionell dichotomer Paare anzuerkennen. Wir müssen darüber hinaus untersuchen, wie die jeweiligen Pole einander wechselseitig beeinflussen, und prüfen, welche Aspekte des einen Pols möglicherweise im anderen Pol repräsentiert sind.« Als Beispiele für solche dichotomen Paare nennt Hoffman »Phantasie versus Realität, Wiederholung versus neue Erfahrung, Selbstexpressivität versus Responsivität gegenüber anderen, Technik versus persönliche Beziehung, Deutung versus Inszenierung, individuell versus sozial, intrapsychisch versus interpersonal, Konstruktion versus Entdeckung und nicht zuletzt

Analytiker versus Patient« (S. 195). Hoffman (1991) hat sogar für die Erhaltung eines gewissen mystischen Elements der Rolle des Analytikers plädiert. Das Kind mag den Wunsch haben, an der Urszene beteiligt zu sein, zugleich aber ist es bestrebt, ihren Geheimnischarakter zu bewahren.

Ich habe in meinem Buch nicht versucht, das Spektrum der Pathologien zu bestimmen, bei denen die Übertragungsanalyse im Hier und Jetzt Anwendung finden kann. An anderer Stelle (1984 b; 1994) jedoch habe ich geschrieben, daß sie meiner Ansicht nach auch in psychologischen Therapien anwendbar ist, deren äußere Bedingungen die Maßstäbe, die normalerweise an eine Analyse angelegt werden, nicht erfüllen – d. h. in Therapien mit niedrigerer Stundenfrequenz oder in Behandlungen, die im Sitzen statt unter Benutzung der Couch durchgeführt werden; und schließlich können auch Therapeuten, die über keine vollständige psychoanalytische Ausbildung verfügen, die Übertragung analysieren. Ich halte es für unmöglich, lediglich anhand einer diagnostischen Untersuchung zu entscheiden, ob die Technik bei einem bestimmten Individuum oder unter bestimmten äußeren Bedingungen anwendbar ist. Deshalb vertrete ich den pragmatischen Standpunkt, daß man in all jenen Fällen einen Versuch machen sollte, in denen man in erster Linie aufdeckend arbeitet, d. h. nicht gezielt verdrängungsfördernd oder in erster Linie stützend. Man muß die Methode wirklich ausprobieren. Viele Patienten werden auf diese Technik zunächst mit Befremden reagieren, sie aber bald akzeptieren und als hilfreich empfinden, wenn der Therapeut eine gewisse Beharrlichkeit aufbringt. Wie man sich erinnert, bestand Freud in den Anfängen seiner Tätigkeit auf einer Versuchsphase, in der er selbst relativ wenig sprach. Er prüfte die Fähigkeit des Patienten, frei zu assoziieren und sich einzig mit Unterstützung der therapeutischen Situation auf die Therapie einzustellen. Mittlerweile erkennt man zunehmend an, daß die therapeutische Konstellation an sich bereits als Unterstützung erlebt wird.

Natürlich gibt es auch jene Patienten, die in der Therapie partout nichts anderes sehen wollen als eine professionelle Beziehung und es für unangemessen und unstatthaft halten, sich über die Gefühle, die der eine gegenüber dem anderen hegt, Gedanken zu machen. Ich habe in meinem Buch geschrieben, daß solche Personen sich davor schützen, in die Übertragung verstrickt zu werden, habe mich aber darüber hinaus nicht weiter mit ihnen beschäftigt. Ich kann von einer häufigen Erfahrung aus einem von mir geleiteten Seminar berichten, in dem die Teilnehmer Tonbandaufzeichnungen von Patienten mit einer oder maximal zwei Sitzungen pro Woche vorführen, die im Sitzen stattfinden. In diesem Seminar passiert es nicht selten, daß der Vorführer, selbst wenn er mit der Übertragungsanalyse bereits einiges an Erfahrung gesammelt hat, erklärt, der betreffende Patient verhalte sich der Analyse der Übertragung gegenüber unverändert resistent. Nach eingehender Diskussion in der Gruppe aber findet sich häufig doch noch eine Möglichkeit, die Technik bei diesem bestimmten Patienten anzuwenden. Mitunter kommt dann tatsächlich Bewegung in eine scheinbar festgefahrene Therapie.

Ich möchte auf drei Ansätze hinweisen, die sich in solchen Fällen als hilfreich erwiesen haben. Scheinbar beiläufige und nebensächliche Bemerkungen, die der Patient über die Beziehung fallen läßt, sind mit größter Aufmerksamkeit zu behandeln. Wenn der Therapeut solche Äußerungen ins Blickfeld rückt, eröffnet dies vielleicht eine Möglichkeit, über die Übertragung zu sprechen. Ein zweiter Ansatz besteht darin, nonverbale Vorgänge sorgfältig zu beachten, und zwar insbesondere dann, wenn sie sich wiederholen. Beispiele wären das Absagen von Sitzungen, chronisches Zuspätkommen, auch wenn es sich nur um wenige Minuten handelt, oder verspätete Honorarzahlungen. Es ist bemerkenswert, wie häufig der Therapeut derartige Vorgänge mit keinem Wort zur Sprache bringt. Drittens empfehle ich, in Erwägung zu ziehen, ob nicht eine subtile, aber chronische Interaktion am Werk sein könnte, die der Therapeut vielleicht nur vorbewußt registriert und nicht explizit ins Blickfeld rückt. Sobald er auf sie aufmerksam wird, erscheint sie unter Umständen gar nicht mehr so subtil. Beispielsweise wäre denkbar, daß ein Patient nie spontan zu seinen Träumen assoziiert, auch wenn ihm der Therapeut durch zahllose Nachfragen klargemacht hat, daß er Assoziationen erwartet. Oder der Patient bringt wichtige Themen immer erst am Schluß der Stunde zur Sprache, wenn keine Zeit mehr bleibt, sie zu besprechen. Ebensowohl ist denkbar, daß der Patient jeder Deutung gewohnheitsmäßig und halbherzig zustimmt, um dann rasch das Thema zu wechseln.

Häufig wird übersehen, daß ein allgemeines Merkmal der Analyse einen zentralen Übertragungsaspekt darstellen kann. Ich denke zum Beispiel an den Patienten, der den gesamten Prozeß so organisiert, daß er dem Analytiker Material liefert und dann erwartet, daß dieser es strukturiert und etwas damit anzufangen weiß. Mitunter ist es hilfreich zu überlegen, ob eine solche generelle Einstellung auf ein bestimmtes sexuelles Muster verweist. In dem soeben genannten Fall könnte es zur Klärung beitragen, wenn der Analytiker das Produzieren von Material als sexuelle Unterwerfung unter seine eigene aktive phallische Arbeit deutet. Es ist wichtig, sich nicht dazu verleiten zu lassen, alles auf eine solche Analogie zu reduzieren, die ja auch nur eine kreative Metapher des Analytikers sein kann. Natürlich wird besonders der Analytiker, der die psychische Grundstruktur auf bestimmte sexuelle Phantasien zurückführen zu können glaubt, zu derart verkürzten Schlußfolgerungen neigen. Man darf aber nicht vergessen, daß ein solches Muster unter Umständen sowohl eine bestimmte konkrete als auch eine metaphorische Bedeutung haben kann, wie es zum Beispiel beim Penisneid der Fall ist (Gill, 1994).

Eine andere ubiquitäre und häufig übersehene Bedeutung der Therapie besteht für den Patienten darin, daß er sie als kontinuierliche Unterstützung erlebt. Ich will dies in keiner Weise kritisieren. Tatsächlich wirkt jede Therapie, die diese Bezeichnung verdient, auch stützend. Meiner Ansicht nach aber sind zuweilen bei beiden Beteiligten starke Widerstände aktiv, dies anzuerkennen und auszusprechen. Eine Sitzung, in der sich der Therapeut ungewöhnlich schweigsam verhält, kann eine solche Übertragung-Gegenübertragung ans Licht bringen. Absichtlich zu schweigen, um sich Klarheit zu verschaffen, wäre aber eine wissentliche Übertragungsmanipulation. Ich würde entschieden zugunsten der Deutung plädieren. Zuweilen allerdings reicht die Deutung nicht aus; manchmal sprechen Aktionen lauter als Worte (Ogden, 1994).

In vielen Fällen wird deutlich, daß ein Gegenübertragungsproblem vorliegt. Vielleicht versucht der Therapeut, eine bestimmte Situation abzuwenden, heftigen Zorn etwa oder anklammernde Abhängigkeit. Eine Gegenübertragung, die ich recht häufig beobachtet habe, ist die Hemmung des Therapeuten, einen bestimmten Punkt weiterzuverfolgen, auf den sich der Patient nicht einlassen mag; diese Hemmung macht sich in der Regel vor allem dann bemerkbar, wenn es um eine Untersuchung der Übertragung geht. Manchmal scheint der Therapeut anzunehmen, daß er kein Recht habe, dem Patienten, der nicht auf ihn einzugehen bereit ist, einen Weg zu bahnen, der es ihm ermöglicht, zu erkennen und explizit anzuerkennen, wie wichtig der Therapeut für ihn ist. Denkbar ist aber auch, daß der Patient generell jedes Drängen des Therapeuten und sogar seine Deutungen als unangemessene Aggression erlebt (Raphling, 1992).

Man hat verschiedentlich zu definieren versucht, was eine analytische Situation konstituiert. Anton Kris (1982) beispielsweise definierte sie als Situation, in welcher der Patient das Gebot, seine Gedanken offen auszusprechen, akzeptiert und befolgt, während die primäre Aufgabe des Therapeuten darin besteht, jegliches Hindernis, das sich ihm entgegenstellen könnte, aus dem Weg zu räumen. Eine ähnliche Überlegung wäre auf die Übertragungsdeutung im Hier und Jetzt anwendbar. Man kann sagen, daß eine analytische Situation entstanden ist, wenn der Patient das Prinzip der Ubiquität seines Erlebens der Beziehung sowie die Notwendigkeit, Widerstände zu überwinden, um sich ihrer bewußt werden zu können, akzeptiert hat.

Die alte und die neue Erfahrung

Die Auffassung, daß der Analytiker unweigerlich und in signifikantem Maß als Person an der analytischen Situation beteiligt ist, hat ein verändertes Verständnis der Faktoren zur Folge, die in einer Analyse Veränderung bewirken. In Anlehnung an Freud betont man heutzutage neben der Wiedergewinnung der Erinnerung und der Aufhebung der Verdrängung gewöhnlich die Einsicht. Die Beteiligung des Analytikers führt zwangsläufig auch zu einer verstärkten Betonung der neuen Erfahrung. Die jeweilige Bedeutung beider Faktoren kann von Analyse zu Analyse erheblich variieren.

Ein wichtiges Prinzip, das sich aus einer stärkeren Gewichtung der Interaktion ergibt, lautet, daß jede Intervention des Analytikers – einschließlich des als Intervention beabsichtigten Schweigens – vom Analysanden nicht nur im Hinblick auf ihren Inhalt, sondern auch interpersonal erlebt wird. In einem kritischen Schlußkapitel von Oremlands (1991 b) Buch *Interpretation and Interaction: Psychoanalysis or Psychotherapy* habe ich dieses interpersonale Erleben als »indirekte Suggestion« bezeichnet. In einem Briefwechsel mit Robert Wallerstein (1991), der im *International Journal of Psycho-Analysis* erschien, habe ich (1991 a) auch die Ubiquität der – wissentlichen oder unwissentlichen – Suggestion in jeder psychologischen Therapie diskutiert, und zwar im Zusammenhang mit dem Unterschied zwischen Psychoanalyse und Psychotherapie.

Wenn man anerkennt, daß jede Intervention eine interpersonale Bedeutung hat, darf man eine wichtige Schlußfolgerung nicht übersehen – diese interpersonale Bedeutung nämlich ist natürlich diejenige, die ihr der Analysand beimißt, gleichgültig welche Absicht der Analytiker ursprünglich verfolgt haben mag. Jene interpersonale Bedeutung hängt, um Freuds Formulierung zu benutzen, in signifikantem Maß von den »Klischees« des Analysanden ab, denen sie auch assimiliert werden kann (Piaget). Ich habe dies am Beispiel einer Deutung von Homosexualität erläutert (Gill und Hoffman, 1982). Der Patient empfindet die Deutung unter Umständen als homosexuellen Angriff. Wenn man dies wiederum deutet, wird möglicherweise auch die neue Deutung als homosexueller Angriff erlebt. Man ist in einer rückläufigen Entwicklung gefangen, deren Ende nicht absehbar scheint. Anders formuliert: Der Patient erlebt die Deutung ausschließlich im Rahmen eines alten Klischees; er nimmt nichts Neues in ihr wahr.

Was ist die Lösung? Manchmal scheint es einfach keine zu geben. Ich (1994) habe vorgeschlagen, daß ein möglicher Ausweg vielleicht darin bestehen könnte, die Homosexualität in einer abgeleiteten Form zum Ausdruck zu bringen, in der der Patient *tatsächlich* etwas Neues zu erleben vermag. Hoffman (1991) hat sich ebenfalls mit diesem Problem beschäftigt und meint, daß das Neue immer etwas Altes und das Alte immer etwas Neues enthalte. Auch Mitchell (1994) hat das Problem in einem noch unveröffentlichten Beitrag diskutiert. Natürlich ist es kontraproduktiv oder bestenfalls taktlos und unsensibel, immer wieder etwas zu deuten, was der Patient nicht zu akzeptieren vermag.

Die Fallbeispiele in Band II

Das Prinzip der Analyse der Übertragung im Hier und Jetzt wird anhand der Tonbandaufzeichnungen von neun Analyse- und Psychotherapiesitzungen im zweiten Band (1982b) dieses Buches illustriert, den ich gemeinsam mit Irwin Hoffman verfaßt habe. Der Band wurde heftig kritisiert, weil die Rezensenten eine Einschränkung, auf die Hoffman und ich ausdrücklich hingewiesen hatten, ignorierten. Wir wollten mit den Interviews einzig und allein das Prinzip illustrieren und waren uns völlig darüber im klaren, daß sie in vielerlei anderer Hinsicht fehlerhaft waren.

Hoffman und ich (1982a) haben auch eine Methode zur Codierung transkribierter psychotherapeutischer und psychoanalytischer Sitzungen entwickelt, mit deren Hilfe sich explizite und implizite Hinweise auf die Art und Weise, wie der Patient die Beziehung erlebt (PERT), erfassen lassen. Reliabilität und Validität der Methode müssen noch eingehender untersucht werden. Diese Darstellung wurde von Diplom-Psychologe Reinhard Herold von der Universität Tübingen ins Deutsche übersetzt.

Schluß

Ich habe mit diesem Buch zeigen wollen, daß die Analyse der Übertragung eine größere, zentrale Rolle in der analytischen Technik spielen sollte, als es in der heutigen Praxis gewöhnlich der Fall ist. Freud hat die Übertragungsanalyse bereits in einer frühen Phase seiner Tätigkeit entwickelt, ihr aber – obwohl er sie im Laufe der Zeit zweifellos geschickter zu handhaben lernte und sie verstärkt ins Blickfeld rückte – nie die zentrale Bedeutung beigemessen, die ihr eigentlich gebührt. Er hielt an seiner Ansicht fest, daß die Übertragungsanalyse gegenüber der Analyse der Neurose zweitrangig sei, und ging nicht davon aus, daß die Analyse der Neurose grundsätzlich auf dem Weg der Übertragungsanalyse erfolgen sollte.

Ich vertrete den Standpunkt, daß eine Betonungsverlagerung in der Konzeptualisierung der Übertragung es ermöglicht, die Neurose zu analysieren, indem man die Übertragung analysiert. Ich bin nicht der Ansicht, daß die Übertragung in erster Linie als Entstellung der Gegenwart durch die Vergangenheit zu betrachten ist, sondern gehe davon aus, daß sie immer ein Amalgam aus Vergangenheit und Gegenwart bildet. Ich verstehe die Abbildung der Gegenwart in der Übertragung als Reaktion auf die unmittelbare analytische Situation, die sich der Patient so plausibel wie möglich zu erklären versucht. Dieser Ansatz impliziert auch ein verändertes Verständnis der Rolle des Analytikers: Er ist nicht nur Beobachter, sondern immer und unweigerlich »teilnehmender Beobachter« (Sullivan). Damit verbunden ist zudem eine veränderte Sichtweise der Realität der analytischen Situation: Diese Realität ist nicht objektiv durch den Analytiker bestimmbar, sondern wird definiert, indem beide Beteiligte die Art und Weise, wie der Patient die Situation erlebt, gemeinsam zu klären versuchen.

Wenn die Übertragung aus der Interaktion von Patient und Analytiker hervorgeht, folgt daraus, daß sie von Anfang an und während der gesamten Analyse allgegenwärtig ist. Weil jedoch sowohl der Patient als auch der Analytiker Widerstände gegen ihre Implikationen aufbieten, tritt sie häufig nur in verhüllter Form zutage, zumeist durch Anspielungen in Assoziationen, welche die Übertragung nicht manifest betreffen. Die Deutung dieser indirekten Hinweise sollte als Deutung des Widerstandes gegen das Bewußtwerden der Übertragung von der Deutung des Widerstandes gegen die Auflösung der Übertragung unterschieden werden. Die Deutung des Widerstandes gegen das Bewußtwerden der Übertragung sollte an jedem Aspekt des analytischen Settings oder der Interaktion ansetzen, auf den der Patient reagiert. Der Widerstand gegen das Bewußtwerden der Übertragung verdrängt diesen Ausgangspunkt seiner Reaktion häufig ins Vorbewußte, so daß der Analytiker ihn ans Licht bringen muß. Er wird jedoch oft beiläufig explizit erwähnt und anschließend in Form eines indirekten Hinweises in nicht explizit übertragungsbezogenen Assoziationen ausgestaltet. Diese beiläufigen expliziten Bezugnahmen dienen dem Analytiker als wichtige Anhaltspunkte für die Deutung des Widerstandes gegen das Bewußtwerden der Übertragung.

Solche Deutungen des Widerstandes gegen das Bewußtwerden der Übertragung sind die notwendige Voraussetzung für die Auflösung der Übertragung. Sie erfolgen von Anfang an und begleiten die gesamte Analyse. Es ist nicht erforderlich, die unanstößige positive Übertragung, die Freud als notwendigen Kontext der Kooperation in der analytischen Arbeit – des therapeutischen Bündnisses – betrachtete, mit Hilfe wie auch immer gearteter anderer Methoden zu fördern. Sie wird unmittelbar durch den Prozeß der Klärung der Übertragung unterstützt.

Die Auflösung der Übertragung wurde traditionell vor allem als Resultat der Erinnerungen des Patienten betrachtet, die den Ursprung jenes aus der Vergangenheit stammenden Übertragungsaspektes erklären. Diese Sichtweise ist unauflöslich mit der Auffassung verbunden, daß die Analyse der Übertragung gegenüber der Analyse der Neurose eine untergeordnete Rolle spiele. Wenn aber, so meine These, die Analyse der Übertragung und die Analyse der Neurose in eins fallen, dann muß auch die Auflösung der Übertragung weitgehend in der Übertragungsanalyse erfolgen. Dies geschieht meiner Ansicht nach auf zweierlei wichtige Weise. Erstens führt die Klärung des Einflusses, den die analytische Situation auf die Übertragung ausübt, zu der Erkenntnis, daß der Patient die analytische Situation auf idiosynkratische Weise erlebt hat. Er muß dann unweigerlich seinen eigenen Beitrag zu diesem Erleben, d.h. den aus seiner Vergangenheit, anerkennen. Zweitens konstituiert die Untersuchung der Übertragung – sieht man einmal von einer störenden Gegenübertragung ab – unweigerlich eine interpersonale Erfahrung mit dem Analytiker, die für den Patienten wohltuender ist als sein Übertragungserleben. Sie schafft eine »korrigierende emotionale Erfahrung«, die jedoch nicht als solche angestrebt wird, sondern ein wesentliches Nebenprodukt der Arbeit darstellt.

Aus all dem ziehe ich den Schluß, daß die Arbeit mit der Übertragung im Hier und Jetzt sowohl bei der Deutung des Widerstandes gegen das Bewußtwerden der Übertragung als auch bei der Deutung des Widerstandes gegen die Auflösung der Übertragung stärker betont werden sollte. Das bedeutet gleichzeitig, daß den Deutungen außerhalb der Übertragung – gleichgültig, ob sie die Gegenwart oder die Vergangenheit betreffen – sowie genetischen Übertragungsdeutungen weniger Gewicht beizumessen ist. Vor allem dieser Aspekt wurde mit der Begründung kritisiert, daß sämtliche Deutungsarten in der analytischen Technik ihren Platz haben und eine allzu starke Betonung der Übertragung dieselben unerwünschten Rückwirkungen auf den analytischen Prozeß zeitigt wie jeder andere einseitige Versuch des Analytikers, das Material in eine bestimmte Richtung zu drängen. Dem halte ich folgendes entgegen: Erstens muß der Analytiker die Rückwirkungen seiner Übertragungsdeutungen – ebenso wie die Auswirkungen jeder anderen Intervention – auf die Übertragung aufmerksam beobachten. Zweitens läßt sich die Frage des jeweiligen Stellenwertes von Deutungen in der Gegenwart bzw. in der Vergangenheit nur eindeutig beantworten, indem man solche Analysen eingehend untersucht, die der Deutung im Hier und Jetzt sowohl in zeitlicher Hinsicht als auch in bezug auf ihre Wichtigkeit Priorität beimessen. Möglicherweise stellt sich dann sogar heraus, daß man je nach Patient den einen oder anderen Aspekt stärker gewichten sollte.

Ich bin mittlerweile davon überzeugt, daß sich nur mit Hilfe detaillierten klinischen Materials unmißverständlich demonstrieren läßt, was ich unter der Betonung der Deutung der Übertragung im Hier und Jetzt verstehe. In diesem Buch habe ich mich im wesentlichen darauf beschränkt, die Theorie einer solchen Deutung zu formulieren. Die Transkripte der Tondbandaufzeichnungen von neun Sitzungen, die der zweite Band enthält, werden, wie ich hoffe, diese notwendige Illustration liefern.

Ich möchte mit dem Hinweis schließen, daß die von mir empfohlenen Akzentverschiebungen in der analytischen Technik es meiner Ansicht nach ermöglichen, diese Technik in einem breiteren Spektrum von Settings – ob gemessen an der Häufigkeit der Sitzungen, der Benutzung von Couch oder Sessel, dem Patiententyp oder der Erfahrung des Therapeuten – anzuwenden, als man es gemeinhin für möglich erachtet (siehe Gill, 1979; 1982).

Danksagung

Ich danke Samuel D. Lipton und Irwin Hoffman, meinem Mitarbeiter am 2. Band dieses Werkes, sowie Ilse Judas, die mir geholfen haben, die Überlegungen, die ich in diesem Buch darstelle, zu entwickeln und zu präzisieren. Das bedeutet nicht, daß sie mit allem, was ich geschrieben habe, einverstanden sind. Auch meine Kollegen und Studenten haben in zahlreichen Seminaren und Supervisionssitzungen dazu beigetragen, daß diese Überlegungen die Gestalt annehmen konnten, in der ich sie nun vorstelle. Danken möchte ich auch den Präsidenten, unter deren wechselndem Vorsitz ich an der Abraham Lincoln School of Medicine gearbeitet habe – Melvin Sabshin, Hyman Muslin sowie Lester Rudy. Sie haben mir Mut gemacht und die Freiräume gewährt, die ich für meine Arbeit benötigte. Ein Teil der Arbeit an diesem Band wurde durch den Research Scientist Award # 19436 des National Institute of Mental Health gefördert.

Literaturverzeichnis

Alexander, F. (1925). (Rezension) S. Ferenzci und O. Rank: *Entwicklungsziele der Psychoanalyse*. Internationale Zeitschrift für Psychoanalyse 11: 113–122.

Alexander, F. (1935). The problem of psychoanalytic technique. *Psychoanalytic Quarterly* 4: 588–611. (1937) Das Problem der psychoanalytischen Technik. Übers. von M. Kolischer. Internationale Zeitschrift für Psychoanalyse 23: 75–95.

Alexander, F., T. French et al. (1946). *Psychoanalytic Therapy*. New York (Ronald Press).

Arlow, J., und C. Brenner (1966). Discussion. In: Litman, R. E. (Hg.). *Psychoanalysis in the Americas*. New York (International Universities Press), S. 133–138.

Beigler, J. S. (1975). A commentary on Freud's treatment of the Rat Man. *The Annual of Psychoanalysis* 3: 271–286. New York (International Universities Press).

Bergmann, M. und F. Hartmann (1976) (Hg.). *The Evolution of Psychoanalytic Technique*. New York (Basic Books).

Bibring, E. (1937). Symposium on the theory of the therapeutic results of psycho-analysis. *International Journal of Psycho-Analysis* 18: 170–189. (1937) Versuch einer allgemeinen Theorie der Heilung. Internationale Zeitschrift für Psychoanalyse 23: 18–42. [Erweiterte Fassung des Symposiumsbeitrags.]

Bion, W. R. (1967). Notes on memory and desire. *The Psychoanalytic Forum* 2: 272–273. (1991) Anmerkungen zu Erinnerung und Wunsch. In: *Melanie Klein Heute*. Hg. von E. Bott Spillius. Übers. von E. Vorspohl. Weinheim (Verlag Intern. Psychoanalyse), S. 22–28.

Bird, B. (1972). Notes on transference. *Journal of the American Psychoanalytic Association* 20: 267–301.

Blanton, S. (1971). *Diary of My Analysis with Sigmund Freud*. New York (Hawthorne). (1975) *Tagebuch meiner Analyse bei Sigmund Freud*. Hg. von M. Blanton. Frankfurt am Main, Berlin, Wien (Ullstein).

Blum, H. P. (1971). On the conception and the development of the transference neurosis. *Journal of the American Psychoanalytic Association* 19: 41–53.

Bordin, E. (1974). *Research Strategies in Psychotherapy*. New York (Wiley & Sons).

Brenner, C. (1969). Some comments on technical precepts in psychoanalysis. *Journal of the American Psychoanalytic Association* 17: 333–352.

Brenner, C. (1979). Working alliance, therapeutic alliance and transference. In: H. P. Blum (Hg.). *Psychoanalytic Explorations of Technique*. New York (International Universities Press) 1980, S. 137–157.

Brockbank, R. (1970). On the analyst's silence in psycho-analysis. *International Journal of Psycho-Analysis* 51: 457–564.

Brunswick, R. M. (1929). Ein Nachtrag zu Freuds »Geschichte einer infantilen Neurose«. Leipzig, Wien, Zürich (Intern. Psychoanalytischer Verlag).

Calef, V. (1971). On the current concept of transference. *Journal of the American Psychoanalytic Association* 19: 22–25, 89–97.

Curtis, H. C. (1979). The concept of therapeutic alliance: implications for the »widening scope«. In: H. P. Blum (Hg.). *Psychoanalytic Explorations of Technique*. New York (International Universities Press) 1980, S. 159–192.

Daniels, R. S. (1969). Some early manifestations of transference: their implications for the first phase of psychoanalysis. *Journal of the American Psychoanalytic Association* 17: 995–1014.

de Forest, I. (1954). *The Leaven of Love: A Development of the Theory and Technique of Sandor Ferenczi*. New York (Harper & Brothers).

Dewald, P. (1976). Transference regression and real experience in the psychoanalytic process. *Psychoanalytic Quarterly* 43: 213–230.

Dickes, R. (1975). Technical considerations of the therapeutic and working alliances. *International Journal of Psychoanalytic Psychotherapy* 4: 1–24.

Doolittle, H. (1956). Tribute to Freud. New York (Pantheon). (1976) *Huldigung an Freud. Rückblick auf eine Psychoanalyse*. Übers. von M. Schröter. Frankfurt am Main, Berlin, Wien (Ullstein).

Fenichel, O. (1935). Zur Theorie der psychoanalytischen Technik. In: ders., *Aufsätze*. Hg. von K. Laermann. Frankfurt am Main, Berlin, Wien (Ullstein) 1985, S. 325–334.

Fenichel, O. (1941). *Problems of Psychoanalytic Technique*. Albany (Psychoanalytic Quarterly Inc.) 1941.

Ferenczi, S. (1909). Introjektion und Übertragung. In: ders., *Schriften zur Psychoanalyse*. Bd. 1. Hg. von M. Balint. Frankfurt am Main (Fischer) 1970, S. 12–47.

Ferenczi, S. (1925). Kontraindikationen der aktiven psychoanalytischen Technik. In: ders., *Schriften zur Psychoanalyse*. Bd. 2. Hg. von M. Balint. Frankfurt am Main (Fischer) 1972, S. 182–193.

Ferenczi, S. (1933). Sprachverwirrung zwischen den Erwachsenen und dem Kind. In: ders., *Schriften zur Psychoanalyse*. Bd. 2. Hg. von M. Balint. Frankfurt am Main (Fischer).

Ferenczi, S., und O. Rank (1924). *Entwicklungsziele der Psychoanalyse*. Leipzig, Wien, Zürich (Internationaler Psychoanalytischer Verlag).

Freud, A. (1936). *Das Ich und die Abwehrmechanismen*. In: *Die Schriften der Anna Freud*. Bd. 1. Frankfurt am Main (Fischer) 1987, S. 193–355.

Freud, A. (1954). Der wachsende Indikationsbereich der Psychoanalyse. Diskussion. In: *Die Schriften der Anna Freud*. Bd. 5. Frankfurt am Main (Fischer) 1987, S. 1349–1467.

Freud, A. (1968). Über Agieren. In: *Die Schriften der Anna Freud*. Bd. 9. Frankfurt am Main (Fischer) 1987, S. 2451–2465.
Freud, A. (1969). Schwierigkeiten der Psychoanalyse in Vergangenheit und Gegenwart. In: *Die Schriften der Anna Freud*. Bd. 9. Frankfurt am Main (Fischer) 1987, S. 2481–2507.
Freud, S. (1895d) (zusammen mit J. Breuer). *Studien über Hysterie*. G.W., Bd. 1, S. 75–312.
Freud, S. (1900a). *Die Traumdeutung*. G.W., Bd. 2/3.
Freud, S. (1905e). Bruchstück einer Hysterie-Analyse. G.W., Bd. 5, S. 161–286.
Freud, S. (1909b). Analyse der Phobie eines fünfjährigen Knaben. G.W., Bd. 7, S. 241–377.
Freud, S. (1909d). Bemerkungen über einen Fall von Zwangsneurose. G.W., Bd. 7, S. 279–463.
Freud, S. (1910a). *Über Psychoanalyse*. G.W., Bd. 8, S. 1–60.
Freud, S. (1910d). Die zukünftigen Chancen der psychoanalytischen Therapie. G.W., Bd. 8, S. 104–115.
Freud, S. (1910k). Über »wilde« Psychoanalyse. G.W., Bd. 8, S. 118–125.
Freud, S. (1911c). Psychoanalytische Bemerkungen über einen autobiographisch beschriebenen Fall von Paranoia. G.W., Bd. 8, S. 239–316.
Freud, S. (1911e). Die Handhabung der Traumdeutung in der Psychoanalyse. G.W., Bd. 8, S. 350–357.
Freud, S. (1912b). Zur Dynamik der Übertragung. G.W., Bd. 8, S. 364–374.
Freud, S. (1912e). Ratschläge für den Arzt bei der psychoanalytischen Behandlung. G.W., Bd. 8, S. 376–387.
Freud, S. (1913c). Zur Einleitung der Behandlung. G.W., Bd. 8, S. 454–478.
Freud, S. (1914g). Erinnern, Wiederholen und Durcharbeiten. G.W., Bd. 10, S. 126–136.
Freud, S. (1915a). Bemerkungen über die Übertragungsliebe. G.W., Bd. 10, S. 306–321.
Freud, S. (1916–17a). *Vorlesungen zur Einführung in die Psychoanalyse*. G.W., Bd. 11.
Freud, S. (1918b). Aus der Geschichte einer infantilen Neurose. G.W., Bd. 12, S. 27–157.
Freud, S. (1919a). Wege der psychoanalytischen Therapie. G.W., Bd. 12, S. 183–194.
Freud, S. (1920a). Über die Psychogenese eines Falles von weiblicher Homosexualität. G.W., Bd. 12, S. 271–302.
Freud, S. (1920g). *Jenseits des Lustprinzips*. G.W., Bd. 13, S. 1–69.
Freud, S. (1921c). *Massenpsychologie und Ich-Analyse*. G.W., Bd. 13, S. 71 bis 161.
Freud, S. (1925d). *Selbstdarstellung*. G.W., Bd. 14, S. 31–96.
Freud, S. (1926d). *Hemmung, Symptom und Angst*. G.W., Bd. 14, S. 111–205.
Freud, S. (1926e). *Die Frage der Laienanalyse*. G.W., Bd. 14, S. 207–286.
Freud, S. (1933a). *Neue Folge der Vorlesungen zur Einführung in die Psychoanalyse*. G.W., Bd. 15.

Freud, S. (1937c). Die endliche und die unendliche Analyse. G.W., Bd. 16, S. 59–99.
Freud, S. (1937d). Konstruktionen in der Analyse. G.W., Bd. 16, S. 43–56.
Freud, S. (1940a). *Abriß der Psychoanalyse*. G.W., Bd. 17, S. 63–138.
Freud, S. (1955a). Originalnotizen zu einem Fall von Zwangsneurose. G.W., Nachtr., S. 509–569.
Friedman, L. (1969). The therapeutic alliance. *International Journal of Psycho-Analysis* 50: 139–154.
Friedman, L. (1978). Trends in psychoanalytic theory of treatment. *Psychoanalytic Quarterly* 47: 524–567.
Gill, M. M. (1979). Psychoanalytic Psychotherapy, 1954–1979. Vortrag auf einem Symposium in Atlanta, Georgia.
Gill, M. M. (1980–81). The analysis of transference: A critique of Fenichel's *Problems of Psychoanalytic Technique*. *Int. Journal of Psycho-Analysis* 8: 45–56.
Gill, M. M. (1982). An interview with Merton Gill. *Psychoanalytic Review* 69.
Gill, M. M. (1984a). Transference: A change in conception or only in emphasis? A response. *Psychoanalytic Inquiry* 4: 489–523.
Gill, M. M. (1984b). Psychoanalysis and psychotherapy: A revision. *International Review of Psychoanalysis* 11: 161–179.
Gill, M. M. (1991a). Psychoanalysis and psychotherapy. (Letters to the editor.) *International Journal of Psycho-Analysis* 72: 159–166.
Gill, M. M. (1991b). Indirect suggestion. In: Oremland, J. (Hg.). *Interpretation and Interaction: Psychoanalysis or Psychotherapy*. Hillsdale, N.J. (Analytic Press), S. 137–164.
Gill, M. M. (1993). One-person and two-person perspectives; Freud's »Observations on transference love«. In: Spector, E., C. Hagelin und P. Fonagy (Hg.). *On Freud's Observations on Transference Love*. New Haven (Yale University Press), S. 114–129.
Gill, M. M. (1994). *Psychoanalysis in Transition: A Personal View*. Hillsdale, N.J. (Analytic Press).
Gill, M. M., und I. Z. Hoffman (1982a). A method for studying resisted aspects of the patient's experience in psychoanalysis and psychotherapy. *Journal of the American Psychoanalytic Association* 30: 137–168.
Gill, M. M., und I. Z. Hoffman (1982b). *Analysis of Transference: Volume II. Studies of Nine Audio-recorded Psychoanalytic Sessions*. New York (International Universities Press).
Gill, M. M., und H. Muslin (1976). Early interpretation of transference. *Journal of the American Psychoanalytic Association* 24: 779–794.
Gitelson, M. (1962). The curative factors in psycho-analysis. *International Journal of Psycho-Analysis* 43: 3–22.
Glover, E. (1931). The therapeutic effect of inexact interpretation. In: ders., *The Technique of Psycho-Analysis*. New York (International Universities Press) 1955, S. 353–366.
Glover, E. (1955). *The Technique of Psycho-Analysis*. New York (International Universities Press).

Gray, P. (1973). Psychoanalytic technique and the ego's capacity for viewing intrapsychic activity. *Journal of the American Psychoanalytic Association* 21: 474–494.

Greenacre, P. (1954). Practical considerations in relation to psychoanalytic therapy. *Journal of the American Psychoanalytic Association* 2: 671–684.

Greenson, R. R. (1965). The working alliance and the transference neurosis. *Psychoanalytic Quarterly* 34: 155–181. (1982) Das Arbeitsbündnis und die Übertragungsneurose. In: ders., *Psychoanalytische Erkundungen*. Übers. von W. Kuhn und E. Künzler. Stuttgart (Klett-Cotta), S. 151–177.

Greenson, R. R. (1966). Discussion. In: Litman, R. E. (Hg.). *Psychoanalysis in the Americas*. New York (International Universities Press), S. 131–132.

Greenson, R. R. (1967). *The Technique and Practice of Psychoanalysis*. Bd. 1. New York (International Universities Press). (1973) *Technik und Praxis der Psychoanalyse*. Übers. von G. Theusner-Stampa. Stuttgart (Klett-Cotta).

Greenson, R. R. (1971). The »real« relationship between the patient and the psychoanalyst. In: Kanzer, M. (Hg.). *The Unconscious Today*. New York (International Universities Press), S. 213–232. (1982) Die »reale« Beziehung zwischen Patient und Psychoanalytiker. In: ders., *Psychoanalytische Erkundungen*. Übers. von H. Weller. Stuttgart (Klett-Cotta), S. 364–379.

Greenson, R. R. (1974). Transference: Freud or Klein? *International Journal of Psycho-Analysis* 55: 37–51. (1982) Übertragung: Freud oder Klein? In: ders., *Psychoanalytische Erkundungen*. Übers. von H. Weller. Stuttgart (Klett-Cotta), S. 417–437.

Greenson, R. R., und M. Wexler (1969). The non-transference relationship in the psychoanalytic situation. *International Journal of Psycho-Analysis* 50: 27–40.

Guidi, N. (1993). The unobjectionable negative transference. *Annual of Psychoanalysis* 21: 197–121.

Harley, M. (1971). The current status of transference neurosis in children. *Journal of the American Psychoanalytic Association* 19: 26–42.

Hartmann, H. (1951). Technical implications of ego psychology. *Psychoanalytic Quarterly* 20: 31–43. (1968) Die Bedeutung der Ich-Psychologie für die Technik der Psychoanalyse. Übers. von L. Baechi-Simons. *Psyche* 22: 161–172.

Heimann, P. (1950). On counter-transference. *International Journal of Psycho-Analysis* 31: 81–84.

Heimann, P. (1962). The curative factors in psychoanalyis: Contribution to the discussion. *International Journal of Psycho-Analysis* 43: 228–231.

Hendrick, I. (1939). *Facts and Theories of Psychoanalysis*. New York (Knopf).

Hoffman, I. Z. (1983). The patient as interpreter of the analyst's experience. *Contemporary Psychoanalysis* 19: 389–422.

Hoffman, I. Z. (1991). Discussion: Toward a social-constructivist view of the psychoanalytic situation. *Psychoanalytic Dialogues* 1: 74–105.

Hoffman, I. Z. (1992). Expressive participation and psychoanalytic discipline. *Contemporary Psychoanalysis* 28: 1–15.

Hoffman, I. Z. (1994). Dialectical thinking and therapeutic action in the psychoanalytic process. *Psychoanalytic Quarterly* 63: 187–218.

Kaiser, H. (1934). Probleme der Technik. *Internationale Zeitschrift für Psychoanalyse* 20: 490–522.

Kanzer, M. (1963). Review of *The Psychoanalytic Situation* by L. Stone. *International Journal of Psycho-Analysis* 44: 108–110.

Kanzer, M. (1966). The motor sphere of the transference. *Psychoanalytic Quarterly* 35: 522–539.

Kanzer, M. (1975). The therapeutic and working alliances. *International Journal of Psychoanalytic Psychotherapy* 4: 48–68.

Kanzer, M. (1980). Freud's »human influence« on the Rat Man. In: Kanzer, M., und J. Glenn (Hg.). *Freud and His Patients*. New York (Aronson), S. 232–240.

Kanzer, M., und H. P. Blum (1967). Classical psychoanalysis since 1931. In: Wolman, B. B. (Hg.). *Psychoanalytic Techniques: A Handbook for the Practicing Psychoanalyst*. New York (Basic Books), S. 93–146.

Kardiner, A. (1977). *My Analysis with Freud*. New York (Norton). (1979) *Meine Analyse bei Freud*. Übers. von G. Theusner-Stampa. München (Kindler).

Khan, M. M. R. (1973). Mrs. Alix Strachey (Obituary). *International Journal of Psycho-Analysis* 54: 370.

King, P. (1962). The origins of transference. *International Journal of Psycho-Analysis* 43: 225–227.

Klein, M. (1952). The origins of transference. *International Journal of Psycho-Analysis* 33: 433–438.

Kohut, H. (1959). Introspection, empathy and psychoanalysis. *Journal of the American Psychoanalytic Association* 7: 459–483. (1977) Introspektion, Empathie und Psychoanalyse. Zur Beziehung zwischen Beobachtungsmethode und Theorie. Übers. von K. Hügel. In: ders., *Introspektion, Empathie und Psychoanalyse*. Frankfurt am Main (Suhrkamp), S. 9–35.

Kohut, H., und P. Seitz (1963). Concepts and theories of psychoanalysis. In: Wepman, J., und R. Heine (Hg.). *Concepts of Personality*. Chicago (Aldine), S. 113–131.

Kris, A. (1982). *Free Association: Method and Process*. New Haven, CT (Yale University Press).

Kris, E. (1951). Ego psychology and interpretation in psychoanalytic therapy. *Psychoanalytic Quarterly* 20: 15–30. (1968) Ich-Psychologie und Deutung in der psychoanalytischen Therapie. Übers. von L. Baechi-Simons. *Psyche* 22: 173–186.

Kris, E. (1956a). The recovery of childhood memories in psychoanalysis. *The Psychoanalytic Study of the Child* 11: 54–88. (1977) Die Aufdeckung von Kindheitserinnerungen in der Psychoanalyse. Übers. von U. Rennert. *Psyche* 31: 732–768.

Kris, E. (1956b). On some vicissitudes of insight in psycho-analysis. *International Journal of Psycho-Analysis* 37: 445–455.

Kubie, L. S. (1952). Problems and techniques of psychoanalytic validation and progress. In: Pumpian-Mindlin, E. (Hg.). *Psychoanalysis as a Science*. Stanford (Stanford University Press), S. 46–124.

Langs, R. (1976). *The Bipersonal Field.* New York (Aronson).

Langs, R. (1978). *Technique in Transition.* New York (Aronson).

Laplanche, J., und J.-B. Pontalis (1967). *Vocabulaire de la Psychanalyse.* Paris (Presses Universitaires de France). (1973) *Das Vokabular der Psychoanalyse.* Übers. von E. Moersch. Frankfurt am Main (Suhrkamp).

Leach, D. (1958). Technical aspects of transference. *Journal of the American Psychoanalytic Association* 6: 560–566.

Leites, N. (1977). Transference interpretations *only*? *International Journal of Psycho-Analysis* 58: 275–288.

Levenson, E. (1972). *The Fallacy of Understanding.* New York (Basic Books).

Lichtenberg, J., und J. Slap (1977). Comments on the general functioning of the analyst in the psychoanalytic situation. *The Annual of Psychoanalysis* 5: 295–314. New York (International Universities Press).

Lipton, S. D. (1967). Later developments in Freud's techniques (1920–1939). In: Wolman, B. B. (Hg.). *Psychoanalytic Techniques: A Handbook for the Practicing Analyst.* New York (Basic Books), S. 51–92.

Lipton, S. D. (1974). A critical review of *The Psychoanalytic Process* by P. Dewald. (Unveröff.)

Lipton, S. D. (1977a). The advantages of Freud's technique as shown in his analysis of the Rat Man. *International Journal of Psycho-Analysis* 58: 255–274.

Lipton, S. D. (1977b). Clinical observations on resistance to the transference. *International Journal of Psycho-Analysis* 58: 463–472.

Loewald, H. (1960). On the therapeutic action of psycho-analysis. *International Journal of Psycho-Analysis* 41: 16–33. (1986) Zur therapeutischen Wirkung der Psychoanalyse. In: ders., *Psychoanalyse. Aufsätze aus den Jahren 1951–1979.* Übers. von H. Weller. Stuttgart (Klett-Cotta), S. 209–247.

Loewald, H. (1970). Psychoanalytic theory and the psychoanalytic process. *The Psychoanalytic Study of the Child* 25: 45–68. (1986) Die psychoanalytische Theorie und der psychoanalytische Prozeß. In: ders., *Psychoanalyse. Aufsätze aus den Jahren 1951–1979.* Stuttgart (Klett-Cotta), S. 270–296.

Loewald, H. (1971). The transference neurosis. *Journal of the American Psychoanalytic Association* 19: 54–66. (1986) Die Übertragungsneurose. Anmerkungen zum Begriff und zum Phänomen. In: ders., *Psychoanalyse. Aufsätze aus den Jahren 1951–1979.* Stuttgart (Klett-Cotta), S. 297–310.

Loewenstein, R. M. (1951). The problem of interpretation. *Psychoanalytic Quarterly* 20: 1–14. (1968) Das Problem der Deutung. Übers. von R. Berna. *Psyche* 22: 187–198.

Loewenstein, R. M. (1969). Developments in the theory of transference in the last fifty years. *International Journal of Psycho-Analysis* 50: 583–588.

Macalpine, I. (1950). The development of transference. *Psychoanalytic Quarterly* 19: 501–539.

McLaughlin, J. (1975). The sleepy analyst: Some observations on states of consciousness in the analyst at work. *Journal of the American Psychoanalytic Association* 23: 363–382.

Mitchell, S. (1994). When interpretations fail: A new look at the therapeutic action of psychoanalysis. Vorgetragen am Institute for Contemporary Psychoanalysis, Los Angeles, am 4. Juni 1994.

Muslin, H. (1979a). Transference in the Rat Man case. *Journal of the American Psychoanalytic Association* 27: 561–578.

Muslin, H. (1979b). Transference in the Wolf Man case. Vortrag vor der American Psychoanalytic Association.

Muslin, H., und M. M. Gill (1978). Transference in the Dora case. *Journal of the American Psychoanalytic Association* 26: 311–328.

Namnum, A. (1976). Activity and personal involvement in psychoanalytic technique. *Bulletin of the Menninger Clinic* 40: 105–117.

Natterson, J. (1991). *Beyond Countertransference: The Therapist's Subjectivity in the Therapeutic Process*. Northvale, N. J. (Aronson).

Nunberg, H. (1928). Probleme der Therapie. *Internationale Zeitschrift für Psychoanalyse* 11: 179–193.

Ogden, T. (1994). The concept of interpretive action. *Psychoanalytic Quarterly* 63: 219–245.

Payne, S. (1946). Notes on developments in the theory and practice of psychoanalytic technique. *International Journal of Psycho-Analysis* 27: 12–18.

Psychoanalytic Inquiry 4 (1984): 313–523. Commentaries on Merton Gill's *Analysis of Transference*.

Racker, H. (1959). *Estudios sobre tecnica psicoanalytica*. Buenos Aires (El Paidos). (1978) *Übertragung und Gegenübertragung. Studien zur psychoanalytischen Technik*. Übers. von G. Krichhauff. München (E. Reinhardt).

Ramzy, I. (1974). How the mind of the psychoanalyst works: An essay on psychoanalytic inference. *International Journal of Psycho-Analysis* 55: 543–550.

Rangell, L. (1968). The psychoanalytic process. *International Journal of Psycho-Analysis* 49: 19–26. (1976) Der psychoanalytische Prozeß. In: ders., *Gelassenheit und andere Möglichkeiten*. Übers. von A. Droß und R. Kaiser. Frankfurt am Main (Suhrkamp), S. 300–317.

Rangell, L. (1969). The intrapsychic process and its analysis. *International Journal of Psycho-Analysis* 50: 65–78. (1969) Zur Analyse des intrapsychischen Prozesses. Übers. von K. Hügel. *Psyche* 23: 438–460.

Rapaport, D. (1958). A historical survey of psychoanalytic ego psychology. *Bulletin of the Philadelphia Association of Psychoanalysis* 8: 105–120. Wiederabgedr. in: ders., *Collected Papers*. Hg. von M. M. Gill. New York (Basic Books) 1967, S. 745–757.

Raphling, D. (1992). Some vicissitudes of aggression in the interpretive process. *Psychoanalytic Quarterly* 61: 352–369.

Reich, W. (1933). *Charakteranalyse*. Köln, Berlin 1970.

Renik, O. (1993). Analytic interaction: Conceptualizing technique in light of the analyst's irreducible subjectivity. *Psychoanalytic Quarterly* 62: 553–571.

Riviere, J. (1939). An intimate impression. In: Ruitenbeek, M. (Hg.). *Freud as We Knew Him*. Detroit (Wayne State University Press) 1973, S. 353–356.

Rosenfeld, H. (1972). Critical appreciation of James Strachey's paper on ›The nature of the therapeutic action of psycho-analysis‹. *International Journal of Psycho-Analysis* 53: 455–462.

Rosenfeld, H. (1974). A discussion of the paper by Ralph Greenson on ›Transference: Freud or Klein‹. *International Journal of Psycho-Analysis* 55: 49–51.

Ross, N. (1978). Book review of *The World of Emotions*, edited by C. Socarides. *Psychotherapy and Social Science Review* 12 (14): 11.

Sandler, J. (1976a). Countertransference and role-responsiveness. *International Review of Psycho-Analysis* 3: 43–48. (1976) Gegenübertragung und Bereitschaft zur Rollenübernahme. *Psyche* 30: 769–785.

Sandler, J. (1976b). Dreams, unconscious fantasies and ›identity of perception‹. *International Review of Psycho-Analysis* 3: 33–42. (1976) Träume, unbewußte Phantasien und »Wahrnehmungsidentität«. Übers. von K. Hügel. *Psyche* 30: 769–785.

Sandler, J., C. Dare und A. Holder (1973). *The Patient and the Analyst: The Basis of the Psychoanalytic Process*. New York (International Universities Press). (1973) *Die Grundbegriffe der psychoanalytischen Therapie*. Übers. von H. Vogel. Stuttgart (Klett Cotta).

Sandler, J., und A.-M. Sandler (1984). The past unconscious, the present unconscious, and interpretation of the transference. *Psychoanalytic Inquiry* 4: 367–400. (1985) Vergangenheitsunbewußtes, Gegenwartsunbewußtes und die Deutung der Übertragung. *Psyche* 39: 800–829.

Saussure, R. de (1965). Sigmund Freud. In: Ruitenbeek, H. M. (Hg.). *Freud as We Knew Him*. Detroit (Wayne State University Press) 1973, S. 357 bis 359.

Schmideberg, M. (1953). A note on transference. *International Journal of Psycho-Analysis* 34: 199–201.

Segal, H. (1962). The curative factors in psychoanalysis. *International Journal of Psycho-Analysis* 43: 213–217. (1992) Die heilenden Faktoren in der Psychoanalyse. In: dies., *Wahnvorstellung und künstlerische Kreativität*. Übers. von A. Lösch. Stuttgart (Klett-Cotta), S. 95–109.

Segal, H. (1967). Melanie Klein's technique. In: Wolman, B. B. (Hg.). *Psychoanalytic Techniques: A Handbook for the Practicing Psychoanalyst*. New York (Basic Books), S. 168–190. (1992) Melanie Kleins Technik. In: dies., *Wahnvorstellung und künstlerische Kreativität*. Übers. von A. Lösch. Stuttgart (Klett-Cotta), S. 17–43.

Shave, D. (1974). *The Therapeutic Listener*. Huntington, N. Y. (Krieger).

Silverberg, W. (1948). The concept of transference. *Psychoanalytic Quarterly* 17: 303–321.

Stein, M. (1962). The unobjectionable part of the transference. *Journal of the American Psychoanalytic Association* 29: 869–892.

Sterba, R. F. (1934). Das Schicksal des Ichs im therapeutischen Verfahren. *Internationale Zeitschrift für Psychoanalyse* 20: 66–73. Wiederabgedr. 1975 in *Psyche* 29: 941–949.

Sterba, R. F. (1953). Clinical and therapeutic aspects of character resistance. *Psychoanalytic Quarterly* 22: 1–20.

Stolorow, R., und G. Atwood (1992). *Contexts of Being: The Intersubjective Foundations of Psychological Life*. Hillsdale, N.J. (Analytic Press).
Stone, L. (1954). The widening scope of indications for psychoanalysis. *Journal of the American Psychoanalytic Association* 2: 567–594.
Stone, L. (1961). *The Psychoanalytic Situation*. New York (International Universities Press). (1973) *Die psychoanalytische Situation*. Übers. von F. Herborth. Frankfurt am Main (Fischer).
Stone, L. (1967). The psychoanalytic situation and transference: Post-script to an earlier communication. *Journal of the American Psychoanalytic Association* 15: 3–58.
Stone, L. (1973). On resistance to the psychoanalytic process. In: Rubinstein, B.B. (Hg.). *Psychoanalysis and Contemporary Science*. Bd. 2, S. 42–73. New York (Macmillan).
Strachey, J. (1934). The nature of the therapeutic action of psycho-analysis. *International Journal of Psycho-Analysis* 15: 127–159. (1935) Die Grundlagen der therapeutischen Wirkung der Psychoanalyse. Übers. von V. Merck. *Internationale Zeitschrift für Psychoanalyse* 21: 486–516.
Sullivan, H.S. (1947). *Conceptions of Modern Psychiatry*. Washington, D.C. (W.A. White Psychiatric Foundation).
Tartakoff, H. (1956). Recent books on psychoanalytic technique. *Journal of the American Psychoanalytic Association* 4: 318–343.
Thomä, H., und H. Kächele (1985/1988). *Lehrbuch der psychoanalytischen Therapie*. Bd. 1: *Grundlagen*, Bd. 2: *Praxis*. Berlin (Springer).
Wachtel, P. (1977). *Psychoanalysis and Behavior Therapy*. N.Y. (Basic Books).
Wachtel, P. (1980). The relevance of Piaget to the psychoanalytic theory of transference. *The Annual of Psychoanalysis* 8: 59–76. New York (International Universities Press).
Wallerstein, R. (1991). Psychoanalysis and psychotherapy. (Letters to the editor.) *International Journal of Psycho-Analysis* 72: 159–166.
Weinshel, E.M. (1971). The transference neurosis: A survey of the literature. *Journal of the American Psychoanalytic Association* 19: 67–88.
Wisdom, J.O. (1956). Psychoanalytic technology. In: Paul, L. (Hg.). *Psychoanalytic Clinical Interpretation*. New York (Free Press) 1963, S. 143–161.
Wisdom, J.O. (1967). Testing an interpretation within a session. In: Wollheim, R. (Hg.). *Freud: A Collection of Critical Essays*. Garden City, N.Y. (Doubleday) 1974, S. 322–348.
Wortis, J. (1954). *Fragments of an Analysis with Freud*. New York (Simon & Schuster).
Zeligs, M. (1957). Acting in. *Journal of the American Psychoanalytic Association* 5: 685–706.
Zetzel, E.R. (1956). The concept of transference. In: dies., *The Capacity for Emotional Growth*. New York (International Universities Press) 1970, S. 168–181. (1974) Das Konzept der Übertragung. In: dies., *Die Fähigkeit zu emotionalem Wachstum*. Übers. von G. Theusner-Stampa. Stuttgart (Klett-Cotta), S. 170–183.

Zetzel, E. R. (1958). The therapeutic alliance. In: dies., *The Capacity for Emotional Growth*. New York (International Universities Press) 1970, S. 182–196. (1974) Das therapeutische Bündnis bei der Hysterieanalyse. In: dies., *Die Fähigkeit zu emotionalem Wachstum*. Stuttgart (Klett-Cotta), S. 184–198.

Zetzel, E. R. (1966). The analytic situation. In: Litman, R. E. (Hg.). *Psychoanalysis in the Americas*. New York (International Universities Press), S. 86–106.

Zetzel, E. R. (1966–1969). The analytic situation and the analytic process. In: dies., *The Capacity for Emotional Growth*. New York (International Universities Press) 1970, S. 197–205. (1974) Die analytische Situation und der analytische Prozeß. In: dies., *Die Fähigkeit zu emotionalem Wachstum*. Stuttgart (Klett-Cotta), S. 199–216.

Namen- und Sachregister

Notiz über den Autor

Merton Max Gill, 1914 bis 1994, zusammen mit R. Schafer, R. Holt und G. S. Klein wissenschaftlich groß geworden in der gedanklich radikalen und brillanten Atmosphäre um David Rapaport in der Menninger Clinic in Topeka, Kansas, USA, verkörperte mit und in seinem Werk eine Spannung der modernen Psychoanalyse. Selbst sein schärfster Kritiker, stand er oft auf beiden Seiten der grundsätzlichen Kontroverse. Nach grundlegenden Arbeiten zur Metapsychologie verwarf er diese, als sich ihre Widersprüche nicht klären ließen. »Die Metapsychologie ist keine Psychologie« ist eine ins Deutsche übersetzte Arbeit (PSYCHE). Im »person point of view«, d. h. die Person wird als Sozialkontakt suchendes und Initiative ergreifendes Selbst verstanden, fand er einen Ersatz für das Triebentladungsmodell, dem wesentlichen Bestandteil Freudscher Metapsychologie. Hierbei gelangen ihm pointierte Definitionen von Psychoanalyse, erschloß er theoretisch der Psychoanalyse die psychonalytische Psychotherapie und erkannte er als einer der wenigen die Notwendigkeit empirischer Forschung. Kurz: ein amerikanischer Ich-Psychologe schärfsten Denkens, dem sich die differenzierte Analyse der interpersonalen und intersubjektiven Wechselseitigkeit in der analytischen Situation erschließt.

Nach seiner Zeit in Topeka, die er der Erforschung der Metapsychologie, der Hypnose, damit verwandter Phänomene und der traumatischen Neurose widmete, ging Gill, Sohn aus Odessa emigrierter russischer Juden, an das Austin Riggs Center, später nach Yale. In dieser Zeit wurde er Lehranalytiker am Western New England Psychoanalytic Institute. 1953 ging er in Berkeley als Lehranalytiker des San Franzisco Psychoanalytic Institute in die Praxis, arbeitete weiter mit Rapaport, aber auch mit Timothy Leary. Mit dem Neuropsychologen Pribram gab er Freuds »Entwurf« eine neue Lesart. Nach der Herausgabe der »Collected Papers von David Rapaport« erfuhr Gill die große Ehre eines Research Career Award auf Lebenszeit durch das National Institute of Mental Health und zog nach Brooklyn. Dort bekleidete er eine Forschungsprofessur in Psychiatrie am Downstate Medical Center der State University of New York. Jetzt begann er mit Tonbandaufnahmen analytischer Stunden zu Forschungszwecken. Nach einer kürzeren Zeit am Research Center for Mental Health an der New York University kehrte Merton Gill zurück nach Chicago als Professor für Psychiatrie an der Universität von Illinois und Kontrollanalytiker am Chicago Institute for Psychoanalysis. 1993 wurde ihm dort die Ehre zuteil, die Heinz-Hartmann-Vorlesung zu halten, und 1994 erhielt er in New York den Sigourney

Award für verdienstvolle Psychoanalytiker, der im Vorjahr Ch. Brenner, H. Loewald, L. Rangell und R. Wallerstein verliehen worden war.

Neben diesen und den Einflüssen aus seiner psychoanalytischen Praxis sind Gill die Erfahrungen als Analysand von verschiedenen Analytikern von größter Bedeutung gewesen. Auf tiefgehende Weise hat er selbst den Unterschied erlebt, den die Persönlichkeit des Analytikers und unterschiedliche Technik auf die analytische Situation haben kann.

Johann Michael Rotmann